Prof. Günther W. Amann-Jennson

EINFACH GESUND SCHLAFEN

Das ganzheitliche Schlaf-Konzept für mehr Energie, Erholung und Erfolg

IRISIANA

FSC www.fsc.org
MIX
Papier | Fördert gute Waldnutzung
FSC® C014496

Penguin Random House Verlagsgruppe FSC® N001967

1. Auflage

einem Unternehmen der Penguin Random House Verlagsgruppe GmbH,
Neumarkter Straße 28, 81673 München
Redaktion: Martin Stiefenhofer
Satz: GGP Media GmbH, Pößneck
Projektleitung: Sven Beier
Umschlaggestaltung: Serifa unter Verwendung eines Motivs
von © shutterstock / Orawan Wongka
Druck und Bindung: GGP Media GmbH, Pößneck
Printed in Germany
ISBN 978-3-424-15481-8

Inhalt

»Um an die Quelle zu kommen,
muss man gegen den Strom schwimmen.«

(Konfuzius 551–479 v. Chr.)

Vorwort

Schön, dass wir – zumindest indirekt – zueinander gefunden haben, dafür möchte ich mich herzlich bedanken. Gleichgültig, wo Sie mit Ihrem Schlaf jetzt gerade stehen, ich verspreche Ihnen in jedem Fall eine interessante, spannende und hoffentlich erfolgreiche Reise ins »Land Ihres Schlafs, Ihrer Träume und Ihrer Wachheit«. Und eine Reise zu sich selbst.

Halten Sie bitte kurz inne, um sich mit folgender Frage zu beschäftigen: Wie oft denke ich darüber nach, dass ich als menschliches Wesen auf dieser Welt einzigartig und für die Welt wertvoll bin? Vermutlich viel zu selten. Jeder von uns sieht anders aus, fühlt, denkt und handelt anders als jeder andere und steht gerade jetzt in diesem Moment an einem ganz bestimmten Punkt in seinem Leben. Niemand auf dem gesamten Planeten hat exakt Ihre persönlichen Erfahrungen und niemand lebt das gleiche Leben wie Sie. Sie waren von Anfang an – und sind es noch heute – anders als alle anderen. Und genau um dieses anders Sein, anders Denken und Handeln und vor allem darum, anders zu schlafen, geht es in diesem Buch.

Vielleicht sind Sie überrascht, wenn ich Ihnen jetzt sage, dass es schlussendlich Ihr Schlafleben ist, das sowohl Ihr Traum- als auch Ihr Wachleben mit dirigiert. Nicht nur das: Es sind die Qualität und Dauer Ihres Schlafs, die Ihre Träume, Wünsche und Vorstellungen in die Realität transformieren. Und alle diese drei »Leben« können Sie beeinflussen, wenn Sie hilfreiche Veränderungen in Ihrem Schlafleben vornehmen, denn diese werden sich auch in Ihrem Traum- und Wachleben positiv bemerkbar machen. Umgekehrt bedeutet das: Wenn Sie Ihren Schlaf verbessern wollen, reicht es nicht, sich nur mit dem eigentlichen Schlafprozess zu beschäftigen. Sie benötigen dazu den gesamten 24-Stunden-Tag, also auch die helle Hälfte.

In diesem Buch bringe ich Ihnen meine jahrzehntelangen Forschungen, Erkenntnisse und Erfahrungen, die ich in der Zusammenarbeit mit Klienten, Patienten, Kunden, Profi-Sportlern, Schlafmedizinern, Ärzten und Gesundheitsexperten, mit Universitäten, Fachhochschulen etc. gemacht habe, näher, und zwar so, dass Sie alles trotz der Komplexität des Themas verstehen und notwendige Veränderungen umsetzen können. Schritt für Schritt werden Sie erkennen, dass Ihr Schlaf für Sie und Ihr Leben zum »Gamechanger« werden kann. Denn dieses zum großen Teil nächtliche Schlafleben ist genauso einzigartig wie Sie selbst.

Das Wissen rund um den Schlaf war auf unserem Planeten noch nie so umfangreich wie heute. Hunderttausende Forscher beschäftigen sich weltweit jeden Tag mit den Geheimnissen rund um den Schlaf. Etwa alle 10 Minuten wird irgendwo auf der Welt eine wissenschaftliche Studie veröffentlicht, die sich in irgendeiner Form mit dem Schlaf beschäftigt. Abgesehen davon, dass der Schlaf in all seinen individuellen Ausprägungen selbst für Wissenschaftler wohl immer etwas Mysteriöses und Prozesshaftes bleiben wird und praktisch niemand all diese Studienergebnisse lesen und verwerten kann, dauert es oft 20 bis 30 Jahre, bis die für eine Verbesserung des Lebens wichtigsten Essenzen aus diesen Forschungen bei Ihnen landen. Dieser »Wissens-Jetlag« ist heute eines der größten Handicaps auf dem Weg zu einem besseren Schlaf und hat dazu geführt, dass nach wie vor viele Fehlvorstellungen und Mythen über den Schlaf die Menschen verunsichern. Vor allem diejenigen, die nicht gut schlafen – und davon gibt es leider in der Zwischenzeit unzählig viele.

So kommt es zu der Situation, dass allein im deutschsprachigen Raum etwa 60 Millionen Menschen mit den Folgen von Schlafstörungen und

Schlafmangel zu kämpfen haben. Und der Eindruck scheint nicht zu trügen, dass bisher niemand diesen Menschen zu besserem und gesünderem Schlaf verhelfen konnte und sie deshalb die Kräfte des Schlafes auch nicht für ein glücklicheres, gesünderes und erfolgreicheres Leben nutzen können. Oft fehlen in den Forschungsergebnissen oder in den medizinisch-therapeutischen Leitlinien wichtige Details, unter anderem zu den elementar notwendigen Natursignalen wie dem des Erdmagnetfelds, der Schwerkraft oder der Boden-Elektrizität.

Mein Weg zur Schlafforschung

Schon vor vielen Jahren habe ich mich mit der Frage »Wie entsteht gesunder Schlaf?« beschäftigt und mir bereits damals die Ziele sehr hoch gesetzt. Der von mir kreierte Begriff »Bioenergetischer Schlaf®« sollte für einen biologisch hochwertigen Schlaf stehen, der zur höchstmöglichen Regeneration von Körper, Geist und Seele führt. Also den Menschen dazu befähigt, »Lebensenergie zu schlafen«. Aber wie bin ich dazu gekommen? Nachfolgend möchte ich Ihnen einige Informationen zu mir und meinem bisherigen Weg rund um den Schlaf und die Gesundheit geben.

Ich bin in einer sehr natürlichen Umgebung auf dem Land aufgewachsen und habe mich immer für die Natur, die Biologie, die Tier- und Pflanzenwelt und schon in den Jugendjahren für die Gesundheit der Menschen interessiert. Im Kindesalter verbrachte ich viel Zeit bei meinen Großeltern, die eine kleine Landwirtschaft mit Ziegen, Schweinen und Hühnern betrieben. Im Alter von 10 bis 12 Jahren war ich bereits vom Frühling bis zum Winter jede Woche mit einer kleinen Ziegenherde unterwegs. Die Großeltern hatten nur wenig eigene Weidefläche, und so wanderte ich mit den Ziegen über Waldwege, wo sie Blätter von den Laubbäumen zupften. Vorzugsweise Haselnussblätter – der Haselnussstrauch ist übrigens im Keltischen Baumkreis mein »Geburtsbaum«; ich liebe wirklich diese Sträucher samt ihren köstlichen Nüssen. Ich fühlte mich stark, wichtig und meistens auch richtig zufrieden und glücklich! Gern erinnere ich mich genau an diese Zeit zurück und bin noch heute dafür dankbar.

Vielleicht haben Sie gerade jetzt auch Lust, ein paar Gedanken an Ihre Vergangenheit und Ihre Kindheit zu verlieren. Versuchen Sie, einen Moment in Ihrem Kindes- und Jugendalter zu finden, in dem Sie sich stark, wichtig, zufrieden und richtig glücklich gefühlt haben. Da gibt es bestimmt etwas. Atmen Sie einmal tief durch, legen Sie einen Moment das Buch zur Seite und schwelgen Sie ein paar Minuten in positiven Erinnerungen.

Ich würde mich sehr freuen, wenn hilfreiche Emotionen in Ihnen hochgekommen sind und Sie sich im Moment richtig wohlfühlen.

Was mich bereits in Jugendjahren besonders fasziniert hat, war, wie man über die Psyche und den Geist mit guten Gefühlen auf das Leben und die Gesundheit Einfluss nehmen kann. Ohne meine Zukunft zu erahnen, hatte ich meine erste Begegnung mit einem dem Schlaf sehr ähnlichen Zustand, nämlich der Hypnose. Ein »eigenartiger Nachbar«, der in einer Waldhütte lebte, schenkte mir eines Tages zwei Bücher über Hypnose. Damit beschäftigte ich mich aus Sicht meiner Eltern beinahe zu übereifrig. Jedenfalls erlernte ich die Technik der Hypnose autodidaktisch und war bereits mit 15 Jahren in der Lage, andere Menschen zu hypnotisieren. Das war alles sehr spannend und am Anfang vielfach mit eher banalen Experimenten verbunden, indem man Hypnotisierte in eine Zitrone beißen ließ und ihnen suggerierte, es handle sich um einen süßen Apfel. Es war unglaublich: Die in Trance befindlichen Personen verzogen keine Miene und genossen zum Gaudium der Anwesenden »den süßen Apfel«. Ein Schlüsselerlebnis hat mich eines Tages auf den richtigen Weg gebracht. Ich versetzte ein jüngeres Mädchen, das normalerweise Sprachprobleme hatte und stotterte, in einen hypnotischen Schlaf. Überraschenderweise konnte sie im hypnotisierten Zustand problemlos und flüssig sprechen! Nach einigen beruflichen Umwegen absolvierte ich ein Psychologie-Studium mit einigen Zusatzausbildungen, ebenfalls im Bereich der Therapeutischen Hypnose. Das war mein Fundament für eine Laufbahn in Richtung Hypno- und Psychotherapeut, und daraus entwickelte sich Schritt für Schritt mein Weg, auf dem ich zunächst 13 Jahre lang eine Psychologische Praxis betrieb und mich gleichzeitig zum Schlaf-Gesund-Unternehmer wandelte.

Bereits in den ersten zwei, drei Jahren meiner therapeutischen Tätigkeit stellte ich bei meinen Klienten und Seminarteilnehmern eine Gemeinsamkeit fest: den schlechten Schlaf. In den 1980er-Jahren war der Schlaf noch kein großes Thema – außer bei denen, die unter massiven Schlafproblemen litten. Schlafstörungen samt Schlafmangel sollten in den darauffolgenden Jahrzehnten, wie wir heute wissen, massiv zunehmen. Allerdings entwickelte sich damals durch den allgemeinen Wirtschaftsaufschwung ein anderes Phänomen, nämlich die »Manager-Krankheit« mit nervösen Störungen, Erschöpfung, Magengeschwüren und vielen anderen Problemen. Und ein weiteres, schwer beschreibbares und schwer abschätzbares Problem entstand: das »Burn-out-Syndrom«. Damals begann das schleichende Ausbrennen von ursprünglich mit Feuer und Leidenschaft beseelten Menschen, vor allem im sozialen Bereich. Von Herbert J. Freudenberger, einem deutsch-amerikanischen Psychologen, erschien der Bestseller »Ausgebrannt. Die Krise der Erfolgreichen«. Damals gab es keine konkreten Hinweise darauf, dass dies möglicherweise mit schlechtem und fehlendem Schlaf zusammenhängen könnte.

Langsam schloss sich für mich der Kreis, als sich die Wohn-Psychologie zu meinem Arbeitsfeld gesellte, bei der es um die psychologischen Kriterien für eine menschengerechte Wohnumwelt geht und wie sich dies auf das menschliche Verhalten, auf Fühlen, Denken und Handeln und auf die psychische Gesundheit auswirkt. Von dort war der Weg nicht mehr weit bis an den Ort, wo normalerweise Menschen schlafen. Innerhalb der Baubiologie, also der Wissenschaft vom gesunden Bauen, Wohnen und Schlafen, spielte das Gesundheits-Trio »Schlafraum-Schlafplatz-Bettsystem« bereits damals eine übergeordnete Rolle.

Das war letztendlich mein Ziel: Den Schlaf – am Anfang vor allem für meine Klienten und später für alle interessierten Menschen – mit natürlichen Hilfsmitteln zu verbessern und in der Folge auch therapeutisch nutzbar zu machen. Über Fortbildungsseminare und Workshops im Bereich der Naturheilkunde entwickelte sich mein Berufsweg in Richtung Schlafbiologie und zu meinem späteren Forschungsfeld, nämlich wie man durch die schlafbiologische Optimierung des Schlafraums, des Schlafplatzes und des Bettsystems den eigenen Schlaf messbar verbessern kann. Und in der Folge den Schlaf »als stärkstes Manifestationswerkzeug« für ein besseres Leben nutzen kann.

Später kamen die Salutologie, die Schlafpsychologie und Positive Psychologie sowie das Schlafcoaching dazu. Zuvor musste ich allerdings mir selbst meinen Herzenswunsch erfüllen, ein ganz anderes, menschen- und schlafgerechtes und ganzheitlich orientiertes Schlafkonzept zu entwickeln. Als Namensgeber fungiert »Samina«, ein kleiner Fluss, der durch meinen Heimatort Frastanz (Vorarlberg/Österreich) fließt und im benachbarten Fürstentum Liechtenstein seine Quelle hat. Von dort windet er sich durch das Samina-Tal, und seit über 30 Jahren lebe ich am Eingang zu diesem Tal auf etwa 700 Meter Höhe in wunderbarer Naturumgebung in einer kleinen Parzelle.

Grundsätzliches über den Schlaf

Die wissenschaftliche Bestätigung der Annahme, dass der Schlaf für unsere Gesundheit wichtig ist, hat einer der weltweit führenden Schlafwissenschaftler bereits 1998 gegeben. Er war nicht nur ein wichtiger »Schlaf-Wissens-Lieferant« für mich, sondern gleichzeitig ein immer präsenter Hoffnungsträger für meine zahlreichen Projekte und Entwicklungen rund um den Schlaf. Anlässlich seiner Pensionierung fasste der Leiter des Schlafforschungszentrums an der Stanford University Prof. Dr. William C. Dement in seiner Abschiedsrede zusammen: »Nach 40 Jahren Schlafforschung habe ich keinen Faktor gefunden, der einen größeren Einfluss auf unser Wohlbefinden und unsere Gesundheit hat als der Schlaf. Über 90 Prozent unserer Gesundheit hängen vom Schlaf ab!« Dies ist für die meisten Menschen nach wie vor neu, leider auch für den überwiegenden Teil in ärztlichen, psychologischen und in anderen Heilberufen Tätige.

Das Geheimnis eines gesunden, erholsamen und vor allem Bioenergetischen Schlafs® liegt auch darin, einen guten Grund zu haben, morgens aus dem Bett zu kommen. Aktuelle Forschungsergebnisse zeigen, dass ein Sinn für Ihr Leben die Schlafqualität verbessert und dadurch mögliche Störungen des Schlafs reduziert werden können. Sie werden daher aus der Wissenschaft der Positiven Psychologie neue Wege kennenlernen, Ihrem Leben mehr Sinn zu geben, und dadurch können Sie gleichzeitig Ihr Wach-, Schlaf- und Traumleben optimieren.

Die Spiritualität ist ein weiteres wesentliches Element der integrativen Gesundheit und des Wohlbefindens. Untersuchungen belegen, dass spirituelle und religiöse Überzeugungen und Praktiken mit der Schlafqualität in Zusammenhang stehen, wie übrigens auch bei vielen Aspekten des Wachlebens. Gerade von spirituell aufgeschlossenen Menschen hört man sehr oft die Empfehlung »gesund zu schlafen« – wobei unklar bleibt, was genau das überhaupt sein soll. Dazu ist es notwendig, dass Sie die schlafbiologischen Leitlinien eines gesunden Schlafs kennenlernen.

Meine Lösungsansätze für einen besseren Schlaf, die auf den ersten Blick für die meisten oft außergewöhnlich anmuten, resultieren aus meinen vielfältigen Ausbildungen, Erfahrungen und Erkenntnissen im Bereich der Psychologie, Schlafbiologie und Schlafmedizin, Elektrobiologie, Gravitation, Neurobiologie, Bio- und Quantenphysik sowie im Bereich der Schlaftherapie. So bekommen Sie in diesem Buch die schlafbiologisch relevanten Essenzen aus vier Jahrzehnten ganzheitlicher Schlaf-Gesund-Forschung präsentiert. Das wird Sie auf allen Ebenen hin zu einem besseren Schlaf, mehr Wohlbefinden und vor allem besserer Gesundheit unterstützen.

Zum Ende meiner Einführung noch eine weitere positive Nachricht: »Einfach gesund schlafen« kann Ihr Leben verlängern! Der gesunde, erholsame und vor allem der Bioenergetische Schlaf® unterstützt in einzigartiger Art und Weise Ihr Immunsystem, fördert die Reproduktion und Reparatur Ihrer 100 Billionen Körperzellen und lädt diese wieder mit Energie auf. Dabei wird Sie das Prinzip des Barfußgehens am Tag und in der Nacht unterstützen. Ergänzt wird dies durch eine weitere wichtige Maßnahme, nämlich dass Sie künftig nicht mehr flach, sondern in einer Ganzkörper-Schräglage schlafen!

Am Ende dieses Buchs möchte ich Sie zu einem gemeinsamen und spannenden Experiment einladen. Dabei geht es auch um die Frage, ob der Schlaf unseren Planeten retten könnte. In diesem Zusammenhang ist es mein Ziel, dieses Buch an so viele Menschen wie möglich zu bringen. Mit Ihrer Hilfe und dem Bioenergetischen Schlaf® als mächtigstes Manifestationswerkzeug kann dieser Wunsch in Erfüllung gehen! Albert Einstein hat einmal gesagt: »Vorstellungskraft ist wichtiger als Wissen.« Und wenn wir es schaffen, gemeinsam im Lauf der nächsten Jahre etwa 1 Prozent der ungefähr 80 Millionen Erwachsenen im deutschsprachigen Raum mit »Einfach gesund schlafen« zu erreichen – dann können wir zum Wohle aller Menschen etwas ganz Besonderes erreichen, was jedem Menschen und auch der Natur und Umwelt einen hohen Nutzen bringen kann. Dabei wollen wir den »1%-Feld-Effekt« aktivieren, der unter anderem aus dem Modell des Morphischen Feldes nach dem Biologen Rupert Sheldrake bekannt geworden ist. Diese These geht davon aus, dass eine kleine Minderheit von Menschen, etwa ein Prozent, ausreicht, um eine höhere Ebene der Kohärenz für die Mehrheit oder etwas Zusammenhängendes zu erreichen. Ich komme auf dieses spannende Experiment, wie erwähnt, am Ende des Buches noch einmal zurück!

Was wir in unserer Gesellschaft wieder dringend benötigen, sind echte Mut- und Hoffnungsmacher für die Gegenwart und Zukunft. Die sind uns in allen Bereichen mehr oder weniger vollkommen abhandengekommen. Ich möchte für Sie genau ein solcher Mut- und Hoffnungsmacher sein und Ihnen signalisieren, dass unsere Welt trotz aller Probleme und Krisen viel besser ist, als uns dies im Moment vermittelt wird. Und der gesunde Schlaf ist das beste Mittel, um Sorgen und Krisen besser zu überstehen. Wenn Sie dazu noch die Prinzipien der Salutogenese und vor allem der Positiven Psychologie nutzen, sind Sie wieder in einer Resilienz, die Ihnen Freude macht.

Ich wünsche Ihnen jetzt viel Spaß mit diesem Buch, aber auch das notwendige Bewusstsein und Vertrauen, die erforderliche Disziplin und Beharrlichkeit auf Ihrem Weg zu einem gesunden, erholsamen und vor allem Bioenergetischen Schlaf®. Denn dieser gibt Ihnen ganz neue Möglichkeiten für ein glücklicheres, gesünderes und erfolgreicheres Leben.

Mit ausgeschlafenen Grüßen!
Ihr Günther W. Amann-Jennson
Frastanz-Amerlügen (A) Frühjahr 2024

Kapitel 1

Auf den Spuren des Schlafs

Schlaf – der mysteriöse Begleiter des Menschen

Der Philosoph Friedrich Wilhelm Nietzsche (1844–1900) gibt uns in seinem Werk »Also sprach Zarathustra« im Kapitel »Von den Lehrstühlen der Tugend« einen Einblick über die damaligen Einsichten zum Schlaf:

> *Man rühmte Zarathustra einen Weisen, der gut vom Schlafe und von der Tugend zu reden wisse: sehr werde er geehrt und gelohnt dafür, und alle Jünglinge säßen vor seinem Lehrstuhle. Zu ihm ging Zarathustra, und mit allen Jünglingen saß er vor seinem Lehrstuhle.*
> *Und also sprach der Weise: Ehre und Scham vor dem Schlafe! Das ist das Erste! Und Allen aus dem Wege gehen, die schlecht schlafen und nachts wachen! Schamhaft ist noch der Dieb vor dem Schlafe: stets stiehlt er sich leise durch die Nacht. Schamlos aber ist der Wächter der Nacht, schamlos trägt er sein Horn.*
>
> *Keine geringe Kunst ist schlafen: es tut schon Noth, den ganzen Tag darauf hin zu wachen.*
>
> *Zehn Mal musst du des Tages dich selber überwinden: das macht eine gute Müdigkeit und ist Mohn der Seele. Zehn Mal musst du dich wieder mit dir selber versöhnen; denn Überwindung ist Bitternis, und schlecht schläft der Unversöhnte.*

Obwohl man vor 150 Jahren aus wissenschaftlicher Sicht noch nicht allzu viel über den Schlaf wusste, sind diese Aussagen und Annahmen noch heute im Kern gültig. Und die wichtigste Botschaft war bereits damals: »Der Schlaf, das ist das Erste!«. Ähnliche Hinweise von Philosophen und Gelehrten kann man Jahrhunderte und Jahrtausende zurückverfolgen. Daraus lässt sich schließen, dass der Schlaf ewig gültigen Gesetzmäßigkeiten der Natur folgt.

Dies betrifft nicht nur uns Menschen, sondern ebenso Tiere, Pflanzen und andere lebendige Strukturen.

Der Schlaf hat unendlich viele Facetten und zählt nach wie vor zu den größten Geheimnissen des gesamten Lebens. Es ist vor allem das Phänomen Schlaf, das viel mit unseren drei Gehirnen zu tun hat: nämlich dem Kopf-Gehirn, dem Herz-Gehirn und dem Darm-Gehirn. Sie haben zur Überraschung vieler Menschen einen gemeinsamen Nenner, nämlich dieselben Nervenzellen (Neuronen), nur in unterschiedlicher Anzahl. Die meisten davon befinden sich in Ihrem Kopf-Gehirn, gefolgt vom Darm-Gehirn und dem Herz-Gehirn. Alle drei können mit ihrem komplexen Netzwerk von Neuronen, Neurotransmittern, Proteinen und Helferzellen unabhängig voneinander agieren. Es sind die Super-Schläfer, die es schaffen, diese drei Gehirne während des Schlafs in Kohärenz (Gleichklang) zu bringen, das heißt, dass die Neuronen gleichzeitig feuern. Dadurch kommt es zu einem perfekten Informationsaustausch zwischen den jeweiligen Netzwerken von Neuronen und Körperzellen.

Es ist insbesondere die Kohärenz zwischen Ihrem Herz- und Kopf-Gehirn, die Ihre Herz- und Gehirn-Gesundheit fördert, vor allem die kognitiven Funktionen Ihres Gehirns optimiert, das Immunsystem stärkt und dadurch automatisch Ihre Selbstheilungskräfte erhöht. Doch alle diese oft unglaublichen Effekte sind so lange für Sie wertlos, solange Sie nicht wirklich gut schlafen! Denn es ist der schlechte, gestörte und zu kurze Schlaf, der eine Kohärenz zwischen Ihren drei Gehirnen blockiert. Deshalb möchte ich Sie immer wieder motivieren, das vermittelte Wissen, alle Erkenntnisse, Erfahrungen und Empfehlungen rund um den Schlaf vom passiven Mit-Denken ins pro-aktive Mit-Handeln zu bringen. Dabei können Sie sich logischer Kriterien bedienen oder Sie folgen ganz einfach Ihrer Intuition (Bauch-Gehirn) um zu erkennen, was für Sie wichtig und richtig ist.

Phasen des Schlafs und Schlafdauer

Schlaf ist ein Zustand, in dem wir nicht mehr in der Lage sind, unsere Umgebung bewusst wahrzunehmen oder zu erleben. Dabei kommt es zu Veränderungen in unserem Gehirn, vor allem die Gehirn-Frequenzen verändern sich im Vergleich zum Tag. Einen grafischen Überblick über die verschiedenen Phasen und Zyklen des Schlafs finden Sie unten.

In der Schlafmedizin überwacht man vier Phasen: N1, N2, N3 und die schnelle Augenbewegung unter den geschlossenen Lidern. Man spricht dann vom REM(rapid eye movement)-Traum-Schlaf.

N1 ist ein Teil des sogenannten Leichtschlafs. Er tritt in der Regel direkt nach dem Einschlafen auf und dauert dann meist weniger als 10 Minuten.

Während N2 tauchen Sie tiefer in den Schlaf ein. Dieses Stadium ist durch rasche Gehirnwellen mit hoher Amplitude, sogenannte »K-Komplexe«, und Ausbrüche von Wellen niedrigerer Amplitude, sogenannte »Schlafspindeln«, gekennzeichnet. N2 dauert 10 bis 25 Minuten im ersten Schlafzyklus. Dieses Stadium verlängert sich mit jedem weiteren Zyklus und macht schließlich zwischen 45 und 55 Prozent unserer gesamten Schlafdauer aus.

Das N3-Stadium ist das tiefste Schlafstadium und zeichnet sich durch langsame Gehirnwellen, sogenannte Delta-Wellen aus. Wir sind im Tiefschlaf. Das Schlafstadium N3 dauert 20 bis 40 Minuten in unserem ersten Schlafzyklus und macht etwa 15 bis 25 Prozent unserer gesamten Schlafnacht aus.

Dann tauchen wir wieder in Richtung Wachsein auf, es folgt der REM-Traum-Schlaf. Dabei haben wir wieder ähnliche Gehirnwellenmuster wie im Wachleben, deshalb reden wir auch von einer »paradoxen Schlafphase«. Denn einerseits schlafen wir, sind bewusstlos und träumen, haben aber trotzdem Gehirnströme, als ob wir wach wären. Auch unser Herzschlag,

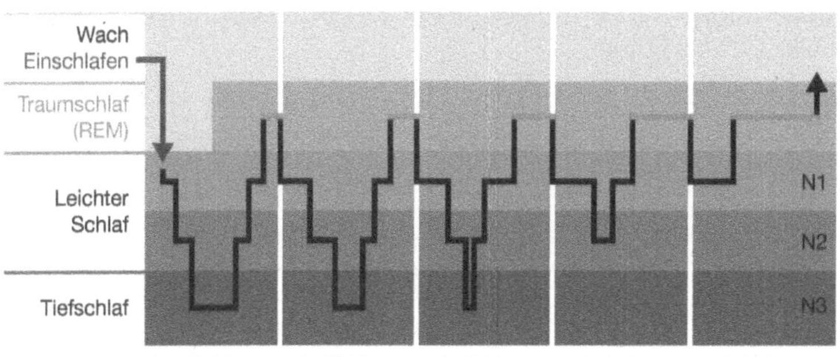

Die verschiedenen Phasen des Schlafs und ihre typische Abfolge. Jeder Zyklus dauert etwa 90 Minuten.

Blutdruck sowie die Atemfrequenz nehmen wieder zu. Jetzt haben wir unsere lebhaftesten Träume, und während wir träumen, sind unsere Muskeln gelähmt, sodass wir die Bewegungen in unseren Träumen nicht ausleben können. Der REM-Schlaf macht bei den meisten Menschen etwa 20 bis 25 Prozent des Nachtschlafs aus. Somit beträgt die durchschnittliche Dauer des REM-Schlafs bei Erwachsenen etwa zwei Stunden pro Nacht. Wann die erste REM-Schlafphase eintritt, ist unterschiedlich, jedoch beginnt sie häufig etwa 90 Minuten nach dem Einschlafen. Dies stimmt mit der durchschnittlichen Länge eines Schlafzyklus überein.

Wozu Träume gut sind

Warum träumen wir überhaupt? Träume haben die Menschen schon immer gefesselt und fasziniert und es gibt dazu zahlreiche populäre Überlegungen und wissenschaftliche Hypothesen. Endgültige Antworten haben wir keine; gesichert scheint, dass unsere Träume unverzichtbar sind, um vordergründig die Emotionen, die wir im Laufe des Tages erlebt haben, zu verarbeiten und mental-psychisch zu bewältigen. Eine andere Theorie besagt, dass das Träumen eine Art »virtuelles Realitätsmodell« der Welt darstellen könnte. Damit können wir heikle und gefährliche Situation in unseren Träumen testen und uns so vorbereiten.

Die ideale Schlafdauer

Während der Nacht wiederholen wir laufend die vier oben genannten Schlafphasen, wobei ein vollständiger Zyklus bei Erwachsenen etwa 90 Minuten dauert. Rein statistisch gesehen wären 5 solche Schlaf-Zyklen ideal, dies entspricht einer Schlafdauer von etwa 7,5 Stunden.

Ihre biologische Schlafdauer ist von Schlaf- oder Uhren-Genen abhängig. Die aktuelle Forschung zeigt uns, dass zum Beispiel Kleinkinder im Alter von ein bis zwei Jahren normalerweise zwischen 11 und 14 Stunden Schlaf pro Nacht benötigen. Der Schlafbedarf nimmt im Erwachsenenalter ab und pendelt sich bei etwa 7 bis 9 Stunden pro Nacht ein. Abhängig von den Jahreszeiten und auch vom Wetter samt Klima, kann sich die Schlafdauer individuell verändern. Im Sommer mit langen Tagen und kurzen Nächten schlafen wir eher weniger als im Winter.

In der Regel schlafen wir zu wenig, aber es ist auch möglich, dass Sie zu viel schlafen. So empfiehlt die Schlafwissenschaft Erwachsenen, keinesfalls 11 oder mehr Stunden pro Nacht zu schlafen. Und dies aus gutem Grund: Es gibt nämlich wissenschaftlich belegte Zusammenhänge zwischen übermäßigem Schlaf und medizinischen Problemen wie Herz-Kreislauf-Erkrankungen, Fettleibigkeit, Diabetes oder Depressionen. Die Ursachen sind noch unklar, es könnte allerdings durchaus sein, dass diese Erkrankungen überhaupt erst zu einem übermäßigen Schlafbedürfnis führen. Oder dass das Schlafen zu einer Zeit, wo wir normalerweise wach sein sollten, dem Körper in irgendeiner Weise schaden kann.

Steuerung und Notwendigkeit des Schlafs

Der Schlaf ist ein natürlicher Prozess, gesteuert von einer »biologischen Uhr«, die durch innere und äußere Signale beeinflusst wird. Er ist ein hochkomplexer und dynamischer Prozess, der Ihr Traum- und Wachleben massiv beeinflusst. Ihn in seiner Tiefe zu verstehen, ist genauso unmöglich, wie unser Leben gänzlich zu erklären und zu verstehen. Also ist es sinnvoller, sich seinen Funktionen, seinem Zweck und letztendlich seinem Nutzen zu widmen.

Wie wichtig der Schlaf ist, zeigt schon seine Verbreitung: Ihre Haustiere tun es, Vögel tun es, Bienen tun es. Sogar Fruchtfliegen tun es. Und alle aus denselben biologischen Gründen und Bedürfnissen. Jedes Lebewesen benötigt Schlaf, aber der genaue biologische Zweck ist und bleibt nach wie vor ein Rätsel. Was wir »Schlaf« nennen, beeinflusst tatsächlich alle Systeme in Ihrem Körper, angefangen bei Ihrem Gehirn- und Nervensystem über Ihr Herz-Kreislauf-System, Ihr Stoffwechselsystem, Ihr Hormonsystem bis hin zu Ihrem so wichtigen Immunsystem. Auch Ihre psychischen Funktionen und vor allem Ihre Stimmung hängen von Ihrem Schlaf ab. Dies alles ist wissenschaftlich eindeutig belegt, da die Auswirkungen von Schlafstörungen und Schlafmangel genauso alle Ihr System beeinflussen, allerdings negativ. Ihr Risiko für einen Herzinfarkt, Schlaganfall oder für Depressionen, Alzheimer oder Krebs wird um ein Vielfaches höher, sobald Sie schlecht und zu wenig schlafen. Also sind wir gleichzeitig wieder beim wichtigsten Faktor für Ihre Gesundheit und Langlebigkeit.

Schlecht- und Kurzschläfern droht Alzheimer

Die heute 40- bis 50-Jährigen haben es zum Teil selbst in der Hand, ob sie mit 70 oder 80 Jahren an Alzheimer oder anderen Gehirnkrankheiten leiden, denn die Entwicklung dieser Krankheit dauert bekanntlich zwischen 20 und 30 Jahre. Der Schlaf – vor allem der gesunde, ausreichende und regenerierende Schlaf – ist beim Menschen für eine Reihe von Gehirnfunktionen und für die Gehirn-Gesundheit entscheidend. Das Gehirn wird während des Schlafs von Stoffwechselgiften wie beispielsweise dem Beta-Amyloid gereinigt. Dieses Protein ist unter anderem für die Entstehung der Alzheimer-Krankheit verantwortlich. Wenn Sie nur eine Nacht nicht schlafen, erhöht sich der Beta-Amyloid-Spiegel im Gehirn um bis zu fünf Prozent. Und neueste Untersuchungen zeigen, dass ein erhöhter Beta-Amyloid-Spiegel auch zu Schlafstörungen führen kann, was sich in der Unruhe von Menschen mit Alzheimer widerspiegelt.

Die Evolution des Schlafs

Leider sind Evolutionstheorien und Hypothesen meistens schwer herzuleiten und noch schwerer zu beweisen. Zum besseren Verständnis wechseln wir daher kurz in die Tierwelt. Stellen Sie sich zwei Tiere derselben Gattung vor, die in einer gefährlichen Umgebung leben, in der es an Nahrung mangelt. Tier A verbringt den Tag damit, nach Nahrung und Partnern zu suchen und dabei Raubtieren möglichst aus dem Weg zu gehen. Sobald die Nacht hereinbricht, ruht es sich aus und bleibt bis zum Tagesanbruch still, aber wachsam. Tier B folgt dem gleichen Muster, aber während es ruht, wird es bewusstlos und nimmt die Welt um sich herum fast überhaupt nicht mehr wahr. Welches Tier hätte Ihrer Meinung nach die besseren Überlebenschancen? Sollten Sie sich für das Tier A entschieden haben, herzliche Gratulation, denn die Entwicklung des Schlafs als »bewusstloser« Zustand ist eigentlich ein Paradoxon. Wir verbringen etwa 30 Prozent unserer Lebenszeit im Schlaf.

Es ist gleichzeitig die Zeit, in der unsere Wachsamkeit am geringsten ist und wir mögliche Bedrohungen weniger wahrnehmen. Bei den Menschen wie bei den Tieren stellt sich die Frage, warum sie so viel Zeit ihres Lebens bewusstlos verbringen. Eine Theorie hat lange darauf basiert, dass Tiere und auch wir Menschen durch diesen Schlaf Energie sparen können. Doch wissenschaftliche Studien haben längst das Gegenteil bewiesen, denn man verbraucht im Schlaf beinahe gleich viele Kalorien wie im Wachzustand.

Das Leben lässt sich im Schlaf verbessern

Dass Sie sich überhaupt für mein Buch interessiert haben, lässt mich annehmen, dass Sie eher zur Gruppe der Mehrheit und damit auch zu den »Schlafgestörten« zählen. Oder den festen Willen haben, Ihren Schlaf verbessern zu wollen. An dieser Stelle ergibt sich eine in die Zukunft gerichtete Gesundheitsregel: Wer nicht permanent an sich und mit sich arbeitet und für einen gesunden Schlaf sorgt, an dem wird eines Tages gearbeitet werden! So gesehen ist es sehr sinnvoll, wenn Sie ab sofort Ihren Schlaf priorisieren. Die heutigen, relativ wenigen Gut- und Super-Schläfer haben sich nie wirklich vom Mindset der Masse oder der Werbung der chemisch-synthetischen Matratzenindustrie beeinflussen lassen. Diese Minderheit handelt und »schwimmt« konsequent gegen den »Mainstream« und holt sich die richtigen Informationen an den richtigen Quellen. Und kommt so sinngemäß an die Quelle des Flusses, an die elementaren natürlichen Gesetzmäßigkeiten und Wahrheiten des gesunden Schlafs heran. Das beschreibt exakt meinen bisherigen Weg und die Hilfe, die ich Ihnen anbiete. Einfach gesund und damit vor allem naturgemäß zu schlafen und den eigenen Lebensstil dem Schlaf anzupassen, ist durchaus eines der erstrebenswerten Ziele in Ihrem Leben!

Von Placebo-Schlaf und Schlafschulden

Sehr oft ist es mehr als faszinierend, wie rasch man seinen Schlaf mit ungewöhnlichen Methoden verbessern kann. Hier spielen neben hauptsächlich natürlichen Methoden mit wissenschaftlichem Hintergrund oft auch unberücksichtigte Mechanismen wie etwa der Placebo-Effekt eine wichtige Rolle. Daraus resultierend gibt es aus wissenschaftlicher und neurobiologischer Sicht ein schwer begreifbares Phänomen, den sogenannten »Placebo-Schlaf«*. Allein die direkte oder indirekte Vorstellung – also, dass wir uns nur einbilden –, dass wir besser schlafen, hat einen messbaren Einfluss auf den Schlafprozess. Erinnern Sie sich an Albert Einstein? »Vorstellungskraft ist wichtiger als Wissen.« Wobei der Placebo-Effekt natürlich nicht ausschließlich mit unserer Einbildung bzw. unserer Vorstellungskraft zu tun hat. Aber Vorstellungskraft und Glaube spielen bei allem, was wir tun, eine zentrale Rolle. Aus der Wissenschaft wissen wir heute, dass es dabei zu sehr komplexen neurobiologischen Phänomenen kommt. Hätten Sie je daran gedacht, dass zum Beispiel Medikamente, sogar Schlafmedikamente von diesem nach wie vor mysteriösen Placebo-Effekt profitieren? Studien zeigen nämlich, dass bis zu unglaublichen 80 Prozent der Wirkung von Schlafpillen, die vor allem die Einschlafzeit verkürzen, auf genau diesen Placebo-Effekt zurückzuführen sind. Mit dem sogenannten »Placebo-Schlaf« und den vielfältigen Möglichkeiten, den Placebo-Effekt insgesamt für einen besseren Schlaf nutzen zu können, werde ich mich ausführlich beschäftigen (siehe Seite 249).

Eine weitere Überraschung ist für viele Menschen, dass für die unzähligen schlafbezogenen Gesundheitsstörungen und Krankheiten nicht per se der schlechte und gestörte Schlaf selbst verantwortlich ist, sondern vielmehr eine daraus entstehende Nebenerscheinung, nämlich der Mangel an Schlaf. Alle Menschen mit Einschlaf- und Durchschlafstörungen und auch jene, die am Syndrom des zu frühen Erwachens leiden, haben ein Schlafdefizit. Dieser Schlafmangel ist der erbarmungslose »Gesundheitsräuber«. Mit dieser immer wiederkehrenden Schleife von schlechtem und gestörtem Schlaf sowie der laufenden Vergrößerung der bereits vorhandenen Schlafschulden müssen Sie sich auseinandersetzen. Denn die Schlafschulden entwickeln sich kumulativ nach dem Prinzip von Kreditschulden – solange Sie nicht zurückzahlen, wird die Schuld immer größer. Am Ende ist es Ihr Schlafmangel, der sowohl fatale Folgen für Ihren Schlaf als auch für Ihr Wohlbefinden und Ihre Gesundheit hat.

---

* (Huedo-Medina, Kirsch, Middlemass, & Siriwardena, 2012)

Nutzen Sie die Kraft der kleinen Schritte

Der Weg von einem schlechten, gestörten, zu kurzen und nicht mehr erholsamen Schlaf zu einem guten Schlaf und in Richtung Super-Schlaf benötigt Zeit. Zumindest, bis Sie in die richtige »Schlaf-Spur« kommen. Denn Schlafstörungen haben meistens eine lange Vorlaufzeit und sind in der Regel nicht von heute auf morgen entstanden.

Am Anfang schlafen die meisten Menschen unbewusst schlecht, gestört oder zu kurz. Erst nach und nach wird ihnen dies durch Tagesmüdigkeit, Unwohlsein, schlechte Stimmung, Angstgefühle, Krankheit etc. richtig bewusst. Was die Verbesserung des Schlafs anbelangt, wird einem zunächst klar, dass man tatsächlich länger und besser schläft. Im Lauf der Zeit wird der bessere Schlaf oder der Super-Schlaf mehr und mehr unbewusst und zur Normalität. Man gewöhnt sich daran, genauso wie man sich vorher daran gewöhnt hat, schlecht zu schlafen. Und wenn es uns gemeinsam gelänge, Ihren Schlaf jeden Tag nur um ein winziges Prozent zu verbessern, so würde die lineare Optimierung Ihres Schlafes bereits nach einem Jahr bei sage und schreibe 365 Prozent liegen! Stellen Sie sich dies bitte so bildhaft wie möglich vor – Sie würden bereits nach nur einem Jahr um mehr als das 3,5-Fache besser schlafen als im Moment. Wäre das nicht fantastisch? Allerdings ist es notwendig, konsequent an unserer gemeinsamen Mission vom schlechten Schläfer zum guten Schläfer und vom guten Schläfer zum Super-Schläfer heranzugehen. Sie können das wie viel andere vor Ihnen innerhalb einiger Wochen schaffen. Das ist doch grandios. Und dort für den Rest Ihres Lebens zu bleiben ist noch grandioser!

Sobald es Ihnen gelingt, wichtige Elemente und Erkenntnisse aus der Schlafpsychologie, der Salutogenese, der Positiven Psychologie, der Schlafbiologie und Schlafmedizin, der Elektrobiologie, der Neurobiologie und der Quantenphysik in Ihr Leben zu integrieren, können Sie endlich Ihre Talente, Fähigkeiten und Leidenschaften frisch und ausgeschlafen voll entwickeln und nutzen.

Haben Sie schon einmal ganz konkret darüber nachgedacht, dass Sie jedes Jahr 120 volle Tage ausschließlich mit Schlafen verbringen? Schlafen werden

Sie auch in Zukunft müssen, die Frage ist nur, wie gut und wie lange innerhalb von jeweils 24 Stunden. Ich kann Ihnen versichern, dass es auch für Sie, egal, wo Sie im Moment stehen, Wege und Lösungen für eine Schlafverbesserung gibt und Sie Ihren Schlaf bewusst als gesund und erholsam wahrnehmen können!

Ihre Schlaf-Engpass-Strategie (SES)

Um einen biologisch wertvollen Schlaf zu erreichen, müssen Sie herausfinden, wo Sie bei den elementaren konstanten und variablen Schlüsselfaktoren Ihres Schlafs ein »Zuwenig« oder ein »Zuviel« haben. Durch beides entsteht jeweils ein Engpass, der Sie daran hindert, besser zu schlafen. Das ist eine der wichtigsten Grundlagen in meinem Schlaf-Gesund-Coaching. Das Schlaf-Gesund-Konzept ist eine Kombination aus der »Hardware«, dem kompletten Bettsystem, sowie der »Software«, also den richtigen Schlafgewohnheiten bzw. der Umsetzung »schlaffreundlicher Tage«.

Das »Minimum-Gesetz« wurde bekannt durch den Wissenschaftler Justus von Liebig (1803–1873). Er beschäftigte sich unter anderem mit dem Wachstum von Pflanzen und fand heraus, dass jede Pflanze für ein gesundes Wachstum zahlreiche verschiedene Nährstoffe benötigt. Wenn nur einer dieser Nährstoffe, zum Beispiel Kupfer, fehlt (ein »Zuwenig«), wird das Wachstum und Gedeihen der Pflanze so lange gehemmt, bis man dieser gezielt Kupfer zuführt. Wenn man dieser Pflanze kein Kupfer zuführt – das ist der Minimumfaktor und »Engpass«–, wird die Pflanze nicht weiterwachsen und verkümmern oder eingehen. Unter Minimumfaktor versteht man in unserem Fall den schlaffördernden Faktor (Sonnenlicht, Erdmagnetfeld, Schwerkraft, Bettsystem, Zudecke, Kissen etc.), der im Verhältnis zu anderen Faktoren am wenigsten vorhanden ist. Dadurch entsteht ein »Engpass«, der sich auf den gesamten Schlafprozess begrenzend auswirkt. Es gilt also, jenen Faktor herauszufinden, der am meisten fehlt, um besser zu schlafen. Dies kann nun sowohl konstante elementare Schlüsselfaktoren (Hardware) betreffen als auch konstante variable (Software) oder sogar beides.

Im Zusammenhang mit dem Schlaf habe ich auch ein »Maximum-Gesetz« entdeckt und entwickelt. So wie es in Sachen gesunder Schlaf einen relevanten Minimum-Faktor – ein »Zuwenig« – gibt, so gibt es auch einen Maximum-Faktor, ein »Zuviel«. Hier ist der »Engpass« ein »Zuviel« an etwas: zu viel Stress, zu viel Lichtreize am Schlafplatz, zu viele elektromagnetische Felder am Schlafplatz etc., das Ihren guten Schlaf verhindert.

Die eigentliche Ursache Ihrer Schlafstörungen, Ihres schlechten Schlafs und damit auch Ihrer Schlafschulden ist ein entsprechender Mangel oder Überschuss eines Schlüsselfaktors. Manchmal kann gleichzeitig beides den Schlaf stören, also sowohl ein »Zuwenig« als auch gleichzeitig ein »Zuviel«. Dann kommt es zu negativen Wechselwirkungen auf allen Ebenen.

Die Schlüsselaspekte des Bioenergetischen Schlafs®

Obwohl Ihr Schlaf etwas sehr Intimes, Individuelles und Persönliches ist, gibt es fünf »elementare Wegbegleiter«, die bei Ihrem Weg zurück zu einem gesunden, erholsamen und heilenden Schlaf für Sie eine zentrale Rolle spielen können und hoffentlich auch werden:

1. Das Verstehen der Psychologie eines Bioenergetischen Schlafs® als höchste Form von körperlich-seelisch-mental-geistiger Erholung und Regeneration durch Schlaf.
2. Die Kenntnis und Umsetzung der elementaren konstanten Schlüsselfaktoren in der Nacht und der elementaren variablen Schlüsselfaktoren am Tag. Für beides gibt es ganz konkrete »Muss-Kriterien«, die Sie in diesem Buch kennenlernen.
3. Die konsequente Anwendung und Nutzung meiner »Schlaf-Engpass-Strategie« (SES), um so die relevanten Mangel- und Überschuss-Syndrome zu behandeln und zu beseitigen.
4. Zusätzlich die laufende Optimierung Ihrer körperlich-psychischen Gesundheit mithilfe des Salutogenese-Konzeptes nach Prof. Aaron Antonovsky.

5. Um Ihre Ziele zu erreichen, benötigen Sie eine Wachstumsmentalität. Sie lernen also zu verstehen, dass Ihre Fähigkeiten, besser zu schlafen, formbar sind und mit Anstrengung, Motivation und Konzentration entwickelt werden können. Dabei helfen Ihnen die Prinzipien der Positiven Psychologie.

Diese Punkte sind als Leitlinie zu verstehen. Dazu gibt es in späteren Kapiteln konkrete Hinweise zu den Zusammenhängen und wie Sie diese Aspekte bei der Umsetzung von schlaffördernden Maßnahmen einbauen bzw. nutzen können.

Wie und warum der Schlaf auf der Strecke geblieben ist

In den letzten 100 Jahren hat unsere Gesellschaft auf allen Ebenen mehr und tiefergreifende Veränderungen erfahren als in den Tausenden Jahren davor. Vieles hat sich dabei für unser Leben und unser Wohlbefinden zum Besseren gewandelt, anderes ist zum Nachteil des Menschen auf der Strecke geblieben, vor allem in Bezug auf die Natur, die Umwelt und das nahe Umfeld wie Wohnen, Schlafen und Arbeiten. Die eigentliche Umweltverschmutzung findet nicht nur draußen vor unserer Haustür statt, sondern an den Plätzen, wo wir uns am meisten aufhalten. Dazu zählt vor allem unser Schlafraum und Schlafplatz, wo wir wie bereits erwähnt volle 120 Tage pro Jahr mit Schlafen verbringen. Während der enormen Weiterentwicklung der menschlichen Zivilisation wurde in den letzten 100 Jahren der Schlaf aus meiner Sicht am nachhaltigsten beschädigt. Die Schlafdauer wurde gezielt und willkürlich gekürzt, dadurch entstand ein Schlafmangel und die Verschlechterung des Schlafs war eine natürliche Folge davon. Im Lauf der Zeit ist eine Reihe von künstlich erzeugten Einflüssen und Faktoren entstanden, die zusätzlich einen unmittelbaren Einfluss auf die Schlaf- und Regenerationsqualität haben. Dazu zählen unmittelbar wirkende Einflussfaktoren wie das künstliche Licht, strahlungsgebundene Technologien, Bewegungsmangel, schlafstörende Ernährungs- und Trinkgewohnheiten, Alkohol, Nikotin, Koffein, Drogen und Medikamente. Umwelteinflüsse wie Lärm, Luftschadstoffe und vieles andere kommen dazu. Darüber hinaus bleibt die wirtschaftlich geprägte Überzeugung »Schlaf ist eigentlich eine Zeitverschwendung« nicht ohne Folgen. Eine davon ist die heutige geradezu paradoxe Situation, dass bei hohem Wohlstand der Großteil der Bevölkerung an schlechtem Schlaf und an unzähligen unterschiedlichen körperlich-seelischen Krankheiten leidet. Kaum jemand ist wirklich noch kerngesund und bis heute wird von der Wissenschaft mehr oder weniger übersehen und ignoriert, dass die Ursache aller dieser Störungen von Wohlbefinden und Gesundheit letztlich in einem Mangel an gesundem Schlaf liegen könnte.

Immerhin hat die Weltgesundheitsorganisation (WHO) bereits 1998 den Schlaf neben Ernährung und Bewegung als dritte wichtige Säule für unsere Gesundheit in ihren Kodex aufgenommen. Gleichzeitig hat sie uns weiteres Unheil prognostiziert, nämlich dass das 21. Jahrhundert durch chronischen Stress gekennzeichnet sein und dadurch unsere Gesundheit massiv gefährden wird. Dazu kämen voraussichtlich weitere Epidemien und Pandemien, Natur- und Umweltkrisen und eine erhöhte Sterblichkeit durch Lärm, Schadstoffe und Feinstaub. Dies alles führe zur weiteren Zunahme von Stress und Schlafstörungen, Erschöpfung, psychischer Störungen, Depressionen und vielen anderen Gesundheitsproblemen. Es ist längst kein Geheimnis mehr – der zunehmende, chronische Stress wird zu einer der größten Gefahren für die Zukunft von Schlaf, Wohlbefinden und Gesundheit. Dabei ist längst bewiesen, dass der gesunde und ausreichende Schlaf aus wissenschaftlicher Sicht der beste derzeit bekannte Anti-Stress-Faktor ist!

Von einer Krise zur nächsten

Seit mehr als einem Jahrzehnt wird unsere Gesellschaft von einer weltweiten Finanz- und Wirtschaftskrise herausgefordert, gepaart mit Umwelt- und Naturkatastrophen, Klimawandel und Politkrisen, Inflation sowie kriegerischen Auseinandersetzungen. Dies löst nicht nur schlafraubenden Stress aus, sondern führt zu drastischen Veränderungen in allen Lebensbereichen.

Die zunehmende Arbeitslast in Kombination mit prall gefüllten realen und virtuellen Freizeitaktivitäten hat sukzessive auch zu einer starken Verkürzung der Gesamtschlafdauer und zu einer deutlichen Verschlechterung der Schlaf- und Erholungsqualität geführt. Im Vorfeld hat sich unsere Gesellschaft bereits Schritt für Schritt von den Tag-Nacht-Rhythmen der Natur entfremdet. Satellitenbilder zeigen, dass unser Planet zwischenzeitlich auch dort, wo Nacht wäre, hell erleuchtet ist. Anstatt der notwendigen Ruhe und Erholung für Mensch, Natur und Umwelt herrscht rege Tätigkeit. Offiziell arbeiten bereits über 20 Prozent der Bevölkerung in den Industrieländern im Nachtdienst, immer öfter im 24-Stunden-Modus. Unabhängig davon missbrauchen zudem immer mehr Menschen die für den Schlaf vorgesehene Nacht zur Verlängerung ihrer Tages-, Freizeit- und Sportaktivitäten.

Depression und Demenz auf dem Vormarsch

Die Depression wird in den nächsten Jahren laut WHO weltweit zur Krankheit Nr. 1 mutieren. Aktuell haben wir bereits 300 Millionen depressiv Erkrankte, die Dunkelziffer dürfte weitaus höher sein. Allein in Deutschland ist laut Statistik die Zahl der Arbeitsausfälle wegen Depressionen, Angststörungen oder chronischer Erschöpfung im Jahr 2022 auf etwa 130 Millionen Arbeitstage angestiegen. Dazu kommen weltweit etwa 60 Millionen Alzheimer- und Demenz-Patienten. Sie erinnern sich bestimmt daran, welcher Faktor hier laut wissenschaftlichen Studien eine zentrale Rolle spielen könnte: Genau richtig – ein gestörter, zu kurzer und nicht mehr erholsamer Schlaf! Wer lange schlecht und zu kurz schläft, wird genau mit diesen Problemen konfrontiert werden.

Gesunder Schlaf benötigt Rahmenbedingungen

Sie sehen, dass unsere üblichen Lebensgewohnheiten, unser Wohn-, Arbeits- und vor allem unser Schlafumfeld den Schlafprozess und damit auch unser Wachleben massiv stören können. Deshalb benötigt der gesunde Schlaf eine Reihe passiver, nach Möglichkeit natürlicher »Werkzeuge«, um dort, wo wir Defizite oder Hindernisse an natürlichen Schlafimpulsen und -signalen haben, diese wieder gezielt in unser Leben zu bringen. Das betrifft auch die unzähligen Stressoren für unseren Körper und unser Gehirn, insbesondere den Abbau von Ängsten. Hier hilft Ihnen künftig eine Reihe interessanter und spannender biophysikalischer und biotechnischer Lösungen wie die großflächige Körpererdung (Earthing), das Schlafen in Ganzkörper-Schräglage oder der Einsatz von Musik oder speziellen chronobiologisch wirksamen Lichtfrequenzen vor, nach und während des Schlafs.

Das Ziel ist, dass Sie durch relevante Informationen die richtigen »Schalthebel« zur Verbesserung Ihres Schlafprozess betätigen können. Dadurch werden Sie Ihr waches Leben in eine positive Aufwärtsspirale bringen. Dies bedeutet nicht, dass Ihr Leben nicht mehr dem natürlichen Rhythmus von Auf und Ab, von Plus und Minus, von Licht und Schatten unterworfen sein wird, doch die Abwärtsbewegungen werden sich durch eine Schlafoptimierung in allen Lebensbereichen eher in Grenzen halten, als wenn Sie permanent schlecht und zu wenig schlafen. Die Wellenbewegungen des Lebens werden für Sie dadurch spürbar konstanter und harmonischer verlaufen. Und Ihre positiven Emotionen werden über Nacht aktiviert, gespeichert und am Tag endlich aufblühen.

Ihr persönlicher Weg zum besseren Schlaf

Sobald Sie gesünder schlafen, werden die geheimen und mysteriösen Kräfte des Schlafs Ihr gesamtes Leben Schritt für Schritt auf ein neues Level bringen. Halten Sie noch einmal kurz inne und vergegenwärtigen Sie sich: Ihr Wachleben samt Ihrem Schlaf ist wirklich einzigartig auf diesem Planeten. Nur Sie allein können Ihren Schlaf so schlafen, wie Sie es tun, dies kann niemand anderer für Sie erledigen! Sie sind der Kreator Ihres Schlafs, sonst niemand.

Sobald Sie beginnen, sich neben der objektiven Wissenschaft auch mit der teilweise jahrtausendealten Erfahrungswissenschaft zu beschäftigen, werden Sie auch dort Bestätigung finden. Vor allem, was die Gesundheit des Menschen anbetrifft, war, ist und bleibt der gesunde Schlaf ein 90-Prozent-plus-Faktor. Dies bedeutet, dass über 90 Prozent Ihrer Gesundheit vom Verlauf, der Dauer und Qualität Ihres Schlafs und Ihrer nächtlichen Regeneration abhängig sind. Genau genommen etwa 70 bis 80 Prozent der körperlichen Erholung und bis zu 100 Prozent (!) der seelisch-geistigen Regeneration sind Ihrem Schlaf geschuldet.

Kapitel 2

Salutogenese und Positive Psychologie

Der Ursprung Ihrer Gesundheit und Selbstheilung

Bevor wir uns mit der konkreten Optimierung Ihres Schlafs beschäftigen, betrachten wir eine wichtige Basis Ihrer Schlafgesundheit: Ihre allgemeine Gesundheit. Dabei ist nicht zu übersehen, dass der Schlaf dazu einen sehr wichtigen Beitrag leistet. Gut ausgeschlafene Menschen sind in jedem Fall gesünder und friedlicher als Unausgeschlafene. Gut- und Super-Schläfer haben zudem ein viel geringeres Aggressionspotenzial und agieren in unserer Gesellschaft insgesamt sozialer und empathischer. Der Schlaf ist das Fundament aller für die Gesundheit notwendigen Energie- und Erholungsprozesse, die unsere Selbstregulation, unsere Selbstreparatur und vor allem unsere Selbstheilung fördern und stärken. Wie bereits mehrmals betont, ist und bleibt einer der größten Feinde der chronische negative Stress. Er verhindert einen gesunden Schlaf und blockiert die für die Gesundheit wichtigen Selbstheilungskräfte in uns. Studien zeigen zudem, dass gestresste und schlafgestörte Menschen unter anderem eine messbar schlechtere Wundheilung haben.

Das Modell der Salutogenese

Hinter dem Salutogenese-Modell verbergen sich wertvolle Ressourcen zum Schutz und zur Wiedergewinnung Ihrer Gesundheit. Genau solche Modelle und Konzepte benötigen Sie, um einerseits gesund zu sein, zu bleiben oder zu werden, und andererseits auch, um gesund zu schlafen. Ihr Ziel der Schlafverbesserung erreichen Sie viel rascher und einfacher, wenn Sie sich gleichzeitig auch mit Ihrer Allgemeingesundheit beschäftigen. Denn sich nur auf den Schlaf zu konzentrieren, ist zwar am Anfang wichtig, mittel- und langfristig benötigt es aber noch weitere Selbsthilfemaßnahmen, um auch Ihre Gesundheit zu optimieren.

Salutogenese ist im Grunde genommen ein Resilienz-Modell. Konkret geht es dabei um Ihre psychische Widerstandskraft und Ihre Fähigkeit, Stress und schwierige Lebenssituationen ohne anhaltende Beeinträchtigung zu überstehen. Dies betrifft besonders Ihren Schlaf. Die Salutogenese wurde in den 1970er-Jahren vom amerikanisch-israelischen Soziologie-Professor Aaron Antonovsky begründet und entwickelt. Das Modell beschäftigt sich mit den kognitiven Bewältigungsstrategien (Wahrnehmen, Denken, Erkennen) von uns Menschen. Die spannende Kernfrage von Antonovsky lautete: Warum werden manche Menschen trotz widriger äußerer Einflüsse krank und andere bleiben trotzdem gesund?

Was bedeutet Salutogenese?

Wörtlich übersetzt bedeutet Salutogenese so viel wie Entstehung von Gesundheit (*salus* = Gesundheit, *génesis* = Ursprung). Die Salutogenese ist das Gegenstück zur Pathogenese, die sich mit der Entstehung und Behandlung von Krankheiten befasst. Das Modell der Salutogenese basiert auf dem Kohärenzgefühl, das im Wesentlichen aus drei Komponenten besteht:

Verständlichkeit = Fähigkeit, Ursachen zu analysieren
Beherrschbarkeit = Bewusstsein für die eigenen Ressourcen
Sinnhaftigkeit = Meine Handlungen haben einen Wert

Antonovsky war davon überzeugt, dass die eigenen, persönlichen Ressourcen zur Bewältigung von negativem Stress (sei er physischer und psychischer Natur) entscheidend sind, ob ein Mensch gesund bleibt oder krank wird. Daraus lässt sich ableiten, dass eine gezielte Stärkung der körperlichen und psychischen Belastbarkeit (Resilienz) zur Erhaltung der Gesundheit und vor allem zu einem gesünderen Schlaf wesentlich beitragen kann. Dies trifft ganz konkret auf Ihr Endziel zu, nämlich einen Bioenergetischen Schlaf® zu erreichen.

Pathogenese und Salutogenese - die Unterschiede

Die Pathogenese, die wir aus der Medizin kennen, beschäftigt sich mit der Entstehung von Krankheiten und ist sozusagen das Gegenmodell zur Salutogenese, die sich mit der Entstehung von Gesundheit beschäftigt. Für Prof. Antonovsky hatten übrigens von Anfang an beide Modelle ihre Daseinsberechtigung. Die Pathogenese befasst sich darüber hinaus zusätzlich mit der Behandlung von Krankheiten. Das Ziel ist es, Krankheiten zu heilen oder Folgesymptome zu lindern. Dies kann beispielsweise durch eine Operation, eine Therapie oder die Einnahme von Medikamenten erfolgen. Der Fokus liegt auf dem bestehenden Krankheitszustand bzw. auf den hauptsächlich körperlichen Symptomen. Die psychisch-mentale Komponente spielt in der klassischen Schulmedizin eine eher untergeordnete Rolle. Und genau hier liegt der feine, aber wichtige Unterschied zur Salutogenese. Bei ihr geht es nicht um die Beseitigung von Krankheiten, sondern vielmehr um die Entwicklung von Gesundheit. Was auf den ersten Blick beinahe gleich klingt, weist bei näherer Betrachtung elementare Unterschiede auf: Bei der Salutogenese steht die psychisch-mentale Komponente im Vordergrund, an erster Stelle stehen Stressvermeidung und Stressbewältigung. Deshalb ist das Salutogenese-Modell auch gleichzeitig ein Präventionsmodell, weil es gesunden Menschen hilft, gesund zu bleiben.

Wie steht es um die Allgemeingesundheit?

Eine repräsentative Umfrage aus dem Jahr 2023 zeigt eine Reihe besorgniserregender gesundheitlicher Entwicklungen in Deutschland. Die Deutschen sitzen von Jahr zu Jahr immer länger, weniger als vier von zehn der Befragten erreichen die kombinierten Bewegungsempfehlungen aus Ausdauer und Muskelaktivität und die Ergebnisse zum psychischen Wohlbefinden sind beunruhigend. Zu diesem Resultat kamen das Institut für Bewegungstherapie und bewegungsorientierte Prävention und Rehabilitation der Deutschen Sporthochschule Köln in Zusammenarbeit mit dem Institut für Sportwissenschaften der Julius-Maximilians-Universität Würzburg. Es wurden insgesamt 2800 Menschen im Rahmen von leitfaden- und computergestützten Telefoninterviews repräsentativ zu ihren Lebensgewohnheiten befragt. Diese Daten lassen sich erfahrungsgemäß auf den gesamten deutschsprachigen Raum anwenden.

Die statistische Ausgangslage in Sachen Gesundheit, Krankheit und Schlaf ist allerdings in Bezug auf die Weltbevölkerung noch besorgniserregender. Auch davon sind wir im deutschsprachigen Raum betroffen, denn speziell dort, wo die Wirtschaft floriert, sind die Daten sogar dramatisch schlecht. Die Ergebnisse der bisher größten und weltweit durchgeführten Studie* zum Gesundheitszustand der Weltbevölkerung (*Global Burden of Disease Study, 1993–2013*) hat nichts Gutes zutage gebracht: Aus medizinischer Sicht ist nur noch jeder 20. Mensch kerngesund! Das sind bescheidene und nur unglaubliche 5 Prozent in unserer Gesellschaft. In Wahrheit dürften es aktuell noch weniger sein, die tatsächlich »kerngesund« sind. Eine zusätzliche und weitere Verschlechterung haben die Jahre 2020–2023 gebracht, in denen wir mit der Corona-Pandemie und deren Folgen konfrontiert waren. Folglich leiden aus meiner Sicht aktuell mehr als 95 Prozent aller Menschen an einer oder mehreren Gesundheitsstörungen, Krankheiten, Verletzungen und Behinderungen. Ab dem 60. bis 65. Lebensjahr nimmt die sogenannte Komorbidität zu. Darunter versteht die Medizin eine oder mehrere Störungen oder Erkrankungen, die zu einer Grunderkrankung hinzukommen.

Im Teufelskreis des schlechten Schlafs

Aktuell geht die Wissenschaft davon aus, dass es etwa 30 000 verschiedene Krankheiten gibt, und ohne einen gesunden Schlaf ist Gesundheit mittel- und langfristig überhaupt nicht möglich. Dazu kommen noch etwa 20 000 verschiedene pharmazeutische Medikamente, von denen ein Großteil ebenfalls den Schlaf negativ beeinflussen kann. Selbst Schlafmedikamente können – längerfristig eingenommen – den Schlaf drastisch verschlechtern und dadurch sogar, wie Studien zeigen, das Leben verkürzen. Diese Probleme verschärfen die Situation mit dem chronischen Schlafdefizit, von dem ausnahmslos alle Menschen mit gestörtem Schlaf betroffen sind. Denn kranke, schmerzgeplagte, verletzte oder oft auch behinderte Menschen schlafen ein-

* (Disease, 2019)

deutig schlechter als gesunde und unversehrte. Damit schließt sich der Kreis, dass der Schlaf des modernen Menschen akut gefährdet ist und die meisten Menschen permanent Schlafschulden aufbauen. Dadurch werden bereits bestehende Schlafprobleme weiter verstärkt und es entsteht vielfach unbemerkt eines der größten Gesundheitsrisiken für den Zivilisationsmenschen. Eine Kombination aus gestörtem Schlaf, Schlafmangel, ungesunder Ernährung, zu wenig Bewegung, negativen Umwelteinflüssen und der übermäßige Konsum von Alkohol, Nikotin, Koffein und vielen anderen krank machenden Substanzen sind die Ursachen des gesundheitlichen Desasters. Und auch die bisherige Schlafkultur, vorrangig WIE wir schlafen, könnte sich zu einem verhängnisvollen Bumerang für unseren Schlaf und unsere Gesundheit entwickeln.

Die Suche nach Hilfe und Lösungen

Falls Sie schon länger spüren, dass Sie eigentlich schlecht schlafen, haben Sie wahrscheinlich schon einiges unternommen, um dies zu ändern. Sie waren vermutlich bei Ihrem Arzt, Psychologen oder Therapeuten, haben vielleicht bereits zahlreiche Bücher von Schlafexperten gelesen, Vorträge angehört oder im Internet gesurft. Wenn Sie sich mit Ihrer Schlaflosigkeit und Ihren Schlafproblemen an die Schul- oder Schlafmedizin gewandt haben oder bereits in einem Schlaflabor waren, hat man Ihnen eine Reihe von Gründen aufgezählt, warum Ihr Schlaf nicht funktioniert. Da und dort hat es Lösungen gegeben, doch das Endresultat war sehr wahrscheinlich für Sie – wie erfahrungsgemäß für viele Menschen – nicht zufriedenstellend. Die Allgemeinärzte sind maßlos überlastet und haben keine oder nur sehr wenig Zeit, sich tatsächlich mit Ihrem Schlaf und den damit verbundenen Problemen zu beschäftigen. Dazu kommt, dass Allgemeinärzte in der Regel kein allzu großes Fachwissen rund um den Schlaf haben können. Der Grund ist sehr einfach: In der medizinischen Ausbildung und in den Lehrplänen an den Universitäten ist das Thema »gesunder Schlaf« noch immer nicht wirklich vorhanden. Und die spezialisierten Schlafmediziner haben mit den unzähligen chronisch und krankhaft Schlaflosen alle Hände voll zu tun und die Schlaflabore sind maßlos überlastet. Wartezeiten von mehreren Monaten sind in der Zwischenzeit »normal«. Dazu kommt die nüchterne Erkenntnis, dass die Unfähigkeit, erholsam zu schlafen, bis heute nicht nur eines der größten Probleme, sondern auch eines der größten Rätsel in der modernen Medizin und Psychologie ist!

Deshalb benötigen die bisherigen Erkenntnisse der reinen Wissenschaft und Schlafmedizin einen wichtigen Zusatzfaktor, eine Art Katalysator, um überhaupt voll wirksam werden zu können. Sie werden rasch erkennen: Sobald aktuelles universitäres Wissen mit positiv orientierter Erfahrungswissenschaft wie etwa der Schlafpsychologie, der Schlafbiologie oder der Positiven Psychologie gepaart wird, wird plötzlich und überraschend aus 1 + 1 = 10. Dabei ist der eigentliche Potenzierer letztendlich Ihr gesunder Schlaf! Und genau davon sollen Sie künftig so viel wie möglich profitieren. Dabei ist eine weitere wichtige Zutat Voraussetzung, nämlich, dass Sie mindestens »ein Auge« gemeinsam mit mir für den Rest Ihres Lebens auf Ihren Schlaf werfen. Denn wenn der Schlaf tatsächlich der »Missing Link« in Ihrem Leben ist, dann sollten Sie ihm Ihre absolute Priorität schenken und die notwendigen Stellschrauben optimieren.

Warum die Salutogenese für Sie so wertvoll sein kann

Das Konzept der Salutogenese ermutigt Sie, sich Ihrer eigenen Ressourcen zur Stressbewältigung bewusster zu werden. Das gilt gleichermaßen für Ihre körperlichen wie auch psychisch-mentalen Ressourcen. Nochmals: Laut Prof. Aaron Antonovsky sind Krisen und Krankheiten aus Sicht der Salutogenese keine Katastrophen, sondern können in Wahrheit ein sehr wertvolles Training für die körperliche und geistige Abwehr sein. Manche Menschen verfügen von Natur aus über eine starke psychische Belastbarkeit, andere müssen sich diese Resilienz gezielt erarbeiten und antrainieren – eine Herausforderung, aber notwendig und durchaus möglich. Die eigentliche Kernaussage der Salutogenese lautet daher: Sie haben weitgehend die Kontrolle über Ihre eigene Gesundheit und Ihren Schlaf. Und genau darum geht es.

Wichtige Grundlagen

Es gibt einige aus meiner Sicht einfache »Zutaten«, die Sie benötigen. An vorderster Stelle stehen – das wird Sie vielleicht überraschen – vor allem gute soziale Kontakte. Dies ist heute in der Gesundheitsforschung unumstritten: Eine funktionierende Familie, die Pflege von Beziehungen, Freundinnen und Freunde, Arbeits- und Sportkollegen sind für Ihre Gesundheit und Ihren Schlaf ein wichtiges und starkes Fundament. Wenn Sie noch zusätzlich eine gute Bildung sowie einen hohen Lebensstandard anstreben oder schon innehaben, dann haben Sie die allerbesten Voraussetzungen für ein gesundes Leben geschaffen. Des Weiteren spielen ein positives Selbstbild sowie Selbstreflexion eine vorrangige Rolle. Das Konzept der Salutogenese besagt nämlich, dass man geistig-mental mit sich selbst im Reinen sein muss, um gesund zu bleiben. Das trifft übrigens ebenfalls auf den gesunden Schlaf zu.

Salutogenese und äußere Faktoren

Die zentrale Aussage und Annahme der Salutogenese, dass Sie selbst die Kontrolle über Ihre Gesundheit und folglich auch über Ihren Schlaf haben, legt im ersten Moment nahe, dass äußere, nicht beeinflussbare Faktoren außen vor bleiben können. Dies ist jedoch definitiv nicht der Fall, im Gegenteil sind diese Faktoren heute relevanter denn je. Die Salutogenese benennt Störfaktoren, die von mir gezielt auf den Schlaf erweitert wurden. Nachfolgend einige gesundheitsgefährdende Einflussfaktoren, die auch Ihre Gesundheit und Ihren Schlaf betreffen können:

- Chemische Faktoren, z. B. Toxine in Lebensmitteln, Wasser, Getränken, Medikamenten etc.
- Biologische Faktoren wie Pilze, Viren und Bakterien, Keime etc.
- Psychosoziale Faktoren, z. B. Einsamkeit, Leistungsdruck, Finanzprobleme etc.
- Einflussfaktoren in Wohnhäusern, Wohnungen, Bürogebäuden wie z. B. Luftschadstoffe durch Bau- und Einrichtungsmaterialien, Lärm, Feinstaub, Lichtverschmutzung, elektromagnetische Strahlung/elektromagnetische Felder (EMF), Klimaanlagen, Heizung, Klima und Wetter etc.

- Umweltfaktoren im Freien wie z. B. Lärm, Abgase, Chemie, Radioaktivität, Feinstaub, Schwermetalle etc.
- Umgang mit Technik wie z. B. PC, Smartphone, TV etc.
- Daueraufenthaltsplatz/Arbeitsplatz wie Maschinen, Auto, LKW etc.
- Natur-Mangel-Syndrome wie z. B. zu wenig Sonne, Tageslicht, Gravitation, Erdmagnetfeld, freie Elektronen etc.

Da wir uns den Großteil der Zeit in Gebäuden aufhalten, dort leben, schlafen und arbeiten, haben diese Einflüsse in der Entstehung von körperlich-psychischen Problemen und Krankheiten einen sehr hohen Stellenwert. Wo nicht nach den Richtlinien der Bau- und Elektrobiologie gebaut wurde und das Trio Schlafraum-Schlafplatz-Bettsystem nicht konsequent schlafbiologischen Kriterien entspricht, ist mit starken und unterschiedlichen Belastungen für Körper, Seele und Geist zu rechnen. Wir sind also heute alle mehr oder weniger zahlreichen schädlichen Einflüssen ausgesetzt, die wir insbesondere am Schlafplatz gezielt vermeiden, beseitigen oder ausgleichen sollten. Trotz alledem werden manche Menschen kaum krank, während andere schon bei der kleinsten Konfrontation mit Schlafstörungen, Erschöpfung, Schmerz und Krankheitssymptomen reagieren. Dabei spielt der Faktor Einwirkzeit eine Rolle. Bei allen Bemühungen bleibt am Ende erfahrungsgemäß immer noch der eine oder andere Störfaktor übrig. Genau aus diesem Grund ist Ihr Umgang mit diesen beinahe unvermeidlichen Restbelastungen und Stressoren entscheidend, womit wir wieder beim Thema Resilienz angelangt wären.

Die wichtigsten Säulen der Salutogenese

Das Modell der Salutogenese basiert auf der Annahme, dass es einen fließenden Übergang zwischen Krankheit und Gesundheit gibt. Also ist weder die Gesundheit noch die Krankheit ein »Zustand«, sondern beides sind »fließende Prozesse«. Im Lauf unseres Lebens kann es deshalb zu Veränderungen kommen: Mal überwiegt mehr die Gesundheit und in anderen Perioden die Krankheit. Das Ziel ist in jedem Fall, dass Sie in Ihrem Leben immer deutlich mehr im Bereich Gesundheit und gesunder Schlaf unterwegs sind.

Nachfolgend skizziere ich Ihnen die fünf wichtigsten Säulen der Salutogenese, die Sie unbedingt kennen sollten.

1. Schlafen

Den Schlaf habe ich bewusst an die erste Stelle gesetzt, denn er ist aus wissenschaftlicher Sicht der wichtigste Einzelfaktor für unsere körperlich-seelisch-geistige Gesundheit. Über 90 Prozent Ihrer Gesundheit sind vom Schlaf abhängig. Deshalb sollte der Schlaf ab sofort in Ihrem Leben ganz klar an der ersten Stelle stehen! Es gibt ganz bestimmte elementare und variable Schlüsselfaktoren und »Muss-Kriterien«, damit er eine hohe biologische Wertigkeit erreichen kann.

2. Bewegung und Gravitation

»Ein rollender Stein setzt kein Moos an«. Diese wissenschaftlich fundierte Lebensweisheit sagt eigentlich alles. Um Ihre Gesundheit zu erhalten oder wiederzuerlangen, sollten Sie sich regelmäßig bewegen und Sport treiben. Setzen Sie sich am besten ein tägliches Schrittziel. Bereits 3000 Schritte pro Tag bringen für Ihre Gesundheit Pluspunkte. Mit der Zeit sollten Sie dies auf etwa 6500 Schritte täglich steigern. Alternativ können Sie eine Sportart wählen, die Ihnen Spaß macht und die Sie regelmäßig ausüben. Wichtig ist auch regelmäßiges Muskeltraining, denn heute wissen wir, dass eine ausreichende und gestärkte Muskulatur sich auf den allgemeinen Gesundheits- und Fitnesszustand positiv auswirkt und Sie auch besser schlafen lässt.

Hier ergänze ich die positiven Einflüsse wie jene der Schwerkraft (Gravitation). Dabei ist wichtig zu verstehen, dass wir Bewegungen bevorzugen, die viel Schwerkraft in unseren Körper bringen. Die Schwerkraft wird in Metern pro Sekunde zum Quadrat gemessen, also in m/s^2. 1 G ist die Beschleunigung, die wir durch die Schwerkraft spüren. Dieser Andruck sorgt dafür, dass unsere Füße fest auf dem Boden bleiben, und wenn wir aufrecht stehen, dann entspricht dies 1 G. Wie erwähnt, haben wir durch zu vieles Sitzen und vor allem durch das flache, mehrstündige Schlafen einen Mangel an Gravitation entwickelt, den wir durch Bewegung allein nicht ausgleichen können. Wir benötigen also Bewegungen, die uns »viel G« bringen. Beim Sitzen ist die Gravitationswirkung nur noch 0,3 G, sobald Sie flach liegen oder schlafen, sind Sie in einer Mikro-Gravitation, also in einer Art Schwerelosigkeit. Dies wirkt sich negativ auf Ihre Gesundheit, Vitalität und die allgemeine Lebensenergie aus. Deshalb ist es vorteilhaft, Bewegungen oder Sportarten auszuüben, die viel Gravitation in Ihren Körper induzieren.

Ein ähnliches Defizit haben wir mit der »natürlichen Elektrizität«, welche wir durch Barfußgehen oder die biotechnische Ganzkörper-Erdung ausgleichen sollten.

Gravitations-Tipps

Dadurch, dass wir die meiste Zeit in Gebäuden verbringen, Schuhe tragen und nur noch ganz selten barfuß unterwegs sind, haben wir auch einen Mangel an freien Elektronen. Diese wären für die Erhaltung wie auch zur Wiedererlangung der Gesundheit sehr wichtig. Nachfolgend einige konkrete, einfach umsetzbare Vorschläge:

a. Wenn Sie viel sitzen müssen, stehen Sie alle 20 bis 30 Minuten auf, bleiben ein bis zwei Minuten gerade stehen (= 1 G), Sie können sich auch bewegen, wichtig ist die aufrechte Haltung. Falls Sie Lust haben, können Sie auch hüpfen, dadurch erhöhen Sie den Einfluss der Gravitation.
b. Verwenden Sie ab sofort ein Mini-Trampolin. Bereits mit fünf bis zehn Minuten Trampolinhüpfen optimieren Sie Ihre Gravitations-Balance. Sie können je nach Intensität bis zu 2 bis 3 G erreichen. Im Übrigen können Sie mit diesem Trainingsgerät alle Ihre 656 Muskeln aktivieren!
c. Stellen Sie Ihr Bett schräg oder verwenden Sie ein spezielles Schräg-Bett aus unserem ganzheitlichen Schlaf-Konzept. Damit aktivieren Sie für Ihren Körper wieder Gravitation auf Ihrer Liegefläche. Falls Sie mehr oder weniger gesund sind, sorgen Sie dafür, dass Ihr Kopf 10 Zentimeter höher liegt als Ihre Füße (= ca. 3,5 Grad Ganzkörper-Schräglage). Bei gesundheitlichen Beeinträchtigungen wie Herz-Kreislauf-Problemen, Verdauungsstörungen, Schlaf-

Apnoe etc. sollte der Kopf etwa 15 Zentimeter höher als die Füße positioniert sein (= ca. 5,5 Grad Ganzkörper-Schräglage).

d. Gehen Sie so oft wie möglich barfuß, verrichten Sie Gartenarbeit oder Holzarbeiten im Wald, halten Sie sich an Bäumen und Sträuchern fest – dies alles bringt Sie elektrisch mit der Erdoberfläche in Kontakt. Sie sind dann geerdet (Earthing), freie Elektronen fließen in Ihren Körper und lösen dort eine Reihe positiver biologischer Effekte aus.

Wenn Sie dies konsequent durchführen, werden Sie sich nicht nur besser fühlen, fitter sein, Ihre Gesundheit schützen – Sie werden auch rasch deutlich besser schlafen! Das spannende Thema der Ganzkörper-Schräglage im Schlaf werden wir noch ausführlich behandeln und vertiefen (siehe Kapitel »Flach schlafen – ein Risiko für Ihre Gesundheit?« auf Seite 122).

3. Ernährung

Schon Hippokrates sagte: »Eure Nahrungsmittel sollen eure Heilmittel sein und eure Heilmittel sollen eure Nahrungsmittel sein.« Für den griechischen Arzt war klar: Nur wer sich gesund ernährt, kann sich gesund erhalten. Daran hat sich bis heute nichts geändert. Heute wissen wir, dass unser Darm samt dem »Darm-Gehirn« nicht nur Einfluss auf die Gesundheit hat, sondern genauso auf unseren Schlaf. Ein potenzieller Schlafstörer ist vor allem der Industriezucker. Eine Studie mit Universitätsstudenten aus dem Jahre 2022 an der Imam Abdulrahman Bin Faisal University, Dammam, Saudi-Arabien, zeigte einen direkten Zusammenhang zwischen zugesetztem Zucker und Schlafqualität*. Die Studie kam zu dem Schluss, dass eine schlechte Schlafqualität signifikant mit einer höheren Aufnahme von zugesetztem Zucker zusammenhängt. Sie sehen auch hier wieder, dass jeder Faktor sich auf Ihren Schlaf auswirkt und es sinnvoll ist, den Zuckerkonsum zu reduzieren,

* (Clinical Nutrition Department, Imam Abdulrahman Bin Faisal University, Dammam, 2022)

zumal er frei ist von jeglichen Vitalstoffen und damit generell schädlich für unsere Gesundheit. Dasselbe gilt für die Zuckeraustauschstoffe und künstlichen Süßstoffe, also hochgradig verarbeitete Industrieprodukte, die frei von Vitalstoffen sind und ebenfalls den Schlaf stören können.

Ein weiterer wichtiger Punkt für die Gesundheit, den Schlaf und für Langlebigkeit: beim Essen den Magen nie ganz füllen. Studien mit 100-Jährigen haben gezeigt, dass sie sich bei Hauptmahlzeiten nie »den Bauch vollschlagen«, sondern den Magen immer zu etwa einem Drittel leer lassen!

Ganz wichtig: schlaffreundliches Abendessen

Mitentscheidend für die Qualität Ihres Schlafs und Ihrer nächtlichen Regeneration ist die letzte Mahlzeit, also Ihr Abendessen. Der gute, erholsame Nachtschlaf startet nach einem schlaffreundlich gestalteten Tag mit der Abendmahlzeit. Das ist auch symbolisch jener Akt, der den abgelaufenen Tag (Aktivität) von der kommenden Nacht (Passivität/Schlaf) trennt. Jetzt ist es wichtig, die Entspannungs- und Schlafregeln einzuhalten - es geht um die sogenannte Schlafhygiene. Dazu gibt es umfangreiche Erfahrungen aus der Schlafmedizin und Schlafpsychologie, denn der gute Schlaf ist auch von Ihrem Verhalten und Ihren Gewohnheiten abhängig. Gewöhnen Sie sich deshalb ein »schlaffreundliches Verhalten« an. So sollten Sie sich zum Beispiel schrittweise an eine regelmäßige Zubettgehzeit gewöhnen; den Startschuss für den allabendlichen Ablauf könnte das Abendessen darstellen.

Hier ist die Regel ganz einfach: Bevorzugen Sie eher leicht verdauliche Kost, auch der Mix der Lebensmittel ist für einen guten Schlaf wichtig. Entscheiden Sie sich bei den Kohlenhydraten für Nudeln, Vollkornreis, Kartoffeln oder Vollkornbrot. Die Kombination von Bewegung an der Sonne und Kohlenhydraten kurbelt die Serotoninproduktion (Glückshormon) an. Serotonin ist eine Vorläufersubstanz des Schlafhormons Melatonin. Mischen Sie die Kohlenhydrate mit tryptophanhaltigen Fleischprodukten von Huhn, Truthahn oder Fisch. Tryptophan ist eine Aminosäure (Eiweißbaustoff) und begünstigt wiederum die

Produktion des Schlafhormons Melatonin. Meiden Sie in jedem Fall zu fetthaltige und gesüßte Speisen. Wenn Sie Vegetarier sind, bleiben Sie bei den Kohlenhydraten und mischen Sie sie mit Milch- und Sojaprodukten. Das Abendessen sollte übrigens spätestens zwei bis drei Stunden vor dem tatsächlichen Zubettgehen erfolgen.

4. Emotionale Stabilität

Vermutlich wissen Sie es längst – Ihre Emotionen haben einen direkten Einfluss auf Ihren Gesundheitszustand. In unserer hektischen Gesellschaft stehen viele Menschen unter permanenter Anspannung, die sich massiv auf die Gesundheit auswirken kann. Fehlen die körperlichen und geistigen Erholungsphasen, können Gesundheitsstörungen entstehen. Es gibt zahlreiche Wege und Methoden, um innere Harmonie und Balance zu finden. Meine Tipps: Gehen Sie regelmäßig in die Natur und nutzen Sie die zahlreichen Vorteile eines Waldspaziergangs, gehen Sie barfuß oder erden Sie sich an Bäumen. Ebenso helfen gezielte Entspannungstechniken wie Autogenes Training, Yoga oder Meditation. Die regelmäßige Anwendung kann einen wertvollen Beitrag zur Gesundheit Ihres Körpers und Ihrer Psyche leisten. Und Sie werden einmal mehr besser schlafen!

5. Soziale Kontakte und Umfeld

Die Wissenschaft und die Corona-Pandemie haben es einmal mehr bestätigt: Einsamkeit macht krank. Aktuelle Studien belegen sogar, dass Menschen mit ausreichenden sozialen Kontakten seltener an bestimmten Krankheiten leiden*. Ein intaktes Sozialleben ist daher ein wichtiger Bestandteil der Salutogenese. Darüber hinaus ist die natürliche Interaktion mit unserer Umwelt und ihren Bedingungen in den letzten Jahrzehnten nach und nach verloren gegangen: Wir verbringen unsere Zeit in beheizten oder klimatisierten Räumen, benutzen für jeden kleinen Weg unser Auto oder nutzen einen Lift, anstatt Treppen zu steigen. Für die Entwicklung von Belastbar-

* (Johannes Pantel, 2021)

keit und körperlicher Robustheit sind wir jedoch auf natürliche Umwelteinflüsse und -reize angewiesen.

Salutogenese in Alltag und Beruf

Das Konzept der Salutogenese kann Ihnen dabei helfen, lange gesund und fit zu bleiben. Dazu ist es wichtig, dass Sie Ihre körperliche und geistige Gesundheit im Auge behalten. An dieser Stelle kommen wir auf die drei wesentlichen Komponenten der Salutogenese zurück, die wir eingangs erwähnt haben: Verständlichkeit, Beherrschbarkeit und Sinnhaftigkeit. Ignorieren Sie Ihre Probleme nicht, sondern gehen Sie gezielt mit ihnen um. Versuchen Sie im ersten Schritt, die Zusammenhänge zu verstehen: Warum geht es Ihnen gerade nicht gut? Welche Faktoren spielen eine Rolle? Machen Sie sich im nächsten Schritt Ihre persönlichen Ressourcen bewusst: Wie können Sie der aktuellen Herausforderung – sei es körperlich oder geistig – konstruktiv begegnen? In diesem Zusammenhang ist der Schlaf essenziell. Je schlechter Sie schlafen, desto gravierender wirken sich Probleme aus. Umgekehrt gilt: Sobald Sie besser schlafen, können Sie mit Herausforderungen viel besser umgehen, Ihre Resilienz verbessert sich automatisch!

Das Modell der Salutogenese ist auf jeden Lebensbereich anwendbar, auch in Ihrem Berufs- und Arbeitsleben. Gerade dort sind Stressprävention und Stressbewältigung wichtig. Immer mehr Menschen entwickeln in ihrem beruflichen Umfeld ein Burn-out-Syndrom, leiden an psychischen Störungen bis hin zu Depressionen. Das Prinzip der Salutogenese sensibilisiert Sie für Ihre ganz persönlichen Bedürfnisse und hilft Ihnen, auch in beruflichen Krisensituationen Ruhe zu bewahren. Grundlage ist auch hier das Kohärenzgefühl, das sich aus den drei oben erläuterten Komponenten zusammensetzt. Wer in kritischen Situationen ruhig bleibt und dadurch seltener erkrankt, hat bessere Chancen, die Karriereleiter zu erklimmen. Im beruflichen Umfeld steht jedoch nicht nur der einzelne Mitarbeiter im Vordergrund, sondern auch eine funktionierende Teamarbeit. Da jeder Mensch über ein unterschiedliches Maß an Resilienz verfügt, beschäftigen sich die Unternehmen vermehrt mit Coaching-Programmen, welche die Grundlagen der Salutogenese berücksichtigen.

Wie Sie die Welt sehen - Ihr Mindset

Eine wichtige Quelle Ihrer Gesundheit hängt mit der Art und Weise zusammen, wie wir die Welt sehen (Mindset). Eine einseitig materialistische Weltanschauung, die glaubt, dass die Menschheit durch Zufall entstanden sei und die Evolution der Erde mit einem Hitzetod enden werde, fördert weder die Gesundheit noch den Schlaf. Im Gegenteil, eine solche Sichtweise fördert die Angst in uns und blockiert dadurch das so wichtige Kohärenzgefühl.

Die laufende Stabilisierung und Orientierung von Körper, Seele und Geist ist ebenfalls eine wichtige Aufgabe des Schlafprozesses. Erst dadurch können wir ein geistliches Menschen- und Weltbild entwickeln. Dies wiederum basiert auf unserem »menschlichen Denken«; im Grunde genommen eine spirituelle Fähigkeit, die jeder von uns besitzt, nämlich sich selbst als ein übersinnliches, körperlich manifestiertes spirituelles Wesen zu erleben und zu begreifen. Einem solchen Mindset erschließt sich eine nie versiegende Quelle der Gesundheit und ist damit eine gute Basis, gesund und erholsam zu schlafen.

Ihr Mindset ist Ihr stetiger Begleiter. Betrachten Sie Krisen als Herausforderungen, an denen Sie wachsen können; diese Sichtweise hilft Ihnen in jedem Fall, Krankheiten vorzubeugen oder deren Verlauf positiv zu beeinflussen. Zusammengefasst verhilft Ihnen die Salutogenese zu mehr Achtsamkeit, Lebensfreude und Gelassenheit im Alltag.

Ändern Sie Ihre Einstellung zum Schlaf

Wenn Sie darüber nachgrübeln, wie Sie in den vergangenen Wochen oder letzte Nacht geschlafen haben, kann das alles noch schlimmer machen, denn Ihre Schlafqualität hängt zu einem beträchtlichen Anteil von Ihrer individuellen Wahrnehmung ab. Wer schlecht schläft, achtet automatisch auf alle Symptome und Anzeichen eines schlechten Schlafs. Es kann wie vieles andere im Leben eine echte Herausforderung sein, einen »schlechten Schlaf« einfach zu vergessen, aber Sie sollten es trotzdem versuchen. Falls Sie derzeit wirklich nicht so gut schlafen, versuchen Sie, sich so gut wie möglich davon gedanklich zu trennen, lenken Sie sich ab. Sie können dies deshalb mit gutem

Gewissen tun, weil dahinter die Absicht steckt, Ihren Schlaf künftig verbessern zu wollen. Wenn Sie mithilfe dieses Buchs Schritt für Schritt verstehen, wie Schlaf allgemein und vor allem Ihr Schlaf funktioniert, werden Sie zahlreiche Lichtblicke wahrnehmen, wie Sie Ihren Schlaf in eine ganz neue und positive Richtung bringen können. Lassen Sie sich also ab sofort nicht zu sehr von der Tatsache aufregen, dass Sie nicht gut eingeschlafen oder ein paar Mal in der Nacht aufgewacht sind.

Von der Salutogenese zur Positiven Psychologie

Als weiteres Lebens-, Wohlfühl- und Glücksmodell möchte ich Ihnen das hochinteressante Feld der Positiven Psychologie vorstellen. Sie wurde in den letzten zwei Jahrzehnten auf viele Arten und mit vielen Worten beschrieben. Eine zwischenzeitlich allgemein akzeptierte Definition lautet: »Positive Psychologie ist die wissenschaftliche Untersuchung dessen, was das Leben am lebenswertesten macht.« (Peterson, 2008) Positive Psychologie* ist also ein wissenschaftlicher Ansatz zur Untersuchung menschlicher Gedanken, Gefühle und Verhaltensweisen mit einem klaren Fokus auf die Stärken statt auf die Schwächen eines Menschen. Es geht darum, das Positive und Gute im Leben in den Vordergrund zu stellen.

Der Fokus der Positiven Psychologie

Die Positive Psychologie konzentriert sich auf die positiven Ereignisse und Einflüsse in unserem Leben, wie zum Beispiel:

- Positive Erfahrungen wie Glück, Freude, Inspiration und Liebe.
- Positive Zustände und Eigenschaften wie Dankbarkeit, Belastbarkeit und Mitgefühl.
- Positiv orientierte Institutionen, welche die positiven Prinzipien innerhalb ganzer Organisationen und Institutionen anwenden.

---

* (Inntal Institut, Claus & Daniela Blickhan, 2015)

Zusammengefasst beschäftigt sich die Positive Psychologie als wissenschaftliches Fachgebiet vorrangig damit, über Themen wie Charakterstärken, Optimismus, Lebenszufriedenheit, Glück, Wohlbefinden, Dankbarkeit, Mitgefühl (auch Selbstmitgefühl), Selbstwertgefühl und Selbstvertrauen, Hoffnung usw. zu forschen. Als Ziel sollen die Menschen mit den Ergebnissen der Forschung unterstützt werden, um sich besser persönlich entfalten zu können, glücklicher und zufriedener zu sein und um das bestmögliche Leben zu führen. Das ist doch auch das, was Sie sich sicherlich wünschen!

Die Entstehung der Positiven Psychologie

Die Forschungen von Prof. Martin Seligman, Begründer der Positiven Psychologie, begannen in den 1960er- und 1970er-Jahren, also zur gleichen Zeit wie die von Aaron Antonovsky mit der Salutogenese. Damals legte Seligman den Grundstein für die in der Psychologie bekannte Theorie der »erlernten Hilflosigkeit«. Diese durch jahrzehntelange Forschung untermauerte Theorie erklärt, wie Menschen und sogar Tiere lernen können, im wahrsten Sinne des Wortes »hilflos zu werden«. Gleichzeitig entwickeln Betroffene das Gefühl, dass sie die Kontrolle darüber verlieren, was mit ihnen passiert. Seligman brachte dieses Phänomen mit Depressionen in Verbindung und lieferte neue Ansätze und Anregungen, Menschen mit Depressionen zu behandeln, oder noch besser – wie man Depressionen vermeiden kann.

Prof. Seligman war zunehmend frustriert über den allzu engen Fokus der allgemeinen Psychologie auf das Negative, wobei die Themen Wohlbefinden, Glück, Stärken und außergewöhnliche Fähigkeiten viel zu kurz kamen. Er widmete sich der Resilienz und dem erlernbaren Optimismus, entwickelte Programme für Kinder und Erwachsene und schlug ein neues Teilgebiet der Psychologie vor, dessen Schwerpunkt im lebensbejahenden Bereich liegt. Das dazugehörige Konzept dieses neuen Wissenschaftsfeldes der Positiven Psychologie wurde im Jahr 2000 von Prof. Seligman und dem »Gründervater« des Flow, Prof. Mihaly Csikszentmihalyi, veröffentlicht und wird seither in Coaching-Programmen, im Unterricht, am Arbeitsplatz oder im Privatbereich mit viel Erfolg eingesetzt.

Vorteile der Positiven Psychologie

Aus meiner Sicht besteht der größte potenzielle Nutzen der Positiven Psychologie für Sie darin, dass Sie die Fähigkeit erlangen, die eigene Perspektive zu ändern. Forschungen und Erfahrungen zeigen, dass bereits eine relativ kleine Änderung der eigenen Perspektive zu erstaunlichen Veränderungen des Wohlbefindens und der Lebensqualität führen kann. Das ist eine weitere wertvolle Unterstützung auf Ihrem Weg zu einem besseren Schlaf.

Nutzen Sie die Kraft des Perspektivenwechsels

Jede der hier genannten Erkenntnisse gibt Ihnen eine konkrete Idee zur Verbesserung Ihrer eigenen Lebensqualität.

- Die Menschen überschätzen im Allgemeinen den Einfluss von Geld auf ihr Glück. Geld hat zwar einen gewissen Einfluss, aber bei Weitem nicht so viel, wie Sie vielleicht denken. Wenn Sie sich also weniger auf das Erreichen von Wohlstand konzentrieren, werden Sie wahrscheinlich glücklicher.
- Das Ausgeben von Geld für Freizeitaktivitäten und Abenteuer steigert das Glück stärker als das Ausgeben von Geld für materielle Besitztümer.
- Dankbarkeit trägt wesentlich zum Glück im Leben bei, was darauf hindeutet, dass wir umso glücklicher sein werden, je mehr wir Dankbarkeit kultivieren.
- Oxytocin (das »Kuschelhormon«) kann bei Menschen mehr Vertrauen, Empathie und Moral hervorrufen, was bedeutet, dass Umarmungen oder andere Zeichen körperlicher Zuneigung, bei denen dieses Hormon ausgeschüttet wird, Ihr allgemeines Wohlbefinden erheblich steigern können.
- Diejenigen, die absichtlich eine positive Stimmung kultivieren, um der äußeren Emotion zu entsprechen, die sie zeigen müssen (z. B. bei emotionaler Arbeit), profitieren davon, dass sie die positive Stimmung authentischer erleben.

- Glück ist ansteckend. Wer glückliche Freunde und weitere Bezugspersonen hat, wird in Zukunft eher glücklich sein.
- Menschen, die sich anderen gegenüber freundlich verhalten, steigern nicht nur ihr Wohlbefinden, sie werden auch von Gleichaltrigen mehr akzeptiert.
- Wenn Sie sich ehrenamtlich für eine Sache engagieren, an die Sie glauben, verbessern sich Ihr Wohlbefinden und Ihre Lebenszufriedenheit und das kann sogar die Symptome einer Depression lindern.
- Geld für andere Menschen auszugeben, führt zu größerem Glück für den Spender.

Einer der gravierenden Vorteile einer positiven psychologischen Einstellung ist Ihr persönlicher Erfolg. Es ist nicht so, dass uns der Erfolg per se glücklich macht, sondern glückliche Menschen sind in jedem Fall auch erfolgreicher bzw. Glück erhöht generell Ihre Erfolgschancen.

Wie bei allen erfolgreichen Absichten im Leben, gehört auch hier eine gewisse Neigung dazu. Damit will ich sagen, dass das alleinige Vermeiden von negativen Emotionen Ihnen nicht zu Erfolgen verhelfen wird. Menschen, die nicht von Natur aus einen gewissen Optimismus haben, dazu zu zwingen, »einfach positiv zu denken«, ist problematisch. Unrealistischer, »unechter Optimismus« ist genauso schädlich wie starker Pessimismus.

Die Positive Psychologie und die zahlreichen Möglichkeiten der Umsetzung können Ihnen als sehr gutes und erstrebenswertes Lebensmodell dienen. Sie bekommen dadurch eine klar definierte Vorstellung davon, was »ein gutes Leben« überhaupt ausmacht und ist. Und genau dieses »gute Leben« zu bekommen und zu genießen ist eine der wichtigsten Voraussetzungen für einen gesunden, harmonischen Schlaf!

Die Erkenntnisse der Positiven Psychologie

Die wissenschaftlichen Erkenntnisse der Positiven Psychologie der letzten Jahre lassen sich so zusammenfassen:

- Glück ist eine der Ursachen für die guten Ereignisse in Ihrem Leben und fördert auch gleichzeitig mehr Glück.

- Glück, Charakterstärke und gute soziale Beziehungen wirken als »Puffer« gegen Enttäuschungen und Rückschläge im Leben.
- Krisen und wie man mit ihnen umgeht und sie bewältigt, offenbaren den Charakter von Menschen.
- Andere Menschen sind wichtig, vor allem im Hinblick darauf, was das Leben tatsächlich lebenswert macht.
- Religion und Spiritualität sind für ein glückliches Leben ebenfalls wichtig.
- Sinnerfüllte Arbeit ist ein Schlüsselfaktor, um das Leben lebenswert zu machen. Menschen, die sich engagieren und daraus einen Sinn ziehen können, fühlen sich eindeutig glücklicher.
- Ab einem bestimmten Punkt hat Geld einen geringeren Einfluss auf unser Glück, aber wir können uns etwas Glück erkaufen, indem wir z. B. Geld für andere Menschen ausgeben.
- Der griechische Begriff »Eudaimonia« bedeutet »glücklicher Zustand des Menschen« und ist für ein gutes Leben wichtiger als Hedonismus, also der alleinige Fokus auf Vergnügen und positive Emotionen.
- Das »Herz« ist wichtiger als der »Kopf«, was bedeutet, dass Dinge wie Empathie und Mitgefühl genauso wichtig sind wie kritisches Denken.
- Fast alle guten Tage haben drei Dinge gemeinsam: ein Gefühl der Autonomie, Kompetenz und Verbundenheit mit anderen.
- Das gute, glückliche Leben kann man lernen!

Ausgeglichenheit als Schlüssel

Das wahre Geheimnis eines glücklichen Lebens ist die Balance von erlebtem Glücklichsein und innerlich spürbarer Gelassenheit. Dabei liebt unsere »hedonistische Seite« die Schönheiten und die freudvollen Momente im Alltag unseres Lebens. Das spirituelle Verständnis und ebensolche Erlebnisse und Berührungen vermittelt uns die »eudaimonische Seite«. Dabei ist die Wahrnehmung unseres Seins im Gegenwartsmoment, also unser Leben im Jetzt, für unser Glück sehr wertvoll. »Viele Menschen versäumen das kleine Glück, während sie auf das Große vergeblich warten!« (Pearl S. Buck, Schriftstellerin 1892–1973)

Psychisches Wohlbefinden fördert Ihren Schlaf

Warum ich Ihnen dies alles zur Positiven Psychologie erzähle? Weil es genau die Anwendungen aus der Mischung der Salutogenese und der Positiven Psychologie sind, die nicht nur Ihr Leben, Ihr Wohlbefinden und Ihre Gesundheit positiv beeinflussen, sondern auch Ihren Schlaf. In einer Studie wollten die Forscher herausfinden, ob positive Gefühle und Lebensziele unabhängig von möglichen Gesundheitsproblemen und sozialem Status mit gutem Schlaf verbunden sind. Dabei zeigte sich, dass negative psychosoziale Faktoren wie finanzielle Belastungen, soziale Isolation, geringe emotionale Unterstützung etc. sowie soziale Konflikte oder generelle psychische Belastungen in einem direkten Zusammenhang mit Schlafproblemen stehen. Umgekehrt konnten die Forscher herausfinden, dass positive Emotionen und psychisches Wohlbefinden wiederum direkt mit gutem Schlaf verbunden sind. Und dadurch lassen sich sogar die negativen Auswirkungen von psychosozialen Risikofaktoren abfedern.

Kapitel 3

Wie gesunder, Bioenergetischer Schlaf® entsteht

Wo schlafen Sie lieber - in der Chemiefabrik oder im Wald?

Meine jahrzehntelangen Forschungen und Erfahrungen haben zu den zwischenzeitlich auch schlafmedizinisch akzeptierten »Muss-Kriterien« für gesunden, erholsamen und Bioenergetischen Schlaf® geführt. Die einzelnen Schlüsselfaktoren helfen Ihnen dabei, Ihre derzeitige persönliche Schlafsituation zu überprüfen und gegebenenfalls zu optimieren. Die Wechselwirkungen von Gebäuden, Räumen, Materialien, Luftqualität etc. sind auf den Schlaf in den meisten Fällen viel größer als dies Schlafgeplagte bewusst wahrnehmen. Die handelsüblichen Matratzen und Schlafsysteme samt den Bettwaren bestehen größtenteils aus synthetischen Materialien und sind industriell gefertigt. Dies führt durch »Ausgasungen« zu Belastungen an Ihrem Schlafplatz und kann Ihren Schlaf zusätzlich stören. Wenn Sie sich selber fragen: »Wo schlafe ich lieber – im Wald oder in der Chemiefabrik?«, kann die logische und ehrliche Antwort eigentlich nur lauten: »Im Wald!«

Wie sollte ein Bettsystem gebaut sein?

Das wichtigste Möbelstück in Haus und Wohnung ist aus schlafbiologischer Sicht ohne Zweifel Ihr Bett. Bei der Frage, wie gesunder Bioenergetischer Schlaf® entsteht, war das Zusammenspiel zwischen Schlafraum-Schlafplatz-Bettsystem mein zentraler Forschungsfokus. Der Mensch verbringt etwa 120 volle Tage des Jahres nur mit Schlaf, deshalb drängt es sich geradezu auf, dass das Bettsystem den größten direkten Einfluss auf den Schlafprozess hat. Das Ziel, einen Bioenergetischen Schlaf® zu erreichen, um damit die höchstmögliche Schlaf- und Regenerationsqualität umzusetzen, war nur über ein entsprechendes Bettsystem möglich. Doch wie muss ein solches Bettsystem gebaut sein? Am Ende aller Überlegungen, Messungen und Experimente war die Antwort einfach und klar: Es muss gebaut sein wie der Mensch. Ein auf den Schlaf des Menschen abgestimmtes Bettsystem hat als Kennzeichen einen systematischen Schichtenaufbau, ähnlich wie der Körper des Menschen. Zudem sollte es gewichtsunabhängig und damit unabhängig von Körpergewicht, Körpergröße und Körperform funktionieren. Außerdem sollte das Bettsystem unbedingt den anatomisch-orthopädischen Anforderungen an das gesunde Liegen und Schlafen entsprechen.

Das Entscheidende befindet sich unter der Matratze

Es stellte sich für mich sehr bald heraus, dass die Matratze bei all diesen Herausforderungen keinesfalls der wichtigste Teil eines menschengerechten Bettsystems sein konnte. Um sowohl die Gewichtsunabhängigkeit wie auch die orthopädische Optimierung des Liegens und Schlafens zu gewährleisten, war der Unterbau, also der Teil unter der Matratze, das Wichtigste. Die bisherige Technologie des damals starren Lattenrosts musste revolutioniert werden.

Der angepeilte Schichtenaufbau sollte in Bezug auf den Körper sowohl für dessen Halt, Stützung und Entlastung sorgen und zudem beweglich sein wie die Wirbelsäule selbst. Das war nach monatelangen Versuchen die Geburt des bis heute einzigartigen, doppelseitigen, freischwingenden und hochflexiblen Lamellenrosts. »Freischwingend« bedeutet, dass er sich der Matratze oder dem Schlafsystem anpassen muss, wobei er ausschließlich auf zwei seitlichen Auflageleisten liegt, also keinen fixierten Unterbau aufweist.

Damit war gleichzeitig die wichtigste orthopädische Grundlage geschaffen, nämlich, dass sich das Bettsystem dem Körper anpasst. Rasch zeichnete sich durch diese Konstruktion ab, dass der doppelseitige und freischwingende Lamellenrost bei größeren Körperbewegungen für eine zeitverzugslose Anpassung an die Körperformen sorgte. Durch die hohe Anzahl der hochflexiblen Eschenholzlamellen, die auf elastischen Kautschuk-Elementen gelagert sind, entsteht unter Wechselwirkung der unteren Lamellenreihe mit der oberen Lamellenreihe eine energetische Interaktion mit dem

Körper. Dadurch ist auch bei größeren Körperverlagerungen – von der Seite auf den Rücken und umgekehrt – nur ein ganz geringer Energieaufwand des oder der Schlafenden notwendig. Allein diese Tatsache wirkt sich sehr positiv auf die Schlafqualität aus, da unnötige Weckreflexe verhindert werden.

Die Breite der Vollholz-Eschenlamellen entspricht ungefähr der Breite eines Wirbelkörpers beim Menschen, der Abstand zwischen zwei Lamellen ungefähr der Dicke einer Bandscheibe.

Die Schichten auf dem Unterbau

Da der Lamellenrost und nicht die Matratze für Halt, Stützung, Entlastung und Beweglichkeit der Wirbelsäule zuständig ist, benötigt man jetzt nur noch eine dünne, 7,5 Zentimeter dicke Naturkautschukmatratze, die auf den hochflexiblen und freischwingenden Lamellenrost gelegt wird. Diese entspricht dem Muskel- und Bindegewebe des menschlichen Körpers und ist für die Druckentlastung, den Liegekomfort und vor allem für die optimale Durchblutung des Körpers in den kleinsten Blutgefäßen zuständig (Mikrozirkulation). Auf die Naturkautschukmatratze kommt die Schlaf- und Erdungsauflage, die für die Harmonisierung und Stärkung der körpereigenen Elektrizität zuständig ist. Diese Erdungsauflage schützt Körper, Gehirn und Nervensystem vor den negativen Einflüssen von elektromagnetischen Feldern (EMF) an Ihrem Schlafplatz. Zudem sorgt die Schlaf- und Erdungsauflage für bis zu 40 biologisch wertvolle Effekte während des Schlafs, die ich in einem späteren Kapitel noch genauer erläutere (siehe Seite 204).

Die beiden nächsten Schichten, nämlich einmal die Schafschurwollauflage, die auf die Erdungsauflage gelegt wird, und zum anderen die Schafschurwollzudecke, entsprechen Ihrer Haut. Diese Schichten sind zuständig für die Regulierung Ihrer Körperwärme und Körperfeuchtigkeit. Die unbehandelte und handwerklich verarbeitete Schafschurwolle nimmt die Körperfeuchtigkeit auf, die Sie im Schlaf verlieren, und sorgt für ein trocken-warmes Bettklima. Zudem ist sie in der Lage, die mit dem Schweiß ausgeschiedenen Giftstoffe zu neutralisieren und in unschädliche Salze zu verwandeln. Außerdem wirken die verwendeten Schafschurwollprodukte wie eine Filteranlage für Ihre Atemluft, indem sie luftlösliche Ausdünstungen von Bau- und Einrichtungsmaterialien, wie Formaldehyd, unschädlich machen. Diese werden von der Schafschurwolle umgewandelt in Formalin gebunden, das in der Schafschurwolle verbleibt und für Sie vollkommen unbedenklich ist.

Schlussendlich gibt es noch – zur Auswahl stehen 25 Modelle – ein anatomisch-orthopädisches Kopfkissen, das für die richtige Lagerung Ihres Kopfes und Ihrer Halswirbelsäule sorgt. Damit ist der Schichtenaufbau des Bettsystems komplett.

Jede einzelne der genannten Schichten hat eine eigene Funktion und alle Schichten arbeiten untereinander interaktiv mit dem Schläfer. Das sind aus meiner Sicht unverzichtbare Voraussetzungen für einen Bioenergetischen Schlaf®. Daher zähle ich sie auch zu den »Muss-Kriterien«, um entspannt einzuschlafen, qualitativ hochwertig durchzuschlafen und erholt aufzuwachen.

Dieses Zusammenwirken von Konstruktion, natürlichen Materialien, Funktion und dem Körper entsprechenden Schichten ist seit 35 Jahren das Geheimnis des Schlaf-Gesund-Konzeptes (SAMINA).

Ihr persönlicher Schlafstatus

Ohne die richtigen und vor allem hilfreichen Antworten und notwendigen Maßnahmen wach im Bett zu liegen, kann bei Ihnen noch mehr Unsicherheit und Angst auslösen und das Ein- oder Durchschlafen weiter erschweren. Manchmal genügt für Menschen mit einem schlechten Schlaf bereits eine passende Antwort auf eine offene Frage, die nach dem Minimum- und Maximum-Gesetz (siehe Ihre Schlaf-Engpass-Strategie, Seite 22) jeweils den größten Engpass für einen besseren Schlaf beseitigt. Den Schlaf und seine Störungs- und Verbesserungspotenziale kennen und verstehen zu lernen, kann durchaus vorteilhaft sein. Ein entscheidender Tipp von einem verlässlichen Schlaf-Experten genügt oft ebenfalls, um zumindest vorübergehend wieder besser schlafen zu können. Das ist psychologisch sehr wichtig, weil man dadurch erfährt, dass man das Potenzial für einen besseren Schlaf hat. Und dieses Potenzial hat jeder Mensch und ganz bestimmt auch Sie!

Es ist längst kein Geheimnis mehr – viele der meist selbst ernannten »Schlaf-Experten« und »Schlaf-Coaches« haben oft genug nicht die richtigen Antworten, weil es ihnen an Wissen und vor allem an praktischer Erfahrung fehlt. Manchmal kann es sogar noch schlimmer kommen, wenn fehlendes Fachwissen gepaart mit Fehlinformationen, Schlaf-Mythen und gutgemeinten Schlaf-Tipps nicht nur ins Leere geht, sondern den Schlaf weiter verschlechtert. Es ist deshalb notwendig, dass Sie zu den vielen offenen Fragen die richtigen Antworten bekommen. Unser gemeinsames Ziel bleibt der Bioenergetische Schlaf®, also die höchste Form körperlich-geistig-seelischer Regeneration durch Schlaf.

Ihr Hauptfeind heißt innerer und äußerer Stress

In der Schlafmedizin gibt es aktuell über 100 Formen von Schlafstörungen. Krankhafte und vor allem Schlafstörungen mit organischen Störungen gehören in die Hände von Schlafmedizinern und entsprechend ausgebildeten Ärzten, Psychologen und Therapeuten. Vorweg zu Ihrer Beruhigung – weit über 90 Prozent aller Schlafstörungen werden in letzter Konsequenz durch Stress in allen Variationen ausgelöst. Das Wort »Stress« hören wir permanent, und viele Menschen fragen sich berechtigterweise, was »Stress« überhaupt genau ist.

Als Stress im Sinne der Gesundheitspsychologie bezeichnet man eine körperliche und psychische Reaktion eines Menschen auf eine für nicht bewältigbar wahrgenommene Situation. Zu den häufigsten Stressreaktionen zählen Angst und Wut. So können auch Einflüsse und Umstände, die in Richtung Schlaf »zu viel« oder »zu wenig« sind, inneren Stress, Angst oder sogar Wut auslösen. Also ist der Stress in Wirklichkeit, zumindest zu Beginn, ein psychologisches Problem. Stress hat viel mit unserer Resilienz, unserer körperlichen und psychischen Widerstandsfähigkeit zu tun, was mit Ihrem Denken, Ihrem Selbstvertrauen und – wie sollte es anders sein – mit Ihrem Schlaf zusammenhängt. Erholte, ausgeschlafene Menschen sind eindeutig stressresistenter und haben viel öfter positive, hilfreiche Gedanken.

Es gibt auch eine unbewusste, nicht so einfach wahrnehmbare Form von Stress. Da geht es vor allem um den »äußeren Stress«, also den Umweltstress. Dieser belastet uns nicht nur tagsüber, sondern stört den Schlaf samt Gesundheit vor allem in der Nacht und an unseren Schlafplätzen. Betrachten wir hier einmal den »inneren, emotionalen Stress«.

Schlafstörende Stresshormone

Es ist für Sie sicher nachvollziehbar, dass jede Form von Stress zu einer Reaktion Ihrer Psyche und Ihres Körpers führt. Als eine der ersten Reaktionen kommt es zur Ausschüttung von Stresshormonen wie Cortisol, Adrenalin und Noradrenalin. Diese Stresshormone haben grundsätzlich wichtige und nützliche Funktionen, können aber vor allem vor dem Einschlafen zu den größten »Schlaf-Feinden« werden, denn ein »Zuviel« von ihnen am Abend vor dem Einschlafen blockiert das wichtige Schlaf-Regulations-Hormon Melatonin. Deshalb sind die Einschlaf- und Durchschlafstörung sowie das zu Frühe-Erwachen-Syndrom die häufigsten Schlafstörungsformen des modernen, gestressten Zivilisationsmenschen.

Dazu gibt es selbstverständlich unzählige mögliche weitere Faktoren für einen aus biologischer Sicht schlechten, gestörten oder zu kurzen Schlaf. Der sich etwa derart äußert, dass Sie in der Nacht im ersten Nachtdrittel zu wenig Tiefschlaf oder im zweiten und dritten Nachtdrittel zu wenig REM-Traumschlaf produzieren.

Genauso kann es aber auch passieren, dass Sie zu viel REM-Traum-Schlaf haben; ein möglicher Hinweis auf ein deutliches Zuviel an psychischem, emotionalem Stress. Den Tiefschlaf benötigen wir vor allem für die körperliche Regeneration und den REM-Traum-Schlaf für die psychisch-emotionale Regeneration.

Im Schlaf den emotionalen Stress »verdauen«

Wir Menschen müssen nicht nur unsere Nahrung verdauen, sondern wir müssen ebenso unsere täglichen Stressreize und Emotionen »verdauen«. Der Schlaf ist dafür ideal, da wir ohne Bewusstsein sind und so über unser Traum-Leben die geistig-seelische-Verdauung perfekt stattfinden kann. Deshalb ist es klug, am Abend nicht zu viel zu essen, leicht verdauliche, schlaffördernde Speisen zu bevorzugen (siehe Seite 39) und auf zu viel Alkohol zu verzichten. So können sich die beiden nächtlichen Verdauungsprozesse nicht gegenseitig belasten und den umfassenden Schlafprozess nicht unnötig stören.

Schlafprobleme – die Ursachen finden und beseitigen

Es ist wichtig zu verstehen, was in Ihrem Körper, Ihrem Gehirn und Ihrem Nervensystem während des Schlafs passiert. Durch das Verständnis der Zusammenhänge können Sie Einfluss auf die Verbesserung der Schlaf- und Regenerationsqualität nehmen. Genauso sollten wir die jeweiligen Zwischenziele finden und definieren, bevor wir diese in Angriff nehmen können. In der Schulmedizin ist der gestörte Schlaf keine Krankheit im eigentlichen Sinne, sondern wird als ein Symptom betrachtet. Doch jedem Symptom liegt eine Ursache zugrunde, und es ist schwierig, ein Symptom zu behandeln, solange man die eigentliche Ursache nicht kennt. Deshalb können zum Beispiel Schlafmedikamente im Sinne einer ganzheitlichen und integrativen Medizin nie eine erstrebenswerte Lösung für schlafgestörte Patienten sein, da diese durch ihre Wirkstoffe nur das Symptom (Schlaflosigkeit) behandeln, aber nicht die eigentliche Ursache. So ist es wahrscheinlich, dass die Schlafprobleme nach einiger Zeit wieder auftreten und sich erfahrungsgemäß weiter verschärfen. Und was in jedem Fall nicht zustande kommen kann, ist ein gesunder, erholsamer Schlaf!

Genau aus diesen Gründen sind die Antworten und Lösungen auf unsere Schlafprobleme, die wir von der Medizin und den Ärzten erhalten, meistens unbefriedigend. So bleiben die wahren und tieferen Ursachen chronischer Schlafstörungen im wahrsten Sinne des Wortes »im Dunkeln«. Damit ist es für Betroffene mehr als schwierig bis unmöglich, die richtigen und notwendigen Behandlungsmaßnahmen zu erkennen oder gar erfolgreich einzusetzen.

Auf der Spur Ihrer Schlafprobleme

Jeder erlebt seine Schlafprobleme und deren Auswirkungen auf unterschiedliche Art und Weise, und so kann die eine oder andere der folgenden Beschreibungen und häufigen Varianten von Schlafstörungen genau auf Sie zutreffen oder auch nicht. Es sind in jedem Fall die häufigsten Formen von gestörtem Schlaf, die mir bisher und vor allem aktuell begegnen. Dazu zählen in über 90 Prozent aller Fälle die Einschlafstörung, die Durchschlafstörung, das Syndrom des zu frühen Erwachens und der nicht erholsame Schlaf.

1. Einschlafstörungen

- Sie können nicht gut einschlafen und benötigen dazu mindestens eine halbe Stunde oder mehr. Irgendwann schlafen Sie schließlich doch ein. Wenn am nächsten Morgen der Wecker klingelt, fühlen Sie sich meistens nicht ausgeruht und wie gerädert, weil Ihnen ganz einfach genügend Schlaf fehlt. Sie haben eine akute oder chronische Schlafschuld.
- Sie können wie oben beschrieben erst nach längerer Zeit einschlafen. Dann schlafen Sie einige Stunden und wachen wieder auf. Entweder ohne für Sie erkennbare Gründe und Ursachen oder durch irgendeine wahrnehmbare Störung oder einen notwendigen Toilettengang. In den meisten Fällen können Sie nicht weiterschlafen und liegen dann bis zur nächsten Einschlafperiode wieder längere Zeit wach. Zusammengefasst können Sie nicht gut einschlafen und auch nicht gut durchschlafen. Ihre Schlafschuld wird dadurch jede Nacht größer.

2. Durchschlafstörungen

- Sie schlafen zunächst problemlos ein, nach gefühlt zwischen 10 und 20 Minuten, was eigentlich schlafbiologisch perfekt ist. Doch während der Nacht wachen Sie »wie aus dem Nichts« auf und können dann nicht mehr gut einschlafen. Es benötigt unterschiedlich lange Zeit, um wieder einzuschlafen. Manchmal liegen Sie sogar 60 bis 120 Minuten oder länger wach und können erst am frühen Morgen wieder einschlafen. Sie fühlen sich am Morgen nicht ausgeschlafen und nicht erholt, Sie verspüren vielleicht beim Aufstehen sogar eine Kreislaufschwäche oder gar Schwindel und Ihr Tag verläuft für Sie eher mühsam. Müdigkeit und Energielosigkeit sind Ihre ständigen Begleiter.
- Sie schlafen gut ein und benötigen dazu nicht länger als etwa 20 Minuten. Während der Nacht, meistens zwischen 2 und 4 Uhr in der Früh, wachen Sie aus Ihnen unerklärlichen Gründen plötzlich auf, können dann längere Zeit nicht wieder einschlafen. Sie können im Extremfall sogar so lange nicht wieder einschlafen, bis es Zeit zum

Aufstehen ist. Die schlaflose Zeit ist für Sie besonders bedrückend, Sie haben trübe, negative Gedanken. Manchmal verspüren Sie auch eine Beklommenheit oder entwickeln sogar Angstgefühle, weil Sie mehr oder weniger immer zur gleichen Zeit aufwachen und nicht wieder einschlafen können.

3. Zu frühes Erwachen

- Sie schlafen rasch oder innerhalb von 20 bis 30 Minuten ein. Gegen 4:30 Uhr oder 5:00 Uhr wachen Sie aus unerklärlichen Gründen auf, sind hellwach und können in den meisten Fällen nicht mehr einschlafen. Am Morgen fühlen Sie sich unausgeschlafen und nicht erholt. Der Tag verläuft entsprechend. Dies passiert auch an Wochenenden. Allerdings schlafen Sie dann irgendwann am Morgen doch wieder ein, können dann noch ein bis zwei Stunden oder sogar länger schlafen. Der Schlaf ist allerdings ebenfalls nicht wirklich erholsam.

4. Nicht erholsamer Schlaf und schlafbezogene Atemstörungen

- Traditionell werden Störungen des Schlafs nach den beobachteten Symptomen wie Ein- und Durchschlafstörungen eingeteilt. Eine besondere Form ist dabei der sogenannte »nicht erholsame Schlaf«. Dieser kann durch eine innere Ursache (z. B. Schlaf-Apnoe-Syndrom), durch eine äußere Ursache (Schlafgewohnheiten, Lärm, Licht, elektromagnetische Felder (EMF) etc.) oder durch Störungen des Schlaf-Wach-Rhythmus (Zeitzonenwechsel/Jetlag, Schichtarbeit etc.) entstehen. Die daraus resultierenden Folgen sind Tagesmüdigkeit und Tagesschläfrigkeit, und damit kommt es zu einer Einschränkung der Lebensqualität, Leistungsfähigkeit und den damit einhergehenden gesellschaftlichen und beruflichen Problemen.

Das waren einige wenige Beispiele, von denen die meisten Schlaflosen und Schlecht-Schläfer in irgendeiner Art und Weise betroffen sind. Nochmals – jeder Schlaf ist anders und deshalb gibt es unendlich viele Formen von möglichen Störungen. Fangen wir mit der mit Abstand häufigsten Schlafstörung des Zivilisationsmenschen an, der Einschlafstörung.

Schlaf-Effizienz - Bettliegezeit minus Einschlafzeit

Ein guter Schläfer und ein Super-Schläfer fallen innerhalb von 10 bis 15 Minuten in den Schlaf. In der Schlafmedizin spricht man von einer Einschlafstörung, wenn Sie länger als 30 Minuten benötigen, um einzuschlafen. Viele Menschen machen auch eine gegenteilige Erfahrung: Sie legen sich ins Bett und sind innerhalb von nur wenigen Minuten im Reich der Träume. Sie werten dies in der Regel als ein sehr gutes Zeichen für ihren Schlaf und behaupten deshalb von sich, dass sie supergut einschlafen können. Falls dies auch bei Ihnen zutrifft, sollten die Schlaf-Alarm-Glocken laut schrillen. Wenn man nämlich innerhalb weniger Minuten einschläft, dann leidet man sehr wahrscheinlich an einer der schädlichsten Nebenwirkungen rund um den Schlaf, nämlich an dem von mir immer wieder erwähnten Schlafdefizit, einem Schlafmangel oder man hat ganz einfach ausgedrückt »Schlafschulden angehäuft«. Oft hat man einfach zu wenig Schlaf und baut so jede Nacht seine Schlafschulden weiter aus. Dies trifft grundsätzlich auf alle Menschen zu, die an Schlafstörungen leiden, vorrangig natürlich bei vorhandenen Einschlaf- und Durchschlafstörungen sowie beim Syndrom des zu frühen Erwachens. Da fehlt es messbar an Schlafzeit bzw. die Schlafdauer ist biologisch gesehen zu kurz.

Dies wirkt sich alles auf die zunehmend wichtiger werdende Schlafeffizienz aus. Dabei geht es um das Verhältnis zwischen der Zeit, die man im Bett liegt, und der Zeit, in der man tatsächlich schläft. Wenn jemand zum Beispiel 8 Stunden im Bett liegt und davon nur 6 Stunden schläft, ergibt sich eine Schlafeffizienz von 75 Prozent. Und dieser Wert ist nicht nur nicht befriedigend, sondern tatsächlich schlecht, denn Super-Schläfer schaffen problemlos über 95 Prozent Schlafeffizienz!

Bei einem angenommenen biologischen Schlafbedürfnis von 7 bis 8 Stunden Schlaf pro Nacht fehlen im obigen Beispiel 2 Stunden, und wenn dies mit einigen Ausnahmen jede Nacht der Fall ist, beträgt das Schlafdefizit pro Woche etwa 14 Stunden. Das sind im Monat über 50 Stunden und in einem Jahr unglaubliche mehr als 650 Stunden Schlaf, die fehlen.

Bestimmen Sie Ihre individuelle Schlafeffizienz, indem Sie eine Woche lang (Sonntag bis Sonntag) Ihre Schlafdauer und Ihre Bettliegezeit notieren und daraus Ihre persönliche Schlafeffizienz berechnen.

Ihr größtes Problem: Schlafschulden

Rein statistisch sind es bereits 35 bis 40 Prozent der Menschen im deutschsprachigen Raum, die nur 5 bis 6 Stunden pro Nacht schlafen. Die Gründe für einen zu kurzen Schlaf sind vielfältig. In der Zwischenzeit ist allerdings der schlechte Schlaf an sich, mit einer viel zu langen Einschlafzeit und langen Wachphasen in der Nacht, einer der Hauptgründe für den Schlafmangel. Zu den Schlafschulden finden Sie weitere Ausführungen im folgenden Kapitel, hier vorweg nur so viel:

Ihr »Schlaf-Ausgleichs-Konto«

Solange Ihr Schlafdefizit eine gewisse Größe nicht übersteigt, sagen wir etwa 30 Stunden, und Ihr Schlaf halbwegs funktioniert, steht Ihnen aber eine Art »Schlaf-Ausgleichs-Konto« zur Verfügung. Wenn Sie gut ausgeschlafen sind, spüren Sie idealerweise bis zum nächsten Einschlafen am Abend keinen oder nur wenig Schlafdruck. Er nimmt gegen Abend kontinuierlich zu und ist vor dem Einschlafen idealerweise so stark, dass Sie ohne größere Probleme in den Schlaf fallen (siehe Seite 91).

Ihr aktuelles Schlafdefizit, das von einem inneren Mechanismus gesteuert wird und die fehlenden Schlafstunden speichert, ist also die Ausgangsbasis, um gezielt auf den Kreislauf Ihres Schlaf- und Traum-Lebens und damit auf Ihr Wach-Leben Einfluss nehmen zu können. Sobald Sie in einer Nacht Schlaf verpassen, also zum Beispiel drei Stunden zu wenig geschlafen haben, können Sie dies grundsätzlich nachholen, entweder in der darauffolgenden Nacht oder gegebenenfalls am Wochenende – allerdings nicht in der ganzen Länge.

Das Ganze funktioniert allerdings nur, wenn Ihr »Schlaf-Ausgleichs-Konto« intakt ist. Es funktioniert problemlos, wenn Sie an einem kurzfristig aufgebauten Schlafdefizit leiden, das sich zum Beispiel innerhalb der letzten 14 Tage aufgebaut hat. Forschungen zeigen aber, dass Sie an einem Wochenende, also Samstag und Sonntag, nicht mehr als zwei bis drei Stunden verlorenen Schlafs ausgleichen können. Viel mehr geht leider nicht, aber immerhin können Sie auf diese Weise ein akutes Schlafdefizit in Grenzen halten.

Das Ziel: einfach gesund schlafen

Sie werden in den folgenden Kapiteln viel Neues erfahren, das Sie laufend, konsequent Schritt für Schritt in Richtung Schlafverbesserung führt. Wenn Sie konsequent dranbleiben, ist die Chance groß, dass Sie im Lauf der Zeit das Ziel Super-Schläferin bzw. Super-Schläfer erreichen. Die dazu notwendigen Handlungen, Schritte und »Schlaf-Werkzeuge« erhalten Sie in diesem Buch.

Auch wenn es Ihnen anfangs an Durchhaltevermögen fehlt – nehmen Sie einen neuen Anlauf. Sie können jeden Tag und jede Nacht neu mit Ihrem Schlafprogramm starten (siehe Seite 232). Die Erfahrung zeigt, dass man rein statistisch bis zu 6 Anläufe benötigt, um endgültig »auf die Straße des gesunden Schlafs« zu gelangen. Deshalb möchte ich Sie motivieren, jeden Tag (und jede Nacht) dranzubleiben und die notwendigen täglichen Veränderungen, Handlungen und Schritte zu tun. Dies ist auch der Grund, weswegen ich Ihnen das unter meiner Leitung entwickelte Schlaf-Konzept bzw. Bettsystem ans Herz legen möchte. Es wird viele Dinge vereinfachen und Sie in jedem Fall viel weniger Mühe kosten, Ihren Schlaf spürbar zu verbessern.

Bevor es jetzt »ans Eingemachte des gesunden Schlafes« geht, eine weitere und simple Erfolgsregel: »Wer gesunden Schlaf ernten will, der muss gesunden Schlaf säen. Und nach Möglichkeit jeden Tag und jede Nacht!« Sie werden in den nächsten Kapiteln mehr erfahren, wo für Sie die richtigen und notwendigen Drehknöpfe zu finden sind, um die Faktoren, die Ihren Schlaf bisher nachhaltig gestört haben, zu eliminieren und zu einem gesunden, Bioenergetischen Schlaf® zu kommen.

Gute Schläfer brauchen keinen Wecker

Hier noch eine Schlaf-Regel: Jeder, der am Morgen zum Wachwerden eine Weckhilfe benötigt, leidet mehr oder weniger an einem Schlafdefizit, denn der gute Schläfer und vor allem der Super-Schläfer ist am Morgen in der Regel ausgeschlafen und wacht von selbst auf, sobald er ausgeschlafen ist. Und er nimmt sich die notwendige Zeit für seinen Schlaf. Eine Weckhilfe wird nur benötigt, wenn man zu »Unzeiten« aufstehen muss oder geweckt wird, zum Beispiel wenn man zum Flughafen muss, eine längere Fahrt plant oder wenn man mitten in der Nacht zu einem Einsatz gerufen wird.

Rahmenbedingungen, die Ihren Schlaf fördern

Neben der ganzheitlich orientierten Schlafforschung spielte in den letzten knapp 40 Jahren auch der Bereich Entwicklung von natürlichen Schlaf-Gesund-Konzepten und -Strategien samt schlafunterstützenden Biotechnologien eine zentrale Rolle. Meine Erfahrungen und die Erkenntnis, dass die Intelligenz unseres Körpers und vor allem unseres Gehirns den Schlaf letztendlich selber optimiert, ist mehr als faszinierend. Es braucht allerdings ganz konkrete, auf den Schlaf abgestimmte Rahmenbedingungen, die sowohl die Nacht als auch den Tag betreffen. Diese kommen in den Folgekapiteln zur Sprache und Sie bekommen konkrete Hinweise, wie Sie am besten vorgehen können. Sobald die elementaren Rahmenbedingungen für einen gesunden, Bioenergetischen Schlaf® vorhanden sind, kommt es mehr oder weniger zu einer Selbstregulation Ihres Schlafs. Sie können in Wahrheit nur indirekte Beiträge leisten und auf den Schlafprozess selbst willentlich keinen allzu großen Einfluss nehmen.

Sobald allerdings die schlaffördernden Schlüsselfaktoren vorhanden sind, können Sie damit beginnen, zusätzlich Ihre innere Uhr neu zu justieren (siehe Seite 97). Am Ende wird sich das Ein- und Durchschlafen wie von selbst verbessern und Ihr Gehirn wird wie von Zauberhand die wichtigen Tiefschlaf- und REM-Traum-Phasen zur richtigen Zeit starten, die jeweilige Länge der einzelnen Schlafphasen und der Schlafzyklen selbsttätig optimieren und so letztendlich für den besten Schlaf und damit für eine hohe Regenerationsqualität sorgen.

Konstante und variable Schlaf-Gesund-Faktoren

Der Schlaf und im Besonderen der gesunde, erholsame und Bioenergetische Schlaf® ist von ganz elementaren Schlüsselfaktoren abhängig. Zu den tatsächlich relevanten und ausschlaggebenden arbeiten wir uns gemeinsam hin, Schritt für Schritt:

Konstante Schlaf-Gesund-Faktoren

- Schlafbiologische Optimierung von Schlafraum-Schlafplatz-Bettsystem (Verdunkelung, Nachtlicht)
- Stabilisierung der Magnetfelder am Schlafplatz
- EMF-Schutz durch großflächige Körpererdung im Schlaf

Variable Schlaf-Gesund-Faktoren

- Körperliche und mentale Fitness
- Ernährung, Wasser, Bewegung/Muskulatur/Gravitation, Sonnenlicht, Naturfelder, laufendes Detox
- Übermäßiger Konsum von Koffein, Nikotin, Alkohol
- Stress- und Pausen-Erholungs-Management
- Arbeitsplatz, Raum-Elektroklima, Beleuchtung, Giftstoffe
- Lebens- und Arbeitsstil/Resilienz

Die konstanten Schlaf-Gesund-Faktoren stellen das SAMINA Schlaf-Konzept und damit ein komplettes Bettsystem mit allen beschriebenen Komponenten sowie der großflächigen Körpererdung im Schlaf oder das Schlafen in Ganzkörper-Schräglage dar. Was die variablen Schlaf-Gesund-Faktoren anbelangt, sollten Sie diese Punkte durchgehen und überprüfen, ob sie bereits zu Ihren gesunden Lebensgewohnheiten zählen. Gegen Ende des Buchs fasse ich die wichtigsten Maßnahmen nochmals mit konkreten Beispielen zusammen. Sie finden im Online-Schlaf-Magazin www.einfach-gesund-schlafen.com dazu alle notwendigen Informationen.

Ein Blick auf den Sport lohnt sich

Da in der Zwischenzeit die meisten gesundheitsorientierten Menschen in irgendeiner Art und Weise Sport treiben, sind die Studien der Forscherin Dr. Cheri Mah an der Stanford University sehr interessant.

Sie zeigen nämlich deutlich auf, was bei Sportlerinnen und Sportlern passiert, sobald sie zu wenig schlafen. Für ihre Experimente und Studien* mit

* (Mah, Mah, Keziran, & Dement, 2011)

Leistungssportlerinnen und -sportlern verwendet die Schlafforscherin ein relativ einfaches Studiendesign. Sie vergleicht die Messdaten ihrer Leistungen mit genügend Schlaf, zu wenig Schlaf oder mit Extra-Schlaf. Da man auch bei Leistungssportlerinnen und -sportlern davon ausgehen kann, dass sie genauso wie andere Menschen Schlafschulden angehäuft haben, sind insbesondere die Vergleiche von Normalschlaf und Extraschlaf interessant. Wurden nämlich beispielsweise die positiven Veränderungen bei College-Football-Spielerinnen zwischen normaler Schlafdauer und zusätzlichem Schlaf von bis zu 2 Stunden pro Nacht verglichen, zeigten sich durch den Extra-Schlaf folgende, durchaus bemerkenswerten Ergebnisse:

- Mehr Kraft, Ausdauer, Konzentration, Kreativität, mentale Stärke
- Viel effizientere Umsetzung von Training, Übungsabläufen, Taktik etc. im Spiel
- Über 30 Prozent bessere Muskelkoordination (Dribbling/Abwehr)
- Über 10 Prozent bessere Sprintleistung und Passgenauigkeit
- Über 10 Prozent höhere Trefferquote bei Freistößen
- Bis zu 60 Prozent geringeres Verletzungsrisiko
- Bessere Motivation, höhere Begeisterung
- Mehr Selbstvertrauen und Disziplin
- Mehr Geduld, Verlängerung der Karriere

Wenn Sie nun diese vereinfacht dargestellten Studienergebnisse auf Ihre eigenen sportlichen, aber auch beruflichen oder privaten Leistungen umlegen, können Sie die Wichtigkeit einer guten Schlafdauer deutlich erkennen. Genauso verhält es sich mit den präventiven und auch medizinisch-therapeutischen Vorteilen eines gesunden, erholsamen Schlafes.

Meine eigene und langjährige Arbeit mit Menschen aus dem Spitzen-, Leistungs- und Profisport geht noch viel mehr ins Detail. Aktuell ist der FC Gallen (CH) das erste Profi-Fußball-Team, bei dem jeder einzelne Spieler schlafbiologisch optimiert ist und durch von mir ausgebildete Schlafcoaches rund um den Schlaf betreut wird. Ende der Herbst-Saison 2023 mischte der Club, den man als Underdog einstufen muss, sensationell an der Tabellenspitze mit!

Für absolute Höchstleistungen spielt der Schlaf insgesamt eine zentrale Rolle, wobei der wichtigste Faktor die Regenerationsqualität ist. Und diese ist in letzter Konsequenz nicht nur von der Schlafdauer, sondern vielmehr von der Schlafqualität abhängig. Je besser und schneller sich ein Sportler oder eine Sportlerin durch Schlaf von Training und Wettkampf erholt, desto höher sind die Chancen, eine Superleistung zu schaffen, einen Rekord aufzustellen oder zu verteidigen sowie einen Wettkampf oder ein Spiel zu gewinnen.

Ihre erste wichtige Aufgabe: Abbau des Schlafdefizits

An dieser Stelle möchte ich erwähnen, dass sogar Gut- und Super-Schläfer von einigen Stunden zusätzlichem Schlaf vorübergehend profitieren können. Die meisten Menschen, die mit ihrem Schlaf und meistens auch mit ihrer Gesundheit kämpfen, schlafen meistens seit Jahren zu wenig, einige sogar seit Jahrzehnten. Wenn Sie zum Beispiel pro Nacht nur eine Stunde weniger schlafen, als Sie tatsächlich biologisch benötigen, wären dies 365 Stunden zu wenig Schlaf in einem einzigen Jahr. Multiplizieren Sie dies mit der Anzahl der Jahre, in denen Sie zu wenig Schlaf hatten, bekommen Sie eine ungefähre Vorstellung über die Höhe Ihrer tatsächlichen Schlafschulden. Beachten Sie in diesem Zusammenhang bitte, dass die Menge an aktuell angehäuften Schlafschulden durchaus auch mit Ihrem derzeitigen Gesundheitszustand zusammenhängen kann. Der Abbau der Schlafschulden und die kontinuierliche Verbesserung der Schlafdauer und Schlafqualität können deshalb die Genesung und Heilung von Gesundheitsproblemen maßgeblich unterstützen. Diesbezüglich eine weitere gute Botschaft für Sie: Es ist nicht nur mehr als unrealistisch, den gesamten verlorenen Schlaf von Hunderten oder gar Tausenden verlorenen Stunden Schlaf 1 : 1 zurückzuzahlen, sondern vor allem nicht einmal notwendig!

Sobald Menschen mit einem akuten oder chronischen Schlafdefizit beginnen, durch zusätzlichen Schlaf ihre Schlafschulden abzubauen, wird nämlich ein Punkt erreicht, an dem es nicht mehr möglich ist, zusätzlichen Schlaf zu konsumieren. Und dieser Punkt ist einerseits abhängig von der Höhe der Schlafschulden und andererseits von der aktuellen Qualität des

Schlafs, insbesondere des zusätzlich konsumierten Schlafs. Entsprechende Versuche haben gezeigt, dass je höher die Schlaf- und Regenerationsqualität ist, desto rascher gelingt der Abbau von Schlafschulden. Es gibt also nicht nur ein exponentielles Wachstum, sondern genauso eine exponentielle Abnahme, die unter ganz bestimmten Bedingungen – dazu gehört vor allem die hohe Schlaf- und Regenerationsqualität – verlässlich stattfinden. Meine umfassenden Erfahrungen zeigen, dass dies von einigen Tagen bei akutem Schlafschulden bis einigen Wochen oder Monaten bei chronischen Schlafschulden dauern kann. Bei akutem Schlafmangel ist dies bei 30 Minuten zusätzlichem biologisch hochwertigem Schlaf pro 24 Stunden in der Regel in längstens sieben bis zehn Tagen zu schaffen. Bei einem chronischen Schlafmangel ohne gravierende Ein- und Durchschlafstörungen sind längstens 12 Wochen, also drei Monate, ein guter Zeitrahmen. Falls zusätzliche Schlafstörungen vorhanden sind, ist es vernünftig, auch einen längeren Zeitrahmen ins Auge zu fassen.

Kapitel 4

Schlafmangel und Schlafschulden

Die drastischen Nebenwirkungen von Schlafmangel

Wie bereits erwähnt, haben wir in der Schlafwissenschaft und in der Schlafmedizin ein riesiges Wissen angehäuft. Doch niemand redet offen mit den Menschen über ihr größtes Problem, wenn es um die Schlafgesundheit geht: den Schlafmangel und die daraus entstehenden Schlafschulden. Erst wenn wir die Problematik dieses »Minimum-Faktors Nr. 1« in ihrer Tiefe voll erkannt und begriffen haben und beginnen, diese Schulden schrittweise wieder zurückzuzahlen und auszugleichen, können wir viele schlafbezogenen Probleme und Krankheiten vermeiden. Nicht nur das, wir könnten unser Leben auf allen Ebenen enorm verbessern!

Die oft belastenden und schmerzlichen Nebenwirkungen von Schlafmangel sind bei den meisten Betroffenen allgegenwärtig: Man hat sich zum Teil an das Gefühl gewöhnt, müde und rasch erschöpft zu sein, körperlich wie auch geistig-mental. Dazu kommen Konzentrationsstörungen, Leistungseinbußen und eine eher schlechte Stimmung. Sobald dieser Zustand jedoch lange genug anhält, kommt es zu ersten Störungen der körperlich-psychischen Gesundheit. Wenn Sie dann zu Ihrem Arzt und Therapeuten gehen, ist die Wahrscheinlichkeit groß, dass Sie viele Fragen beantworten müssen – doch keine über Ihren Schlaf!

Würden wir genau in uns hineinhören, dann wäre da ein unüberhörbarer Ruf nach mehr Schlaf und Erholung. Es ist wie mit dem Essen: Jeder von uns benötigt eine gewisse Menge an Kalorien, damit uns genug Energie zur Verfügung steht. Dasselbe trifft auf unseren Schlaf zu.

Das Wach-Schlaf-Verhältnis

Unser Gehirn führt eine Art »Wach-Schlaf-Erholungs-Tagebuch«, in dem sowohl die Menge an wachen Stunden und Minuten als auch die geleistete Schlaf- und Erholungspausenzeit festgehalten wird. Und der Schlüssel ist ein ewig gleichbleibender: Um etwa zwei Stunden voll wach und körperlich sowie geistig leistungsfähig zu sein, benötigen wir etwa eine Stunde gesunden, erholsamen Schlaf. Die einen ein bisschen mehr, die anderen ein bisschen weniger. In 24 Stunden benötigt ein erwachsener Mensch im Durchschnitt etwa 7,5 Stunden guten Schlaf.

Wie Sie zu Ihren Schlafschulden gekommen sind

Im Lauf des Tages entsteht in unserem Gehirn ein »Schlafdruck«, und am Abend sind wir so müde, dass wir problemlos einschlafen und in der Nacht durchschlafen. Während Sie schlafen, nimmt der »Schlafdruck« kontinuierlich wieder ab, und am Morgen nach einem erholsamen Schlaf ist dieser vollkommen abgebaut; wir sind wach und können im Idealfall diese Wachheit bis zum Abend aufrechterhalten. Sobald dieses Verhältnis an biologisch benötigten Schlafstunden und der tatsächlich absolvierten Schlafdauer nicht mehr übereinstimmt, entsteht ein Schlafmangel. Wenn dies laufend der Fall ist, entstehen in der Folge Schlafschulden, die immer größer werden. Jeder Mensch, der Schlafprobleme hat oder einfach zu wenig schläft, ist von diesem Phänomen betroffen.

Im Grunde genommen beginnen Sie am Morgen, wenn Sie Ihre Augen das erste Mal öffnen, bereits wieder einzuschlafen, denn Ihr Körper beginnt sofort damit, den »Schlafdruck« aufzubauen. Im Durchschnitt benötigen Sie, um am Tag wirklich wach zu sein und wach zu bleiben, wie erwähnt ein Wach-Schlaf-Verhältnis von 2:1. Die Wachzeit beträgt daher an einem Tag idealerweise etwa 16 Stunden, also 960 Minuten. Der verhältnismäßige, durchschnittliche Schlafanteil wären etwa 7,5 Stunden, also etwa 450 Minuten Schlaf pro Nacht. Wie immer mit entsprechenden Abweichungen nach unten oder oben. Die biologisch notwendige Schlafdauer ist zu einem Großteil genetisch bedingt. Wenige Menschen sind genetisch gesehen Kurzschläfer mit etwa 6 oder weniger Stunden Schlaf oder genetische Langschläfer mit etwa 10 Stunden Schlaf oder mehr.

Die richtige Schlafdauer

Meta-Studien, das sind quantitativ-statistische Zusammenfassungen anderer wissenschaftlicher Studien, ergeben die von mir empfohlene Schlafdauer von etwa 7,5 Stunden. Ohne an dieser Stelle groß auf weitere Ausnahmen eingehen zu wollen, sind für Sie folgende drei Fakten wichtig:

1. Schlafen Sie nach Möglichkeit keinesfalls weniger als 6 Stunden.
2. Legen Sie Ihre ideale Schlafdauer mit etwa 7,5 Stunden oder 450 Minuten fest.
3. Bitte auch immer daran denken: Abhängig von den Jahreszeiten und auch vom Wetter samt Klima oder besonderen Lebensumständen, kann sich die Schlafdauer individuell verändern. Im Sommer mit langen Tagen und kurzen Nächten schlafen wir eher weniger als im Winter (siehe »Jahreszeiten verändern unseren Schlaf«, Seite 103).

Schlafmangel und Schlafschulden haben fatale Folgen

Der fehlende Schlaf wirkt sich auf unser Wohlbefinden und Leistungsvermögen sowie gesundheitlich negativ aus. Wissenschaftliche Studien zeigen unter anderem folgende Auswirkungen:

1. Das Immunsystem wird geschwächt, denn nur durch ausreichend und biologisch hochwertigen Schlaf sind unsere Immunzellen in der Lage, Krankheitserreger wie Viren, Bakterien oder Pilze wirksam zu bekämpfen.
2. Der Herz-Kreislauf-Blutdruck-Regelkreis wird beeinträchtigt. Durch Schlafmangel und Schlafschulden werden Entzündungsprozesse

(Silent Inflammations = stille Entzündungen) in Körper und Gehirn gefördert*. Dies begünstigt unter anderem Arteriosklerose, erhöht den Blutdruck, fördert Herzerkrankungen und löst krankhafte Prozesse in unserem Gehirn aus.

3. Burn-out und Depressionen haben einen der Hauptgründe in schlechtem Schlaf, vor allem im Schlafmangel. Deshalb spielt der Schlaf sowohl präventiv als auch medizinisch-therapeutisch eine wichtige Rolle, vorrangig bei Burn-out, Depressionen und der Alzheimer-Krankheit.
4. Die Entwicklung von Übergewicht wird begünstigt, denn durch den Schlafmangel funktioniert das Zusammenspiel zwischen dem Hungerhormon Ghrelin und dem Sättigungshormon Leptin nicht mehr vollständig. Außerdem verschärft die Kombination aus falscher Ernährung, zu wenig Bewegung (und damit zu wenig Schwerkraftreizen) und zu wenig Schlaf (meist noch in flacher Schlafhaltung) das Problem. Übergewichtige sowie fettleibige Menschen schlafen eindeutig schlechter als normalgewichtige.
5. Forschungen zeigen immer deutlicher, dass langanhaltende Schlafstörungen das Risiko einiger Krebsarten erhöhen können. Menschen mit gestörtem und zu kurzem Schlaf erleiden eine De-Synchronisation ihrer »inneren, biologischen Uhr« des Körpers, die nicht nur den Schlaf, sondern weitere Funktionen steuert. Das kann das Risiko für Brust-, Dickdarm-, Eierstock- und Prostatakrebs erhöhen. Kunstlicht während der Arbeit, z. B. in langjährigen Nachtschichten, senkt den Melatoninspiegel so stark, dass das Wachstum von Brust- und Prostata-Krebs begünstigt wird. Das Schlaf-Regulations-Hormon Melatonin ist nämlich auch ein wichtiges Schutzhormon und das stärkste Antioxidans in unserem Körper. Dies ist wichtig, um freie Radikale unschädlich zu machen, die bei der Krebsentstehung eine zentrale Rolle spielen.

---

* (ÄrzteZeitung, 2012)

Ihre Schlafschuld ist im Gehirn gespeichert

Je größer Ihre Schlafschulden sind, desto deutlicher sind normalerweise die Signale, die Sie von Ihrem Körper bekommen. Langjährige Erfahrungen und Studien* zeigen, dass bereits eine Nacht mit Schlafentzug bei jungen, gesunden Menschen und Probanden ausreicht, um den Appetit und die Kalorienaufnahme zu steigern, der Spiegel entzündungsfördernder Zytokine erhöht und die Regulationsfähigkeit von Erholung (Parasympathikus) und Aktivität (Sympathikus) eingeschränkt wird, der Blutdruck sich erhöht und auch der abendliche Cortisolspiegel zunimmt und einen Anstieg von Insulin und Blutzucker auslöst. Damit ist eigentlich alles gesagt.

Schnelles Einschlafen als Merkmal

Der Schlafmangel führt zu einer verräterischen Verkürzung der Einschlafzeit, der sogenannten Einschlaf-Latenz. Ich habe bereits erwähnt, dass ein Mensch mit einem halbwegs ausgeglichenen Schlafkonto zwischen 10 und 15 Minuten, nachdem er im Bett liegt und die letzte Lichtquelle ausgeschaltet hat, einschläft. Nimmt man Gut- oder Super-Schläfern über einige Nächte zwei bis drei Stunden Schlaf weg, dann erhöht sich die Einschlafneigung jeden Tag mehr. Das heißt, wenn man Versuchspersonen, die nur fünf bis sechs Stunden in der Nacht schlafen, am Tag die Möglichkeit gibt, sich in ein Bett zu legen, dann schlafen diese sehr rasch ein. Damit misst man die Schläfrigkeit und der Test nennt sich »Multipler Schlaf-Latenz-Test«. Diese durch Schlafmangel verursachte Einschlafneigung am Tag nimmt gegen Abend weiter messbar und progressiv zu. Genau dies ist der Grund, weswegen Menschen mit angehäuften Schlafschulden am Abend, sobald sie sich ins Bett gelegt haben, innerhalb weniger Minuten einschlafen. Sobald die Schlafschulden überproportional hoch sind, kann »das Gesetz der umgekehrten Wirkung« in Aktion treten und sich das Gegenteil zeigen, indem man große Probleme hat, überhaupt einzuschlafen. Dies hat unter anderem mit unserer inneren Uhr, dem zirkadianen Rhythmus, zu tun.

---

* (Focus, 2012)

Machen Sie Ihre persönliche Schlaf-Rechnung

Ihre aktuelle Schlafschuld lässt sich vermutlich nicht so einfach und korrekt errechnen. Das hängt auch damit zusammen, dass Sie vermutlich kein schriftliches Wach-Schlaf-Tagebuch geführt haben. Entscheidend ist natürlich auch, wie lange Sie schon mit Ihrem Schlaf Probleme haben. Man unterscheidet generell eine »akute Schlafschuld« und eine »chronische Schlafschuld«. Jetzt ist ein guter Zeitpunkt, Ihre Situation zu analysieren und herauszufinden, wie hoch Ihre Schlafschuld in Stunden ungefähr sein könnte. Wenn Sie zum Beispiel während einer 5-Tage-Arbeitswoche anstatt der statistisch idealen Schlafdauer von 7,5 Stunden pro Nacht nur 6 Stunden schlafen konnten, summiert sich Ihre Schlafschuld auf etwa 7,5 Stunden, also es fehlt Ihnen eine ganze Nacht Schlaf! Gleich an der Stelle ist wichtig zu erwähnen, dass man verlorenen Schlaf nicht x-beliebig nachholen kann.

Schlafschulden lassen sich nur begrenzt begleichen

Verlorenen Schlaf am Wochenende 1:1 kompensieren zu wollen, indem man Samstag und Sonntag bis Mittag schläft, funktioniert nicht und wirkt sich sogar kontraproduktiv aus, da dadurch unter anderem Herz-Kreislauf-Krankheiten gefördert werden. Spätestens in der Nacht von Sonntag auf Montag werden Sie dies zusätzlich »büßen«, indem Ihr Schlaf unruhig und keinesfalls erholsam sein wird. Sie haben nämlich durch die willkürliche Verlängerung der Schlafdauer nicht nur in Ihrem Gehirn und Körper verschiedene Rhythmen negativ beeinflusst, sondern auch Ihre innere Uhr verstellt. Diese wird unter anderem neben dem Einfluss von Sonnen- und Tageslicht vor allem durch Ihre regelmäßigen Einschlaf- und Aufwachzeiten sowie eine nach Möglichkeit kontinuierliche Schlafdauer gesteuert.

Fortlaufende Schlafmessungen bestätigen dies – die Nacht von Sonntag auf Montag ist für Beschäftigte aus biologischer Sicht meistens die schlechteste. Dies hängt nicht nur mit dem möglichen Schlaf-Überhang zusammen, sondern auch mit unseren Denkgewohnheiten. Am Sonntag beginnen wir bereits wieder darüber nachzudenken, was am Montag oder in der kommenden Woche alles auf uns zukommt und zu erledigen ist. Vor allem die unerledigten Angelegenheiten erzeugen einen inneren Druck, also Stress. So ist der

Sonntagabend oft mit Grübeleien, »Gedanken-Karussell« und entsprechenden Einschlafstörungen verbunden. Aus diesen Überlegungen heraus ergibt sich auch die messbare Tatsache, dass in der Regel die Nacht von Freitag auf Samstag den besten Schlaf innerhalb einer Arbeitswoche bringt. Das sind wichtige Informationen, denn diese können Sie zu gegebener Zeit auf dem Weg zu Ihrem besten Schlaf gezielt nutzen. Abschließend also bitte festhalten: Solange Sie daran arbeiten, Ihr derzeitiges Schlafdefizit zu minimieren, bringen Sie bitte nicht an Wochenenden durch eine willkürliche Veränderung Ihrer Einschlaf- und Aufwachzeiten alles durcheinander. Schlafen Sie maximal an Samstagen und Sonntag zwischen 60 und 90 Minuten länger als unter der Woche. Ihr Schlaf und Ihr Wohlbefinden werden es Ihnen danken!

Schlafschulden - eine problematische Last

Meine Forschungen samt ergänzenden externen wissenschaftlichen Messungen, Gutachten etc. haben die Problematik der Schlafschulden längst bestätigt. In diesem Zusammenhang ist es spannend herauszufinden, was mit dem Schlaf passiert, wenn Menschen eine Woche lang allein in einem abgedunkelten und geräuschgedämmten Raum verbringen. Genau dazu wurde ein interessantes Experiment gemacht. Dabei wurden von den Forschern der Reizentzug und seine möglichen Folgen mit den Versuchspersonen besprochen, in keinem Fall war jedoch von einer bestehenden Schlafschuld die Rede. Die Wissenschaftler machten eine überraschende Beobachtung: Die meisten Probanden haben bereits am ersten Tag zwischen 16 und 20 Stunden lang geschlafen! Danach nahm die durchschnittliche Anzahl an Schlafstunden an jedem Tag kontinuierlich ab. Am letzten Tag des Experiments waren die Testpersonen in der Lage, etwa 7 bis 8 Stunden zu schlafen, obwohl jegliche Umgebungsstimulationen fehlten. Aber im Vorfeld hatten sie zusätzlich zu dem etwa 7 bis 8 Stunden benötigten Schlaf insgesamt etwa 25 Stunden mehr geschlafen. Und genau diese 25 Stunden haben der Schlafschuld entsprochen, mit der sie in die Studie gestartet waren!

Andere Experimente haben auch einen direkten Zusammenhang zwischen der Qualität der mentalen Leistungsfähigkeit und der Höhe der

Schlafschuld aufgezeigt. Der überwiegende Teil der Gesellschaft leidet an einem Schlafmangel und ist deshalb gar nicht in der Lage, so ohne Weiteres ein optimales, glückliches, gesundes und erfolgreiches Leben zu führen. Dazu kommt, dass vor allem unausgeschlafene Menschen zu mehr Junkfood, Alkohol- und Drogenkonsum, Medikamentenmissbrauch und anderem neigen. Die Kombination von Schlafschuld und diesen Entwicklungen ist besonders problematisch. Das hat folgenschwere Auswirkungen nicht nur auf die Betroffenen selbst, sondern auf alle gesellschaftlichen Systeme. Massiv davon tangiert sind das Gesundheits- und Wirtschaftssystem, wo durch unausgeschlafene Mitarbeitende jedes Jahr immer mehr Folgeschäden entstehen. Genauso betroffen sind die politischen Systeme, die von den Politikerinnen und Politikern selbst mit großteils hohen Schlafschulden angeführt werden. Zudem treffen unausgeschlafene Menschen tendenziell eher schlechte oder nicht hilfreiche Entscheidungen in ihrem Leben, zum eigenen Nachteil und oft genug zum Nachteil der Familie und der Gesellschaft.

Schreiben Sie wieder »schwarze Schlaf-Zahlen«

Bereits am Anfang dieses Kapitels habe ich darauf hingewiesen, dass Sie aktuell vermutlich nicht automatisch die Menge Schlaf bekommen, die Sie aus biologischer Sicht benötigen. Deshalb ist die Erstdiagnose bei Schlafgestörten relativ einfach und leicht: Sie leiden gesamthaft an einem Schlafdefizit, haben sich im Lauf der Zeit eine Schlafschuld aufgebürdet. Solange diese Schlafschuld nicht ausgeglichen oder kompensiert wird, solange wird sich der Schlaf samt der Regeneration nicht verbessern können. Auch die mannigfaltigen Störungen des Schlafprozesses werden bestehen bleiben, solange die Ursache vorhanden ist.

Wenn Sie sich entschließen, Ihren Schlaf zu verbessern, ist es notwendig, dass Sie sich gerade am Anfang mit Dingen beschäftigen, die Sie wirklich selbst beeinflussen können. Dazu zählt mit Sicherheit Ihr »Minimum-Faktor Nr. 1«, nämlich die Schlafschulden. Und deshalb ist das Erste, was Sie tun sollten, genau diese schrittweise auszugleichen. Wie lange ist es bei Ihnen her, dass Sie das letzte Mal das Gefühl hatten, die Power zu haben, den ganzen Tag voll auszunutzen, voller Ideen zu stecken, glücklich zu sein und das

Leben richtig genießen zu können? Vermutlich werden Sie diese Frage gar nicht spontan beantworten können, und das ist ein deutlicher Hinweis, dass Sie in den letzten Wochen, Monaten oder gar Jahren eine oft unbewusste, unsichtbare Schlafschuld mit zahlreichen negativen »Nebenwirkungen« aufgebaut haben.

Die zwei Kategorien von Schlafschulden

Bevor wir uns mit Lösungen und Überlegungen beschäftigen, wie Sie Ihre Schlafschulden abbauen und künftig vermeiden können, komme ich nochmals auf Ihr grundsätzliches und individuelles Schlafbedürfnis zurück. Dieses ist wie erwähnt von ganz bestimmten Genen abhängig, die ganz allein und vermeintlich unbeeinflussbar Ihre ideale Schlafdauer bestimmen. Dennoch können Sie Ihr Gen-Programm mit Ihrem Willen übergehen, ignorieren oder manipulieren. Wie oben vorgeschlagen, akzeptieren Sie Ihre ideale Schlafdauer mit etwa 7,5 Stunden, dies entspricht 5 Schlaf-Zyklen von ungefähr je 90 Minuten. Studien zeigen, dass Sie mit dieser Schlafdauer gut liegen, ein Schlafdefizit vermeiden und unter anderem bei regelmäßiger Erfüllung die höchstmögliche Lebenserwartung unterstützen.

Schlafschulden lassen sich grundsätzlich in zwei Kategorien einteilen: akute und chronische.

Akute Schlafschulden

In diesem Fall sprechen wir von der Menge an Schlaf, die Sie in den letzten 14 Tagen im Verhältnis zu Ihrem tatsächlichen Schlafbedürfnis verloren haben.

Akuter Schlafmangel ist also eine eher kurzfristige Angelegenheit. Wenn Sie ab sofort von der gewünschten Schlafdauer von etwa 7,5 Stunden pro Nacht ausgehen, können Sie problemlos die letzten 5 Werktags-Nächte Revue passieren lassen. Sie können sich sicher erinnern, wann Sie ins Bett gegangen sind und wann Ihr Wecker geklingelt hat. Daraus ergibt sich ziemlich genau der entstandene Schlafmangel in Stunden. Das ist die Schlafschuld, die durch insgesamt zu wenig Schlaf entstanden ist. Dazu kommen dann eventuelle Wachliegezeiten beim Ein- und Durchschlafen. Das ergibt dann die Anzahl von Stunden oder Minuten, die Ihnen auf die insgesamt 37,5 Stunden gewünschter Schlaf für 5 Werktage fehlen. Falls Sie am Wochenende länger geschlafen haben, ziehen Sie von den verlorenen Schlafstunden einfach 2 Stunden Zusatz-Schlaf ab. Dann haben Sie eine konkrete Zahl für die letzte Woche. Da wir Gewohnheitsmenschen sind, ist die Wahrscheinlichkeit hoch, dass die Woche davor in etwa gleich abgelaufen ist. Also nehmen Sie die ermittelte Anzahl an verlorenen Schlafstunden mal zwei. Jetzt haben Sie Ihr Schlafdefizit der letzten 14 Tage. Die errechneten fehlenden Stunden an Schlaf haben Sie vermutlich bisher gar nicht so deutlich wahrgenommen wie einen längeren Schlafverlust in nur einer Nacht. Ein kontinuierlicher Schlafverlust fühlt sich nämlich anders an, als wenn Sie tatsächlich eine ganze Nacht nicht oder nur wenig geschlafen hätten. Das liegt an Ihrem Adaptions-System, was nichts anderes bedeutet, als dass sich Ihr Körper an Belastungen immer in einem gewissen Grad anpassen kann und auch laufend bemüht ist, entstandene Defizite auszugleichen wo und wie immer es geht.

Gesunder Schlaf - der Schlüssel zur Herz-Gesundheit

Nach wie vor zählen weltweit die Herz-Kreislauf-Erkrankungen zu den häufigsten Todesursachen. Man weiß heute ziemlich verlässlich, dass schlechter und zu kurzer Schlaf mit einer höheren Rate an Herzrhythmusstörungen, Bluthochdruck oder Vorhofflimmern verbunden ist. Einige Forscher gehen davon aus, dass zu den Ursachen von Bluthochdruck zusätzlich entzündliche Prozesse im Körper gehören, die gehäuft auftreten können, wenn man weniger als sechs bis sieben Stunden pro Nacht schläft. Entzündungen sind ein weiterer Grundfaktor für die Entstehung von Herzerkrankungen. Dies scheint auch der Grund zu sein, dass Menschen mit Arthritis oder entzündlichen Darmerkrankungen eine höhere Rate an Herzerkrankungen haben. Letztendlich spielt bei diesen Problemen der Schlafmangel eine übergeordnete Rolle, denn aus wissenschaftlicher Sicht ist vielfach bestätigt, dass für eine gesunde

Herzfunktion und vor allem zum Schutz für das Herz der erholsame und ausreichende Schlaf ein Schlüsselfaktor ist.

Aber es gibt einen weiteren Umstand, der möglicherweise einen Einfluss auf die Herzgesundheit haben könnte, nämlich die Einschlafzeit. Dazu gibt es eine aktuelle Studie*, die von der Europäischen Fachgesellschaft für Kardiologie (European Society of Cardiology) veröffentlicht wurde. Die Daten deuten darauf hin, dass es eine Art »Herz-Einschlaf-Stunde« gibt, die zwischen 22 und 23 Uhr liegt. Bei dieser Studie wurden mehr als 3000 Versuchspersonen über einen Zeitraum von durchschnittlich 5,7 Jahren beobachtet. Das überraschende Ergebnis: Die geringste Häufigkeit (Inzidenz) von Herz-Kreislauf-Erkrankungen wurde bei den Teilnehmern festgestellt, die zwischen 22 und 23 Uhr einschliefen. Die schlechtesten Ergebnisse erzielten diejenigen, die bis nach Mitternacht wach blieben. Diese Gruppe hatte ein um 25 Prozent höheres Risiko für Herzerkrankungen.

Überraschenderweise gibt es auch für Frühaufsteher ein ebenso negatives Ergebnis, vor allem, wenn Sie vor 22:00 Uhr schlafen gingen. Bei denjenigen, die zwischen 23 Uhr und Mitternacht schlafen gingen, sank das Risiko einer Herzerkrankung auf etwa 12 Prozent.

Diese zusammenfassenden Ergebnisse haben allerdings eine Einschränkung, denn die Forscher können zum jetzigen Zeitpunkt noch nicht endgültig beweisen, dass der unterschiedliche Zeitpunkt des Einschlafens der Grund für die unterschiedlichen Risikoniveaus ist. Dennoch besteht die Annahme, dass es nicht nur wichtig sein kann, wie lange wir schlafen, sondern dass auch der Einschlaf-Zeitpunkt wichtig sein könnte.

An dieser Stelle erkennen Sie einmal mehr, dass der Begriff »gesund schlafen« sehr weitläufig ist. Fest steht, dass man dabei unzählige Faktoren, über die Sie in diesem Buch informiert werden, miteinbeziehen kann und auch sollte.

* (Antipois, 2021)

Akute Schlafschulden abbauen

Akuter und überschaubarer Schlafmangel lässt sich in den allermeisten Fällen relativ rasch abbauen, indem Sie den verlorenen Schlaf einfach aufholen und keine neuen Schlafschulden mehr aufbauen. Da gibt es mehrere Optionen. Die logischste wäre, dass Sie einfach mehr schlafen und jede Nacht in etwa 7,5 Stunden Schlaf zu erreichen versuchen. Gleichzeitig ist es notwendig, zusätzlichen Schlaf zum Abbau der kurzfristigen Schlafschulden zu generieren, am besten ebenfalls in der Nacht. Denn der Nachtschlaf ist aus biologischer Sicht und in Bezug auf Ihren zirkadianen Rhythmus der wertvollste Schlaf. Am besten starten Sie Ihren Schlaf deutlich vor Mitternacht, denn im ersten Nachtdrittel haben Sie am meisten Tiefschlaf, der für die körperliche Regeneration und für die Entgiftung, vor allem Ihres Gehirns, sehr wichtig ist.

Wenn Ihnen also pro Nacht bisher etwa eine Stunde Schlaf gefehlt hat, dann müssten Sie mindestens pro 24 Stunden zusätzlich idealerweise 1,5 Stunden mehr Schlaf generieren. Um dies zu erreichen, wäre es notwendig, 1,5 Stunden früher ins Bett zu gehen bzw. um die gleiche Zeitspanne länger zu schlafen. Das würde zusätzlich voraussetzen, dass Sie keine Ein- und Durchschlafstörungen haben. Einer meiner ganz elementaren Schlaf-Tipps ist daher, dass Sie Ihren Wecker nicht nur am Morgen benutzen, sondern auch am Abend. Am Morgen wie bisher, um Sie rechtzeitig zu wecken, und am Abend, damit Sie früher ins Bett gehen.

Es gibt noch eine weitere Form der akuten Schlafschulden. Diese können auch situationsbedingt entstehen und sind bei keinen oder nur geringen Schlafschulden nicht problematisch. Da denke ich beispielsweise an den »Sommer- und Hitze-Schlaf«, der uns oft durch längere Einschlafzeiten und mögliche Wachphasen den Schlaf kürzt. Im Sommer benötigen die meisten Menschen sowieso weniger Schlaf als im Vergleich zum Frühling, Herbst und Winter. Da verkraften Sie ein bis zwei Stunden weniger Schlaf wegen Hitze besser. Voraussetzung ist immer, dass Ihre Schlafschuld – wie erwähnt – nicht zu groß ist. An der Stelle sei auch noch vermerkt, dass vor allem jüngere Menschen akute und teilweise auch chronische Schlafschulden besser verkraften und kompensieren als ältere Menschen. Erfahrungsgemäß wird ab dem 40. Lebensjahr jedes dazu kommende Jahr eine größere Herausforderung, mit Schlafschulden schadlos umzugehen.

Kommen wir zur zweiten großen Kategorie von Schlafschulden, die viel problematischer sind.

Chronische Schlafschulden

Wenn Sie in den letzten Monaten oder Jahren Ihr Schlafbedürfnis nur selten decken konnten, leiden Sie an einem chronischen Schlafdefizit. Ihr Schlafdefizit ist nicht nur chronisch, sondern auch allgegenwärtig und damit auch mit hoher Wahrscheinlichkeit aktuell negativ wirksam.

Es sind vor allem die kumulativen Effekte, die chronischen Schlafmangel so schädlich machen. In der Schlafwissenschaft ist man sich noch nicht darüber einig, ob sich chronische Schlafschulden überhaupt gänzlich rückgängig machen lassen. Ob so viel verlorener Schlaf überhaupt und realistisch aufholbar ist, dazu liegen nach wie vor zu wenig Forschungsergebnisse vor.

Meine Erfahrungen mit Klientinnen, Patienten und Kundinnen mit chronischen Schlafschulden sind in jedem Fall optimistisch zu bewerten – sobald man die richtigen Maßnahmen zur Anwendung bringt. Denn ein Faktor wird in der Medizin und vor allem in der Schlafmedizin beinahe gänzlich unter den Teppich gekehrt, nämlich, dass wir Menschen eine enorme innere Kraft zur Selbstregulation, Selbstreparatur und letztlich zur Selbstheilung haben. Diese Mechanismen werden vorwiegend durch einen biologisch hochwertigen Schlaf ausgelöst und gefördert. Dadurch können Befindlichkeitsstörungen und gesundheitliche Probleme, die vorrangig durch Schlafmangel entstanden sind, viel rascher ausgeglichen werden. Auch solche, die durch langjährigen Schlafmangel und eine Anhäufung von Schlafschulden entstanden sind.

Auf den ersten Blick scheint das Unterfangen, eine chronische Schlafschuld von möglicherweise Hunderten oder gar Tausenden Stunden Schlaf auszugleichen, schlicht und einfach unmöglich. Das ist grundsätzlich richtig, allerdings mit einer Einschränkung: Unmögliches wird durch einen ganz bestimmten Faktor und durch die Aktivierung einer ordnenden Naturkraft bei akuten Schlafschulden rascher möglich, als Sie denken. Beim chronischen

Schlafdefizit benötigt es tatsächlich zur »Heilung« ein kleines Wunder. Keine Sorge, auch das ist möglich, denn ein Motto von mir lautet: Unmögliches wird sofort erledigt, Wunder dauern etwas länger.

Ihr Minimalziel - vier gute Nächte pro Woche

Die Wissenschaft rund um das Thema »Abbau von chronischen Schlafschulden« ist keineswegs eindeutig. Deshalb war es notwendig, dass ich hier empirische Forschungen angestellt habe. Meine Beobachtungen und Erfahrungen haben rasch gezeigt, dass wenn Sie unter einem chronischen Schlafmangel leiden, es in jedem Fall vorteilhaft ist, ab sofort keine neuen Schlafschulden anzuhäufen. Sie können jeden Abend etwas früher ins Bett gehen oder am Morgen etwas länger schlafen. Ersteres ist für Berufstätige sicher die einfachere Option. Zusätzliche Powernaps und Meditationen können ebenfalls dazu beitragen, die Schlafschulden zu reduzieren (siehe Seite 119). Mit den richtigen Maßnahmen samt dem notwendigen konsequenten Handeln und der erforderlichen notwendigen Geduld wäre der Abbau von Schlafschulden plan- und umsetzbar. Die Tatsache, dass die allermeisten Menschen Verhaltensänderungen intuitiv vermeiden wollen, hat mich seinerzeit zu einer umsetzbaren Empfehlung bewogen. Das Minimalziel sollte sein, dass Sie in 4 Nächten pro Woche genug Schlaf bekommen sollten, also die empfohlenen 7,5 Stunden. Die restlichen 3 Nächte und insbesondere das Wochenende sollten Sie benutzen, um etwas mehr Schlaf zu bekommen, solange Sie an einem Schlafdefizit leiden. Damit würden Sie konsequent weitere Schlafschulden vermeiden.

Berücksichtigen Sie bitte auch, dass wir nicht jede Nacht gleich gut schlafen. Eine schlechte Nacht mit weniger Erholungswert kann den Abbau von Schlafschulden beeinträchtigen. Es gibt aus meiner Sicht fünf Haupt-Schalthebel, die den Abbau von Schlafschulden unterstützen können:

1. Optimieren Sie Ihre Schlafdauer wie beschrieben und halten Sie Ihre Schlafschulden ab sofort so niedrig wie möglich.
2. Verbessern Sie Ihre Schlaf-Effizienz durch besseres Ein- und Durchschlafen.

3. Zahlen Sie so Ihre angehäuften Schlafschulden zurück und schlafen Sie ab sofort effizienter und damit automatisch länger und mehr.
4. Synchronisieren Sie Ihre innere Uhr (siehe Seite 97).
5. Verbessern Sie Schritt für Schritt sowohl Ihre Schlaf- als auch Ihre Regenerationsqualität.
6. Beachten Sie die saisonalen Unterschiede der Schlafdauer. Im Sommer z. B. benötigen wir bei freiem Schlafverlauf weniger Schlaf als im Winter. Die Übergänge zu den 4 Jahreszeiten sind mehr oder minder »schleichend«.

Das Barfußgehen und die großflächige Körpererdung, zu der wir noch ausführlich kommen, sind dabei herausragende »natürliche Helfer«. Diese und weitere Maßnahmen werden bei schwieriger Ausgangssituation am besten durch ein professionelles Schlaf-Gesund-Coaching über 12 Wochen begleitet. Das erhöht die Erfolgsquote erfahrungsgemäß um ein Vielfaches. Und es ist erstaunlich, sobald man seine Schlafschulden etwas abgebaut und die Schlaf- und Regenerationsqualität samt Schlafeffizienz auf ein höheres Level gebracht hat, verändert sich das Leben in vielen Bereichen und Belangen positiv!

Das Phänomen der »Schlaftrunkenheit«

Ich habe bereits auf eine eigentlich logische Erkenntnis hingewiesen: Die allermeisten Menschen, die einen Wecker oder eine Weckhilfe benötigen, leiden an einem Schlafdefizit. Das ist auch jene Gruppe von Menschen, für die die berühmt-berüchtigte Snooze-Taste erfunden wurde. Zugegeben, nicht alle Menschen – auch nicht die Ausgeschlafenen – sind am Morgen sofort hellwach und haben einen klaren Kopf. Im Gegenteil, die Schlafträgheit oder »Schlaftrunkenheit« ist eine weitere Herausforderung für die Schlafgestörten. Auch hier gibt es Unterschiede in der Häufigkeit und Ausprägung, und dieses unangenehme Phänomen kann ebenfalls durch eine Schlafoptimierung gemildert oder zum Verschwinden gebracht werden.

Dasselbe betrifft die nachmittägliche Müdigkeit zwischen 13:00 und 15:00 Uhr. Hier macht die innere Uhr eine kurze Abwärtskurve, die Schlafneigung steigt vorübergehend an; wir reden vom biologisch normalen »Mittagstief«. Gerade Menschen mit einer angehäuften Schlafschuld haben um diese Zeit eine hohe Einschlafneigung. Auch hier schafft der »Morning-Drink« Abhilfe. Für alle, die Zeit haben, ist dies ebenfalls eine gute Zeit für ein Nickerchen (Mittags-Kurzschlaf oder auch Powernapping genannt), um die Schlafschulden in Grenzen zu halten oder abzubauen. Aber Vorsicht, nicht länger als 20 Minuten, ansonsten läuft man Gefahr, in eine Tiefschlafphase zu geraten. In diesem Fall wird der Nachmittag anschließend eher mühsam und beschwerlich, da wir nach einer solchen intensiven Ruhephase nicht mehr richtig in die Gänge kommen. Sie sehen, es gibt also durchaus Möglichkeiten, an Ihrem »Schlaf-Minus-Konto« regelmäßig zu arbeiten. So können Sie allein durch diese Maßnahme in 7 Tagen wieder etwa 120 Minuten verlorenen Schlaf ausgleichen.

Kapitel 5

Von Lerchen, Eulen und Tauben

Was für ein Chronotyp sind Sie?

Die Chronobiologie, ein Fachgebiet innerhalb der Biologie, befasst sich mit den zeitlichen Gesetzmäßigkeiten im Ablauf von Lebensvorgängen. Gemäß ihren Forschungen lassen sich die Menschen in die folgenden drei typischen Gruppen einteilen:

- Gegen Abend lässt bei einer Gruppe die Energie und Leistungskraft merklich nach, nämlich bei den chronobiologischen Lerchen. Dies sind die Früh-zu-Bett-Geher und Frühaufsteher.
- In der konträren Gruppe befinden sich die Eulen. Diese Nachtschwärmer gehen tendenziell etwa zwei oder mehr Stunden später zu Bett als die Lerchen. Sie würden natürlich gern am Morgen ausschlafen, aber solange sie familiäre oder berufliche Verpflichtungen haben, müssen sie in der Regel zeitig aufstehen. Deshalb sind die Schlafschulden bei den Eulen vorprogrammiert, obwohl es den meisten gar nicht richtig bewusst ist.
- Es gibt noch eine dritte Gruppierung, die sogenannten Mischtypen, die man als Tauben bezeichnet. Deren Wendigkeit in der Luft kommt durch eine spezielle Flugtechnik zustande: Die Taube schlägt mit ihren Flügeln erstaunlicherweise eine Acht, statt sie wie andere Vögel auf- und abzuschwingen. Sie sind deshalb flexibler, genauso wie die chronobiologischen Mischtypen, die sich gut anpassen können. Die sogenannten Tauben können sowohl mal früher oder später zu Bett gehen, mal früh aufstehen oder auch länger liegen bleiben, ohne dass ihre innere Uhr darunter sonderlich leidet.

Der Typus bestimmt den Rhythmus

Alle Chronotypen werden in Bezug auf den zirkadianen Rhythmus – also den 24-Stunden-Rhythmus – durch sogenannte Uhrengene gesteuert. Dadurch sind willentliche Spielräume über Schlafenszeit und Schlafdauer zwar möglich, haben aber Konsequenzen, denn wer eine Lerche ist, muss leben und schlafen wie eine Lerche, dasselbe gilt auch für die Eule. Die eher seltenen Mischtypen sind etwas flexibler, aber auch das hat seine Grenzen. So gesehen, gibt es eine chronobiologisch abhängige zeitliche Leistungskurve während des Tages. Die Lerchen sind morgens und am Vormittag für Höchstleistungen bestens gerüstet. Am Nachmittag und vor allem am Abend büßen Sie an Konzentrations- und Leistungskraft ein. Bei den Eulen ist es umgekehrt, sie laufen gegen Abend zu ihrer Höchstform auf und sind frühmorgens und am Vormittag bezüglich ihrer Leistungsfähigkeit mehr oder weniger limitiert. Doch verzagen Sie nicht, denn bezüglich der Chronotypen gibt es Spielräume, die man erst in den letzten Jahren entdeckt hat.

Tagesmüdigkeit bedeutet »Alarmstufe Rot«

Jeder von uns ist und bleibt einzigartig, dennoch haben wir auch viele Gemeinsamkeiten. Zum Beispiel zeigen die Erfahrungen, dass diejenigen, die glauben, gut zu schlafen und ausgeruht zu sein, in der Realität oft danebenliegen. Wir neigen nämlich generell dazu, unser Schlafbedürfnis eher zu unterschätzen und unsere Schlafdauer zu überschätzen. Dies führt dazu, dass sich die meisten Menschen nicht nur irgendwie an ihren schlechten Schlaf gewöhnen, sondern sich auch subjektiv den vorhandenen Schlafschulden so gut es geht anpassen. Obwohl eigentlich alle Anzeichen für die Schlafschulden sprechen: Tagesmüdigkeit, Leistungsabfall, sofortiges Einschlafen am Abend, Defizite im Denken und Handeln, nicht hilfreiche und eher negative Gedanken und Emotionen und vieles andere mehr bis hin zur Entwicklung handfester Gesundheitsprobleme.

Daneben haben viele Zeitgenossen ein weiteres Manko, nämlich die Bequemlichkeit. Sie bemühen sich zwar, ihre Tagesmüdigkeit halbwegs in den Griff zu bekommen, und nehmen sich vor, für mehr Schlaf zu sorgen. Dabei übersehen sie, dass sie auf ihrem Schlafkonto ein dickes Minus haben. Und solange sie diese Schlafschulden nicht kontinuierlich in den Fokus nehmen und abbauen, wird sich vor allem in Sachen Wohlbefinden, Vitalität und Stimmung in ihrem Leben nicht viel ändern.

Schlafschulden stören Ihr waches Leben

Jeder von uns hat nach einer längeren Veranstaltung, einer durchgemachten Nacht oder was auch immer den Schlaf geraubt hat, entsprechende Erfahrungen gemacht. Vor allem am folgenden Tag und in den Tagen danach wirkt der Schlafmangel sich aus. Nicht umsonst heißt ein chinesisches Sprichwort: »Einer Nacht versäumten Schlafes folgen 10 schlechte Tage.« Der Schlafmangel kann individuell starke »Nachwehen« haben und seine kurz- und mittelfristigen Folgen werden total unterschätzt. An dieser Stelle ist es vernünftig, wieder in die Schlafwissenschaft einzutauchen und sich mit einem genialen Mechanismus in unserem Organismus auseinanderzusetzen. Die Rede ist von der sogenannten Schlaf-Homöostase. Homöostase stammt aus dem Altgriechischen und bedeutet »Gleichstand«. Damit wird ein Gleichgewichtszustand in einem offenen, dynamischen System bezeichnet. Dieser Mechanismus wird durch einen internen und selbstregulierenden Prozess aufrechterhalten. Was den Schlaf anbelangt, handelt es sich einmal mehr um einen »Sonderfall der Selbstregulation« von intern und extern gesteuerten Systemen.

Schlaf-Homöostase und Schlafdruck

Sie können sich das wie eine Wippschaukel vorstellen, die sinngemäß Ihre Wachheit und Ihre Müdigkeit samt Schlaf im Gleichgewicht hält. Das bedeutet, dass Sie am Tag wach genug sind, um nicht einzuschlafen, und am Abend sowie in der Nacht müde genug, um nicht wach zu sein. So funktioniert das: Sobald Sie das erste Mal am Morgen Ihre Augen öffnen, beginnen Sie eigentlich bereits wieder einzuschlafen, denn sobald Sie wieder bewusst denken können, Ihr Gehirn also in die Wach-Modalität verfällt, wird Adenosin ausgeschüttet, eine Art körpereigener Müdemacher. Peu à peu häuft es sich tagsüber in bestimmten Gehirnarealen an, dockt dort an spezifische Rezeptoren an und bewirkt, dass Sie hoffentlich irgendwann am Ende des Tages so müde sind, dass Ihnen die Augen wieder zufallen und Sie friedlich einschlafen. Dadurch entsteht auch der bereits zitierte »Schlafdruck«, der sich über den gesamten Tag aufbaut. Genau dieser »Schlafdruck« bringt die Wippschaukel ins Ungleichgewicht und das Wachen wird durch das Schlafen abgelöst. Sobald Sie schlafen, wird das Adenosin aus Ihrem Gehirn wieder ausgespült und die Homöostase wiederhergestellt.

Die »Recycling-Rate« Ihres Gehirns für Wachen und Schlafen

Hier kommt die Frage auf, was passiert, wenn Sie Ihr biologisch notwendiges Schlafbedürfnis nicht regelmäßig decken. Denn zu kurzer Schlaf bedeutet, dass Ihr Gehirn unter anderem nicht genug Zeit für den vollständigen Abbau von Adenosin hat. Die Folge ist eine Restbelastung von Adenosin am Morgen, wenn Sie aufwachen. Dadurch entsteht für Sie ein neues Problem, eine Art Teufelskreis, der sich mit jeder fehlenden Schlafstunde weiter verschlimmert. Dies bleibt so lange so, bis Sie Ihre Schlafschulden zu einem Großteil beglichen haben.

Forschungen zeigen, dass das Verhältnis von etwa 16 Stunden Wachsein und den als ideal vorgeschlagenen etwa 7,5 Stunden Schlaf kein Zufall ist, denn die »Recycling-Rate« Ihres Gehirns ist ziemlich genau auf diese etwa 16 Stunden beschränkt. Sobald Sie durch Schlafmangel gezwungenermaßen länger wach sind, funktionieren diese Mechanismen nicht mehr optimal. Und dies hat fatale Folgen für Ihr Gehirn, wie eine Studie* gezeigt hat. Der Verlust an Schlafstunden, so fassen die Forscher zusammen, zeigt die gleichen Symptome wie bei einer Gehirnerschütterung! Und dies ist längst nicht alles. Bereits 2015 haben Wissenschaftler in einem Versuch herausgefunden, dass bereits eine Woche mit Schlafmangel genügt, um die Aktivität Hunderter Ihrer Gene zu verändern. In ihrem Versuch ließen die Forscher die Testpersonen sieben Nächte lang maximal sechs Stunden schlafen. Sie stellten fest, dass der entstandene Schlafmangel insgesamt 711 Gene beeinflusste. Das macht zwar nur 3,1 Prozent der etwa 23 000 Gene aus, die in der menschlichen Erbsubstanz stecken. Betroffen waren jedoch vor allem Gene, die für

---

* (Riegler, Guty, Thomas, & Arnett, 2020)

Entzündungen, Immunantworten und Stressreaktionen verantwortlich sind. Und dies, obwohl die Versuchspersonen nur etwa 1,5 Stunden von den durchschnittlich idealen 7,5 Stunden zu wenig geschlafen hatten.

Die heimtückischen Folgen des Schlafdefizits

Bereits ein akuter, also kurzfristiger Schlafmangel beeinträchtigt Ihr Wachleben mehr, als Sie vielleicht ahnen: erhöhte Tagesmüdigkeit, beeinträchtigte Wahrnehmung Ihrer Umwelt und Ihrer Mitmenschen; Sie verhalten sich auch nicht mehr so sozial, wie Sie eigentlich sind oder sein könnten, Sie haben eindeutig schlechtere Reaktionszeiten, Sie sind nicht mehr so kreativ, Ihr Immunsystem ist deutlich geschwächt und Sie haben keine wirklich gute Laune. Dies genügt schon, um die Dramatik zu erkennen, obwohl man hier noch viele weitere Fakten aufzählen könnte. Ein wichtiges Faktum scheint sich in jedem Fall immer deutlicher abzuzeichnen: Schlafverlust und Schlafmangel wirken eindeutig lebensverkürzend.

Ihre Schlafschulden sind die wichtigste Metrik

Am Anfang Ihrer Reise hin zum bestmöglichen Schlaf geht es schlicht und einfach nur um die Quantität Ihres Schlafes, sprich Ihre Schlafdauer pro Nacht. Deshalb passt der Begriff »Metrik« gut, das ist die Bezeichnung für einen quantitativen Messwert, an dem man den Erfolg oder Misserfolg eines Vorhabens überwachen und auch bewerten kann. Es geht um die wichtigsten Schlüsselfaktoren, präventiv, aber auch im Sinne von Schlaftherapie oder Schlafcoaching. Speziell am Anfang sind tatsächlich Ihre Schlafschulden die wichtigste und ausschlaggebende Schlafmetrik. Und Sie haben damit einen markanten Schlüsselfaktor, den Sie zu 100 Prozent selber beeinflussen können. Am Ende unserer gemeinsamen Reise kommt noch ein weiterer wichtiger Schlüsselfaktor dazu, nämlich die Schlafqualität. Diese samt der Regenerationsqualität nicht nur subjektiv zu erfassen, ist durch objektive mobile Messungen möglich.

Kapitel 6

Im Einklang mit der inneren Uhr leben und schlafen

Im Takt des 24-Stunden-Rhythmus

Alle bisherigen Erkenntnisse, Empfehlungen und notwendigen Maßnahmen sind nur in Kombination mit einem weiteren Baustein, dem zirkadianen Rhythmus, sinnvoll. Das heißt, Sie sollten Ihre innere Uhr unbedingt besser kennen, verstehen und einsetzen lernen. Also lernen, mit Ihrer inneren Uhr in Harmonie mit der Sonne, dem Tageslicht und insbesondere mit Ihren Einschlaf- und Aufwachzeiten zu sein. Es gilt herauszufinden, zu welcher Zeit bestimmte Verhaltens- und Schlaf-Gesund-Regeln für Sie am besten wirken können.

Da die innere Uhr jedes Menschen genetisch einzigartig ist, kann auch dies zu einer weiteren und größeren Herausforderung für Sie werden, denn Ihre biologische Uhr befindet sich mit großer Wahrscheinlichkeit seit Längerem auf Abwegen.

Jetlag-Syndrom als Beispiel

Was passiert, wenn der zirkadiane Rhythmus gestört ist, zeigt das Jetlag-Syndrom. Die meisten von uns haben das bei längeren Flugreisen, bei denen mehrere Zeitzonen durchflogen werden, schon erlebt. Bei einer Flugreise von Berlin nach Los Angeles beispielsweise beträgt der Zeitunterschied etwa 9 Stunden. Auf dem Hinflug bewegen wir uns von Westen nach Osten, das heißt, wenn es in Berlin 18:00 Uhr ist, ist es in Los Angeles 9 Stunden früher, also Vormittag. Eigentlich würde für uns nun der Abend beginnen, und darauf ist der Körper auch eingestellt, doch in Los Angeles haben wir noch den halben Tag vor uns. Das ist für den Körper sehr anstrengend. Der Rückflug nach Berlin wird chronobiologisch gesehen etwas leichter, denn wenn wir um 18:00 Uhr in Los Angeles aufbrechen, fliegen wir in die Nacht hinein. Bei der Ankunft in Berlin fühlen sich die meisten so, als hätten sie eine Nacht durchgemacht. Wenn man keine allzu großen Schlafschulden hat, kann man in ein bis zwei Tagen den Normal-Rhythmus gefühlt wieder gut finden. In Wirklichkeit dauert es je nach Alter und gesundheitlichem Zustand einige Tage länger.

Untersuchungen haben gezeigt, dass sich der zirkadiane Rhythmus von unseren Zellen im Gehirn an die neue Zeit am Ankunftsort rasch anpassen kann. Sobald wir in unserem Beispiel in Los Angeles ankommen, ist der zirkadiane Rhythmus von unseren Leberzellen allerdings noch über dem Atlantik und der zirkadiane Rhythmus unseres Herzens ist sogar noch in Berlin. Unsere innere Uhr ist aus dem Takt geraten, und das wirkt sich in vielen Bereichen von Körper, Seele und Geist negativ aus.

Unser zirkadianer Rhythmus passt sich der Umwelt nach einer gewissen Zeit automatisch wieder an, und wir fühlen uns in der Regel wieder wohl. Allerdings geht dies nicht bei allen so rasch, wie die Betroffenen es sich oft wünschen. Eine chronobiologische Faustregel besagt, dass unser Körper pro Zeitzone (1 Stunde Zeitunterschied) etwa jeweils 24 Stunden bis zur vollkommenen Synchronisation benötigt. Dies wären bei der Berlin-Los Angeles-Reise immerhin 9 Tage.

Einschlaf- und Aufwach-Zeitpunkt sind entscheidend

Forscher der Universität Zürich entdeckten, dass unser zirkadianer Rhythmus die Bildung von Proteinen (Proteinbiosynthese) reguliert. Wenn Sie sich müde fühlen und zu Bett gehen, werden die für eine gesunde Zellfunktion notwendigen Proteine produziert, und zwar zu zwei Zeitpunkten am Tag: direkt vor dem Einschlafen und direkt nach dem Aufwachen. Der Schlaf ist der Auslöser für diesen wichtigen Prozess, während das Aufwachen die Aktivierung von Zellverbindungen (Synapsen) fördert, die für die Kommunikation zwischen den Zellen notwendig ist. Tierversuche zeigen eindeutig: Sobald Schlaf fehlt, funktionieren diese Mechanismen nicht mehr so, wie sie eigentlich sollten.

Durch eine Schlafdauer von etwa 7,5 Stunden stellen Sie sicher, dass es zum ordnungsgemäßen Aufbau von Proteinen kommt und zur wichtigen

Kommunikation zwischen den Nervenzellen (Neuronen). Diese Studie* bringt uns der Erkenntnis näher, was wir bereits wissen: Nichts kann einen gesunden und erholsamen Schlaf ersetzen!

> **Haartest zeigt Profil der inneren Uhr**
>
> Ich bin ein erklärter Anhänger von objektiven, messbaren Fakten. Zu viele Mythen rund um den Schlaf führen viele Menschen auf Ab- oder Irrwege, und die wahren Probleme bleiben meistens ungelöst. Es ist also wichtig herauszufinden, welcher Chronotyp man wirklich ist und wie die eigene innere Uhr tickt. Vor allem geht es darum, zu welchem Zeitpunkt am Abend die Zirbeldrüse aufgrund der Uhren-Gene mit der Melatonin-Produktion beginnt. Um diesen Rhythmus personalisiert zu bestimmen, hat der Chronobiologe Prof. Dr. Achim Kramer einen unkomplizierten Haartest entwickelt. Damit lässt sich der genetisch bedingte Schlaftyp (Lerche/Frühtyp, Taube/Mischtyp oder Eule/Spättyp) exakt bestimmen. Mit einem Test-Kit werden die ausgerissenen Haare samt den Haarwurzeln an ein Labor gesandt. Dort wird die Haarprobe aus den insgesamt etwa 20000 Genen mithilfe der persönlichen Uhren-Gene analysiert. Dabei wird die RNA (Ribonukleinsäure RNS) der Haarprobe bestimmt. Damit ist es möglich, die biologische innere Uhr in ihrer Gangart zu bestimmen. Ein ausführlicher, wissenschaftlich fundierter Ergebnisbericht weist auf jeweils optimale Zeiten zum Einschlafen, Aufwachen, Essen, Arbeiten, Sport treiben etc. hin (www.bodyclock.health/der-test).

Ihre innere Uhr und ihre Zeitgeber

Damit Sie künftig einen besseren, gesünderen und letztendlich einen Bioenergetischen Schlaf® mit all seinen wertvollen Vorteilen genießen können, müssen Sie in jedem Fall Ihren natürlichen Rhythmus von Tag und Helligkeit

---

* (Li, et al., 2022)

sowie Nacht und Dunkelheit wieder finden. Während seiner Evolution hat der Mensch für diesen Zweck eine unglaublich präzise biologische Uhr entwickelt, die unseren Schlaf und das Wachsein reguliert. Auch Ihre innere Uhr ist nichts anderes als ein natürlicher Zeitmesser, der durch einen komplizierten Mechanismus aus Licht- und Frequenz-Einflüssen, Rezeptoren, elektrischen Signalen und Hormonen gesteuert wird. Dabei spielen sowohl der tägliche Sonnenaufgang als auch Sonnenuntergang eine zentrale Rolle. Somit ist unsere Uhr in Wirklichkeit ein Abbild des Sonnenlaufs, nach dem sie sich richtet. Dazu meine Frage – wann haben Sie das letzte Mal Ihren Körper, vorrangig Ihre Augen, einem Sonnenaufgang oder Sonnenuntergang ausgesetzt?

Es ist unter Chronobiologen längst kein Geheimnis mehr, dass die meisten Menschen in den Industrieländern weit davon entfernt sind, dass ihre inneren Uhren mit dem Sonnenlauf synchron laufen und mit dem wichtigsten Zeitgeber, dem Sonnen- und Tageslicht, schon lange nicht mehr in dem für den Schlaf so wichtigen natürlichen Einklang sind. Doch das ist aus biologischer Sicht ein absolutes MUSS, denn die innere Uhr ist der bestimmende Faktor eines funktionierenden Schlaf-Traum-Wach-Zyklus.

Unsere innere Uhr wird auch von unseren zahlreichen anderen Tätigkeiten, den sogenannten »sozialen Zeitgeber-Impulsen«, mitgesteuert. Dazu zählen Arbeiten, Essen und Trinken und vieles andere. Wir schlafen und regenerieren uns dann am besten, wenn wir in unserem zirkadianen Rhythmus sind. Ein gut untersuchtes Gegenbeispiel sind Nachtschichtarbeiter, die sich in der Regel weder an die Nachtarbeit noch an den Schlaf während des Tages optimal anpassen können. Sie haben im Regelfall mit zahlreichen Gesundheitsproblemen zu kämpfen, vor allem mit Herz-Kreislauf-Beschwerden und Verdauungsstörungen. Dies führt oft zu psychischen Belastungen, erhöht das Risiko für Depressionen, die wiederum den Schlaf und seinen Erholungswert massiv stören.

Sommer- und Normalzeit

Sobald wir unsere örtliche Zeitzone verlassen, läuft die innere Uhr automatisch anders. Deshalb können bereits wenige Stunden Zeitverschiebung zu körperlichen und psychischen Reaktionen sowie Schlafstörungen (Jetlag-

Syndrom) führen. Das ist auch dann der Fall, wenn wir von der Normalzeit in die sogenannte »Sommerzeit« wechseln und die Uhr um eine Stunde vorgestellt wird. Dadurch fehlt uns eine ganze Stunde Schlaf, und am Montag nach der Zeitumstellung nehmen die Herzinfarkte statistisch um etwa 25 Prozent zu, ebenso Autounfälle, und auch die Arztpraxen werden häufiger aufgesucht als an »normalen Montagen«.

Die biologische Uhr und das »Opponenten-Prozess-Modell«

Bereits vor längerer Zeit wurde eine sehr wichtige Beobachtungsserie bezüglich Schlaf und Wachheit von Totenkopfäffchen (Primaten) durchgeführt. Die Affen wurden während der Untersuchung bei konstant gedämpftem Licht, akustischer Isolierung, gleichbleibender Temperatur und unregelmäßigen Fütterungszeiten gehalten, um eine Stimulation in Bezug auf Tageszeitenrhythmen aus der Umgebung zu minimieren. In der Umgebung, die sich absolut nicht veränderte, verhielten sich die normalen Affen so, als ob es einen Sonnenauf- oder Sonnenuntergang bzw. eine Art Tag- und Nachtrhythmus geben würde. Sie wachten auf, blieben ca. 15 bis 16 Stunden wach und schliefen dann für 8 bis 9 Stunden. Die Schlussfolgerung ist, dass ein interner Schrittmacher oder eine biologische Uhr diese tiefgreifenden täglichen Mechanismen kontrolliert. Dieser stetige Kreislauf, der sich unter konstanten Bedingungen manifestiert hat, wird deshalb »freischwingend« genannt und gehört zur Klasse von Rhythmen oder Kreisläufen, die eine ungefähre Periode von 24 Stunden hat. Solche Kreisläufe werden zirkadiane Rhythmen genannt.

Nachdem ungefähr eine Woche lang die Gehirnwellen und andere Variablen aufgezeichnet wurden, wurden mittels einer speziellen Technik die biologischen Uhren der Affen vorübergehend abgeschaltet. Die Aufzeichnungen zeigen daraufhin eine tiefgreifende Veränderung. Anstatt einige Stunden wach zu bleiben und dann stundenlang zu schlafen, schliefen die Affen nämlich ständig ein. Ihre Wachzeiten wurden sehr kurz und waren gleichmäßig über den ganzen Beobachtungszeitraum verteilt. Nach einigen Tagen fortwährend der Gehirnwellen-Aufzeichnungen war es für die Forscher deutlich erkennbar, dass der zirkadiane Rhythmus von ununterbrochenem Schlaf gefolgt von ununterbrochener Wachheit komplett verschwunden war.

Fürs Schlafen benötigen Sie eigentlich keine innere Uhr

Diese revolutionäre Entdeckung bedeutete etwas Unglaubliches, nämlich dass die biologische Uhr für den Schlaf nicht notwendig ist, sondern dass sie normalerweise das Wachsein fördert und aktiv dem Schlaf entgegenarbeitet. Sie haben richtig gelesen: Man könnte daraus schließen, dass die einzige Aufgabe der biologischen Uhr in unserem täglichen Kreislauf ist, Wachheit zu fördern und aufrechtzuerhalten. Des Weiteren wird diese Aufgabe nur zu bestimmten Zeiten wahrgenommen. Dieser Prozess wurde von den Forschern als »Uhr-abhängige Wachheit (clock-dependent alerting)« bezeichnet. Jeden Tag zu bestimmten Zeiten wird unser Gehirn durch unsere biologische Uhr stimuliert. Zu anderen Zeiten lässt die Stimulation nach oder wird gänzlich abgeschaltet.

Wie wir bereits gehört haben, verfügt jedes menschliche Gehirn über einen »Prozessor«, der täglich 24 Stunden aktiv ist. Seine Funktion ist es, in einem »homöostatischen Prozess« Schlaf auszulösen und zu erhalten. Wenn ein Mensch weniger Schlaf erhält, als er aus biologischer Sicht benötigt, erhöht dieser homöostatische Prozess unsere Einschlaf-Neigung. Sie erinnern sich? Wer sofort einschläft, hat einen Schlafmangel (Schlafschulden) aufgebaut. Umgekehrt, sobald wir zusätzlichen Schlaf generieren, verringert der homöostatische Prozess die Einschlafneigung auch tagsüber, das heißt, wir sind messbar wacher. Dieser Mechanismus unserer inneren Uhr ist dafür zuständig, die aufgelaufenen Schlafschulden zu speichern und für einen entsprechenden Ausgleich zu sorgen. Das ist jedoch nur bis zu einem gewissen Punkt möglich, dann läuft auch dieses geniale System »aus dem Ruder«.

Schlafschulden und Schlafdruck

Theoretisch können daher die aufgelaufenen Schlafschulden nur für eine sehr kurze Zeit gleich null sein. Dies deshalb, weil jedes Wachsein in Wirklichkeit einen Schlafentzug darstellt. Der biologische Schlafdruck, der kontinuierlich über den Tag entsteht und gegen Abend immer stärker wird, ist hauptverantwortlich für unser Einschlafen und für das nächtliche Durchschlafen. Dieser Mechanismus ist ständig in uns aktiv, auch wenn wir wach sind. Ich habe ja bereits darauf hingewiesen: Sobald Sie am Morgen wach sind und das erste Mal die Augen öffnen, beginnen Sie in Wahrheit bereits wieder einzuschlafen. Der homöostatische Schlafdruck nimmt während des Tages, wo wir idealerweise wach sind, bis zum Abend hin stetig zu. Während des Schlafens wird der Schlafdruck dann wieder kontinuierlich abgebaut. Die Forschungen zeigen, dass die vom »Opponenten-Prozessor« unserer inneren Uhr abhängige Wachheit während der Abendperiode deutlich stärker ist als jene am Morgen. Dies ist ein wunderbarer Mechanismus, da sich während des Tages die Schlafschuld akkumuliert und eine stärkere Stimulation notwendig ist, damit wir während des Nachmittags und in den Abendstunden wach und aufmerksam bleiben.

Dieser Opponenten-Prozessor scheint bei jüngeren und gesunden Menschen besser zu funktionieren und sie können tatsächlich verlorene Schlafstunden besser ausgleichen und kompensieren. Sobald die Schlafschulden allerdings eine solche Größe erreichen, dass diese nicht mehr ohne zusätzlichen Schlaf oder weitere Maßnahmen ausgeglichen werden können, sind die negativen körperlichen, seelischen und geistigen Auswirkungen viel stärker. Dies betrifft in der Folge wieder den gesamten Schlafprozess, der sich durch die Schlafschulden entsprechend verschlechtert. Darunter leidet die körperlich-geistig-seelische Regeneration.

Die Erklärung der Mittagsmüdigkeit

Am frühen Nachmittag – zwischen zwei Spitzen erhöhter uhrabhängiger Wachheit – lässt die Uhr in ihren Bemühungen, uns wach zu halten, deutlich nach. Das Ergebnis ist die bekannte Schläfrigkeit nach dem Essen, die die meisten Menschen fälschlicherweise den Nachwirkungen des Mittagessens zuschreiben. In Wirklichkeit spüren die Menschen ihre angehäufte Schlafschuld, die keinen Widerstand von der uhrabhängigen Aufmerksamkeit erfährt. Manche von uns erreichen während dieser Zeit eine komplette körperlich-seelisch-geistige Talsohle. In vielen Kulturen bewältigen die Menschen diesen Einbruch am frühen Nachmittag dadurch, dass sie gleich nach dem Mittagessen einen Mittagsschlaf halten.

Nachdem man jahrhundertelang angenommen hat, dass wir, je länger wir wach sind, desto schläfriger werden und mehr zum Einschlafen tendieren, wurden wir mit der überraschenden Tatsache konfrontiert, dass Testpersonen nach 12 Stunden Wachsein plötzlich eine geringere Schlaftendenz aufwiesen. Da wir nun wissen, dass es abends eine starke uhrabhängige Wachheit gibt, sind die erweiterten »multiplen Schlaflatenz-Tests«, mit denen zu bestimmten Zeiten eine hohe Einschlafneigung nachgewiesen wird, noch besser verständlich. Sie sind eine endgültige Bestätigung zur Rolle der biologischen Uhr im »Opponenten-Prozess-Modell«.

Die innere Uhr kann man einstellen

Da bei den meisten Menschen diese naturgesteuerten Mechanismen und Prozesse nicht mehr selbstständig und vor allem problemlos funktionieren, ist es nicht verwunderlich, dass sie nicht gesund sind und nicht ausreichend schlafen können. Es stellt sich die Frage, wie wir unsere innere Uhr neu justieren und wieder synchronisieren können. Ein sehr wichtiger Aspekt zum Neueinstellen der biologischen Uhr ist, dass die Uhr nur zu bestimmten Zeiten innerhalb des zirkadianen Rhythmus gestellt werden kann. Abhängig davon, wann der Reiz zur Neueinstellung gesetzt wird (als Rhythmus-Phase bezeichnet), wird die Uhr auf eine frühere oder spätere Zeit gestellt und die Veränderung fällt daher größer oder kleiner aus. Diese Neueinstellung der biologischen inneren Uhr kann nicht ohne genaue Kenntnisse vollzogen werden. Es ist wichtig zu beachten, dass die menschliche biologische Uhr während der Nacht vor allem über den Einfluss von Licht reagiert, tagsüber jedoch nicht.

Der Einfluss von Licht und Hormonen

Zum besseren Verständnis möchte ich hier einige weitere Forschungsergebnisse aufzeigen, die hauptsächlich mit Tieren gemacht wurden. Im Allgemeinen wird eine gezielte Lichteinwirkung in Richtung Dämmerung und gegen Abend zu einer Verzögerung oder zur Verlangsamung der inneren Uhr führen. Das typische Ergebnis könnte sein, dass das erste Aufwachsignal am Morgen etwa eine Stunde oder mehr später als bisher erfolgt. Ungefähr um Mitternacht gibt es einen abrupten Wechsel in der Richtung der Neueinstellungsreaktion. Es zeigt sich, dass eine Lichteinwirkung zu diesem Zeitpunkt und am frühen Morgen die innere Uhr beschleunigt, sodass das Aufwecksignal am Morgen früher als normal erfolgen wird.

In diesem Zusammenhang gibt es auch Versuche mit dem Schlaf-Regulations-Hormon Melatonin. Hier zeigt sich eine entgegengesetzte Wirkung im Vergleich mit der Einwirkung von Licht. Wenn Melatonin am Morgen eingenommen wird – was man nur bei wissenschaftlichen Versuchen macht –, wird dies die innere Uhr verzögern. Wenn Melatonin am Abend eingenommen wird, sollte dies die biologische Uhr beschleunigen.

Wenn die Sensibilität zur Neueinstellung der biologischen Uhr systematisch an verschiedenen Punkten im zirkadianen Zyklus getestet wird, wird das Ergebnis eine Phasenverlaufskurve (PRC) genannt. Diese Kurve zeigt, was für eine Reaktion man abhängig von der Art des Reizes zum Zeitpunkt der Reizsetzung und abhängig von der Spezies erwarten kann.

Spätestens jetzt dürften Sie in der ganzen Tragweite erkennen und verstehen, weswegen das Tages- bzw. Sonnenlicht einen so großen Einfluss auf die biologische innere Uhr hat. Das ist aus biologischer Sicht auch der Grund, weswegen der Schlaf die Dunkelheit benötigt und normalerweise auch liebt. Und dass selbstverständlich das Kunstlicht Ihre innere Uhr beeinflussen und auch verstellen kann. Hochinteressant sind deshalb die Forschungen um ganz bestimmte Farblicht-Frequenzen, die die Wachheit stützen und die Entspannung sowie den Schlaf fördern können. Darunter auch Frequenzen, die Ihren Schlaf und vor allem das Einschlafen massiv stören und beeinträchtigen können. Doch zuvor dringen wir noch ein bisschen tiefer in das Thema der inneren Uhr ein. Denn das ist wichtig für Ihren Schlaf, Ihre Gesundheit, Ihr Wohlbefinden und vor allem für ein langes Leben.

Wo Ihre innere Hauptuhr »zu Hause« ist

Vielleicht haben Sie sich bereits gefragt, wo diese innere Uhr eigentlich ihren Sitz hat. Bereits 1972 kamen zwei Forscher, nämlich Robert Moore und David Zucker, auf dieser Suche unabhängig voneinander zum gleichen Ergebnis. Unsere innere Uhr befindet sich über der Kreuzung des Sehnervs oberhalb unserer Augen, tief an der Mittellinie des Gehirns. Dort wurden zwei etwa stecknadelkopfgroße Anhäufungen von Nervenzellen gefunden. Die Rede ist vom suprachiasmatischen Nukleus (SCN), sozusagen unserer »Master-Clock«, die alle unsere inneren Uhren dirigiert. Dieser Nukleus besteht aus ungefähr 10 000 Nervenzellen, was bei drei Billionen Neuronen des Gehirns nur ein kleiner Bruchteil ist. Diese wiederum haben eine Verbindung zur Netzhaut in den Augen, von wo elektrochemische Signale an den SCN weitergeleitet werden. Dadurch kann die Lichtmenge samt der Lichtfrequenz, die in die Augen eindringen, exakt wahrgenommen werden. Über diese Signale werden unter anderem die Produktion von Hormonen wie Serotonin und Melatonin, die Körpertemperatur oder der Stoffwechsel-Grundumsatz zirkadian gesteuert.

Der wichtigste Zeitgeber für unsere »Master-Clock« ist wie bereits mehrmals erwähnt das Sonnenlicht. Die innere Uhr folgt mehr oder weniger dem Lauf der Sonne, auch wenn diese nicht sichtbar ist. Das Sonnensignal ist aus Sicht der Natur für die Steuerung ideal, denn die Sonne geht jeden Tag dem Naturrhythmus folgend auf und wieder unter und bestimmt somit den Tagesanfang und das Tagesende, zwei wichtige Fixpunkte für die innere Uhr.

Die innere Uhr lässt sich sogar in Ihren Körperzellen nachweisen, denn die einzelnen Zellen sind miteinander synchronisiert, sodass der Gesamtorganismus harmonisch einem Tagesrhythmus folgen und diesen durchlaufen kann. So unterliegt beispielsweise die Aktivität einzelner Gene tageszeitlichen Schwankungen. Bekanntlich haben die drei US-Forscher Jeffrey C. Hall, Michael Rosbash und Michael W. Young in den 1980er-Jahren die Regulation der inneren Uhr auf molekularer Ebene entschlüsselt. Dafür erhielten sie erst im Jahr 2017 den Medizin-Nobelpreis.

Melatonin – Master-Regulator der inneren Uhr

Melatonin ist ein absolutes Schlüsselhormon bei der Regulation des Wach-Schlaf-Traum-Rhythmus und ist genau genommen das wichtigste Schlaf-Regulations-Hormon überhaupt (siehe Seite 181). Die Ausschüttung von Melatonin wird vom Hypothalamus gesteuert, einem wichtigen Kontrollzentrum in Ihrem Gehirn. Der Hypothalamus wiederum wird unter anderem von Licht beeinflusst und reguliert. Das Schlaf-Regulations-Hormon wird vorzugsweise bei Dunkelheit ausgeschüttet, umgekehrt ist der Melatoninspiegel niedrig, wenn es hell ist. Nicht alle haben denselben zirkadianen Rhythmus, und entsprechend steigt auch der Melatoninspiegel bei Nachtmenschen abends etwa zwei bis drei Stunden später an als bei Morgenmenschen. Auch das Melatonin-Maximum und der Tiefpunkt der Körpertemperatur werden bei Nachtmenschen später erreicht. Diese fallen meist in die frühen Morgenstunden, also dann, wenn man bei einem normalen Arbeitstag aufstehen muss. Auch das Cortisol-Level steigt bei Nachtmenschen verspätet an und erreicht meist erst am späten Nachmittag seinen Höhepunkt. Das Stresshormon Cortisol wird normalerweise in den frühen Morgenstunden ausgeschüttet. Es lässt den Blutzucker ansteigen und gibt uns damit die Energie, die wir benötigen, um in den Tag zu starten. Dies erklärt, warum das frühe Aufstehen für Nachteulen die reinste Qual ist. Sie sind biologisch einfach nicht dafür geboren. Wenn sie dazu gezwungen werden, einem Tagesrhythmus zu folgen, der nicht mit ihrer inneren Uhr im Einklang steht, leidet meistens die Leistungsfähigkeit. Man spricht auch von einem »sozialen Jetlag«, der in den Monaten nach der Zeitumstellung auf Sommerzeit besonders ausgeprägt ist.

Ihre innere Uhr wieder synchronisieren

Je besser Ihre innere Uhr mit dem Sonnenlauf synchronisiert ist, desto besser ist Ihr Ein- und Durchschlafen sowie Ihre Schlaf- und Regenerationsqualität. Schlaf-Synchronisation bedeutet, dass Sie eine Routine entwickeln, die den zirkadianen Rhythmus oder die innere Uhr Ihres Körpers mit Ihrem Tagesablauf und Ihrem Schlaf wieder in Einklang bringt.

Der erste Schritt dazu ist, dass Sie nach Möglichkeit jeden Tag zur selben Zeit ins Bett gehen und auch zur gleichen Zeit aufwachen und aufstehen! Sie können tatsächlich Ihren Körper trainieren, zu fühlen und zu erkennen, wann für Sie die richtige Zeit zum Schlafen ist. Schon das kann ein »Gamechanger« für Ihren Schlaf, Ihre nächtliche Erholung und für Ihr Wohlbefinden sein.

Stellen Sie Ihren Wecker auch für den Abend

Die Idee der Schlaf-Synchronisation ist keinesfalls neu. Wissenschaftler wissen durch ihre Studien und Experimente seit Langem, dass die Berücksichtigung der Zeitperioden, die von der »Master-Clock« gesteuert werden, für Ihren Körper und Geist eine echte Wohltat sein kann. Dabei hilft Ihnen ein konsistenter Schlafplan sehr, um in der Folge Ihren Tagesrhythmus besser regulieren zu können. Das wiederum wirkt sich unmittelbar auf die Qualität und Quantität Ihres Schlafs aus. Insgesamt gehen die Vorteile der Schlaf-Synchronisation weit über die Grundregulation Ihres Körpers hinaus. Sie spüren sehr rasch auch eine erhöhte Aufmerksamkeit, verbesserte Stimmung, größere Konzentration, und Ihre Produktivität samt Leistungsvermögen steigt an. Dazu haben Sie ein viel geringeres Risiko für schlafbezogene Probleme wie Ein- oder Durchschlafstörungen, das Syndrom des zu frühen Erwachens sowie für eine unangenehme Tagesmüdigkeit. Das Einüben der Schlaf-Synchronisation ist im Grunde genommen unkompliziert. Damit Sie zur richtigen Zeit ins Bett kommen, kann Ihnen ein Wecker helfen.

Den Schlaf und die täglichen Abläufe neu takten

Der Masterplan lautet: Gehen Sie jeden Tag zur gleichen Zeit ins Bett und stehen Sie auch zur gleichen Zeit auf, auch am Wochenende. Es ist auch notwendig, an Ihrem bisherigen Schlaf-Ritual festzuhalten, vor allem, wenn es sich bewährt hat. Dazu können Aktivitäten wie das Lesen eines Buchs, ein warmes Bad oder das Praktizieren von Entspannungsübungen, Meditation etc. gehören. Auch der Tagesablauf kann rascher synchronisiert werden, indem man zum Beispiel gleichbleibende Essenszeiten einhält und bestimmte Aktivitäten zu wiederkehrenden Zeiten erfolgen.

Es gibt Gründe, warum die Schlaf-Synchronisation bei Ihnen möglicherweise nicht so einfach funktioniert. Etwa wenn Sie Nachtarbeit verrichten müssen oder regelmäßig beruflich längere Flugreisen unternehmen. Auch bestimmte Gesundheitsprobleme oder Nebenwirkungen von Medikamenten können größere Herausforderungen sein und benötigen möglicherweise entsprechende Fachexperten.

Eine Woche Camping synchronisiert Ihre innere Uhr

Bereits vor 10 Jahren zeigte eine wissenschaftliche Studie*, dass die Schlaf-Synchronisation auch eine leichte, angenehme und erlebnisreiche Übung sein kann. Mehr Sonnenschein, kein elektrisches Licht, kein Mobiltelefon und keine digitalen Instrumente und Geräte – mit diesem einfachen Rezept lassen sich Schlafmangel, Schlafstörungen und nicht mehr funktionierende innere Uhren innerhalb einer Woche deutlich mildern. Die Lösung heißt ganz einfach: »Gehen Sie campen«. Bereits nach einer Woche Campingurlaub in freier Natur passt sich unsere innere Uhr dem natürlichen Tag-Nacht-Rhythmus wieder an.

Bei der genannten Studie waren die acht Versuchspersonen an sieben Campingtagen in den Rocky Mountains natürlichem Sonnenlicht ausgesetzt. Sie hatten dort kein elektrisches Licht und durften auch keine Mobiltelefone, Taschenlampen oder andere elektrische Geräte benutzen. Dieser kurze Aufenthalt reichte aus, um die Tagesuhren aller Teilnehmer mit dem Zeitpunkt von Sonnenaufgang und Sonnenuntergang wieder zu synchronisieren – unabhängig davon, ob sie in ihrem normalen Leben Frühaufsteher oder Nachtschwärmer waren.

Kunstlicht und seine Folgen

Dieser Versuch hat gleichzeitig aufgezeigt, dass die elektrische Beleuchtung samt den zahlreichen digitalen Geräten sehr große Auswirkungen auf unsere inneren Uhren und den Tagesrhythmus hat. Die Intensität künstlicher Beleuchtung ist viel geringer als die des Sonnenlichts und auch die Farbe des

* (Merkur, 2013)

elektrischen Lichts unterscheidet sich vom natürlichen Licht, dessen Farbton im Lauf des Tages wechselt. Um die tatsächlichen Auswirkungen elektrischer Beleuchtung in Bezug auf Schlaf richtig einordnen zu können, sind die acht Teilnehmer der Camping-Studie zuvor eine Woche lang beobachtet worden, während sie ihrem normalen Alltagsleben nachgingen. Sie trugen Handgelenkmonitore, die die Intensität des Lichts, dem sie ausgesetzt waren, den Zeitpunkt des Lichteinfalls und ihre Aktivität aufzeichneten. Daraus konnten die Forscher zudem ableiten, wann die Versuchsteilnehmer schliefen.

Die Forscher zeichneten auch das »Timing« der zirkadianen Uhren der Teilnehmer auf, indem sie den Melatonin-Level maßen. Dieselben Messungen wurden während des Campingaufenthalts der Teilnehmer – sechs Männer und zwei Frauen mit einem Durchschnittsalter von 30 Jahren – fortgeführt.

Im Durchschnitt begannen aufgrund der Melatonin-Messungen die »biologischen Nächte« der Teilnehmer, wenn sie elektrischem Licht ausgesetzt waren, etwa zwei Stunden später als nach einer Woche Camping. Vor dem Campingausflug wachten sie auch auf, bevor ihre »biologische Nacht« zu Ende war. Nach dem Campingausflug, bei dem die Studienteilnehmer im Vergleich zu ihrem normalen Leben durch das Tages- und Sonnenlicht einer vierfach höheren Lichtintensität ausgesetzt waren, begannen die »biologischen Nächte« der Teilnehmer kurz vor Sonnenuntergang und endeten bei Sonnenaufgang. Sie wachten auch kurz nach dem Ende ihrer »biologischen Nacht« auf.

Tageslicht hilft allen Chronotypen

Die Synchronisation mit Sonnenuntergang und Sonnenaufgang gelang bei allen Personen, auch wenn die Messungen der Vorwoche darauf hingedeutet hatten, dass einige Menschen dazu neigten, lange aufzubleiben, während andere dazu neigten, früher aufzustehen. Das finde ich hochinteressant und war für Elemente meines Schlaf-Coachings sehr wertvoll. Ich kann Ihnen klar empfehlen: Gehen Sie in regelmäßigen Abständen ins Freie, bleiben Sie dort fünf bis zehn Minuten und suchen Sie kurzen Augenkontakt mit dem Sonnenlicht. Bitte nur kurz blinzeln, dies genügt, um die innere Uhr mit dem Stand der Sonne abzugleichen. Damit können Sie Ihre Schlaf-Synchronisation sehr gut unterstützen! Zusätzlich sollten Sie am Abend Kunstlicht und digitalen Konsum mindesten sieben bis zehn Tage lang stark einschränken. Damit schaffen Sie wieder einen Rhythmus zwischen hell und dunkel.

Das unterstützt die wissenschaftliche These, dass unsere Gene zwar die Neigung unseres Chronotyps bestimmen. Aber nur dann sehr ausgeprägt, wenn kein starkes Signal wie das Sonnenlicht vorhanden ist, das unsere innere zirkadiane Uhr antreibt, mit dem Lauf der Sonne synchron zu bleiben. Ein ausgiebiger Sonnenkonsum am Morgen oder am Mittag hilft, die innere Uhr vorzustellen, um am Abend früher einzuschlafen und auch entsprechend früher am Morgen aufzuwachen. Das Vermeiden oder Dimmen von elektrischem Licht am Abend unterstützt dies zusätzlich.

Der Melatoninspiegel als Indikator

Bevor die Probanden ihren Campingausflug antraten, waren die Folgen durch die zivilorganisatorischen Einflüsse deutlich und messbar: In der elektrisch beleuchteten Umgebung ging die innere Uhr der Probanden um zwei Stunden nach. Dies zeigte sich am Gehalt des Schlaf-Regulations-Hormons Melatonin. Wie bereits mehrfach erwähnt, steigt mit Beginn der Dunkelheit der Melatoningehalt und macht uns schläfrig, Tageslicht und sogar helles Kunstlicht bremst die Produktion des Hormons am Morgen ein und der Aufwachprozess wird gestartet. Während der ersten Versuchswoche stieg der Melatoningehalt am späten Abend, etwa zwei Stunden vor Schlafbeginn. Morgens sank der Gehalt erst beim Aufwachen gegen acht Uhr. Daraus sehen wir, dass sich viele Menschen in unserer modernen Welt morgens oft schlapp und müde fühlten. Eine biologische gesunde Nacht ist durch einen höheren Melatoninspiegel gekennzeichnet und der reicht quasi in den Tagesstart hinein. Vor allem, wenn wir früher aufstehen als dies die biologische innere Uhr vorgesehen hätte.

So mutieren Eulen zu »frühen Vögeln«

Bereits nach einer Woche Camping in der freien Natur hatte sich die innere Uhr an den natürlichen Tag-Nacht-Rhythmus angepasst. Der Melatoningehalt begann etwa bei Sonnenuntergang bereits langsam anzusteigen. In der Früh verflüchtigte sich das Melatonin unmittelbar nach Sonnenaufgang, noch bevor die Probanden wach wurden. Selbst »geborene Eulen« wurden unter natürlichen Lichtverhältnissen zu »frühen Vögeln«. Damit sehen wir die »Elastizität« unserer inneren Uhr und unseres Chronotyps. Allerdings gilt dies nur, wenn wir zur richtigen Zeit auch das Richtige tun!

Die Gesamtschlafdauer blieb in beiden Wochen in etwa gleich. Die Forscher waren sich einig, dass die Anpassung an den natürlichen Rhythmus auch zu einem gesünderen Schlaf führt. Das bedeutet: auch wenn Sie derzeit nicht campen gehen können, sollten Sie so viel wie möglich Sonnenlicht tanken. Dies hilft Ihnen, Ihre innere Uhr mit dem chronobiologisch wichtigen Sonnenlauf zu synchronisieren. Wenn Sie dann auch noch Ihr Kunstlicht schlafbiologisch optimieren – dazu kommen wir noch –, könnten auch Sie durchaus früher schlafen gehen und früher aufwachen.

Die elektrische Verbindung zur Erdoberfläche

Das Beste, was Sie für Ihren Schlaf und Ihre Gesundheit tun können, ist, Ihren Schlafrhythmus an Ihren zirkadianen Rhythmus anzupassen. Dabei kann die elektrische Verbindung zur Erdoberfläche wahre Wunder wirken. Die einfachste Form ist das Barfußgehen auf feuchtem Gras oder Waldboden, am Strand, das Schwimmen im See oder in einem Fluss oder ganz einfach das Wasser-Kneippen. Dabei geht es ausschließlich darum, dass Sie eine elektrische Verbindung zwischen Ihrem elektrisch leitfähigen Körper und dem ebenfalls leitfähigen Erdboden herstellen. Wir werden uns damit noch ausführlich beschäftigen (siehe Seite 185). Und es gibt noch weitere natürliche Faktoren, die Ihnen bei der Schlaf-Synchronisation und der Synchronisation Ihrer inneren Uhr, Ihres zirkadianen Rhythmus helfen. Es gibt nämlich konkrete Hinweise darauf, dass die Verbindung des menschlichen Körpers mit der Erde, speziell während des Schlafs, den nächtlichen Cortisolspiegel senkt und die Cortisol-Hormon-Sekretion stärker mit dem natürlichen zirkadianen 24-Stunden-Rhythmus-Profil synchronisiert. Interessanterweise ist die Wirkung bei Frauen rascher und intensiver. Die großflächige Körpererdung ist ein zusätzlicher natürlicher und effektiver Weg, um Ihre innere Uhr wiederherzustellen und Ihre zirkadianen Rhythmen zu regulieren.

Jahreszeiten verändern unseren Schlaf

Das Sonnen- und Tageslicht ist und bleibt der wichtigste natürliche Steuerungsfaktor für unseren Schlaf. Deshalb verändern auch die Jahreszeiten mit unterschiedlichen Sonnenstunden und Tageslängen unseren Schlaf. Forschungen zeigen, je näher wir dem Sommer kommen, umso weniger Schlaf kann eine der Folgen sein. Umgekehrt haben Sie sicherlich bereits selbst die Erfahrung gemacht, dass wir im Winter am Morgen oft Probleme haben, aus dem Bett zu kommen. Neue Forschungsergebnisse deuten darauf hin, dass Menschen in den dunklen Wintermonaten möglicherweise mehr Schlaf benötigen als während der Sommerzeit. Dieses Bedürfnis scheint sogar bei Menschen zu bestehen, die in Städten leben, wo eher zu erwarten wäre, dass künstliches Licht den natürlichen Einfluss des Tageslichts auf unseren Schlafrhythmus mehr beeinträchtigt.

Gerade diese »saisonale Abhängigkeit« der Schlafdauer muss richtig eingeordnet und berücksichtigt werden. So wird unser Tiefschlaf nicht ausschließlich von der inneren Uhr und vom zirkadianen Rhythmus gesteuert. Es ist ein – wie bereits erläutert – homöostatischer Prozess, was nichts anderes bedeutet als: Je länger Sie wach sind, desto mehr Tiefschlaf benötigen Sie, um die notwendige körperliche Energie für den nächsten Tag wiederherzustellen.

In der dunklen Jahreszeit benötigen Sie mehr Schlaf

An der Stelle ist es einmal mehr als wichtig, darauf hinzuweisen, dass aus wissenschaftlicher Sicht nach wie vor nicht verstanden ist, warum wir im Herbst weniger Tiefschlaf benötigen als im Winter. Der Grund, warum sich unser Schlaf mit den Jahreszeiten ändert, könnte in unserer evolutionären Vergangenheit liegen. Der Mensch hat sich im Lauf der Evolution in einem immer wiederkehrenden »Dunkel-Licht-Zyklus« entwickelt. Wenn wir also an einem Wintermorgen aufwachen und es noch stockdunkel ist, signalisiert uns ein innerer Impuls, dass man im Moment nicht aktiv werden kann und es nichts bringt, jetzt sofort aus dem Bett zu springen.

In jedem Fall ist es auf dem Weg hin zu einem besseren Schlaf sinnvoll, die jahreszeitlichen Schlafbedürfnisse ebenfalls zu berücksichtigen. Je nachdem, wann Sie mit Ihrem Programm starten, sollten Sie ein Auge darauf haben. Wenn Sie nämlich das ganze Jahr über dieselben Schlafgewohnheiten beibehalten, dann ist es klar, dass Ihnen im Winter automatisch jede Nacht ein bis zwei Stunden Schlaf fehlen. Aus dieser Sicht ist es gerade im Herbst und Winter sinnvoll, früher zu Bett zu gehen!

»Mehr-Schlaf« schützt vor Infektionen

Eine norwegische Studie hat einmal mehr gezeigt, dass Menschen, die weniger als sechs Stunden pro Nacht schlafen, ein höheres Infektionsrisiko haben als diejenigen, die sieben bis acht Stunden schlafen. Von Patienten, die unter chronischen Schlafproblemen leiden, ist zudem bekannt, dass diese häufiger Antibiotika benötigen. Auch erstaunlich: Menschen, die jede Nacht mehr als neun Stunden schlafen, hatten laut der Studie ebenfalls ein höheres Infektionsrisiko! Andere Studien haben bereits gezeigt, dass eine Infektion den Schlaf eindeutig verschlechtert und während des Tages zu erhöhter Schläfrigkeit führt. Es besteht ebenso die Möglichkeit, dass sowohl das Risiko für eine Schlafverschlechterung als auch ein gleichzeitig erhöhtes Infektionsrisiko mit einer Grunderkrankung verbunden sein kann. Wenn man nun berücksichtigt, dass Infektionen im Winter deutlich häufiger auftreten, kann es sinnvoll und wichtig sein, mehr zu schlafen, um unter anderem auch Infektionen besser abwehren zu können.

Kapitel 7

Die Kraft der Meditation

Wir können Einfluss auf unsere Gehirnleistung nehmen

In den letzten Jahrzehnten hat das Interesse von Forschung und Wissenschaft an Entspannungs- und Meditationspraktiken sehr stark zugenommen. Tausende wissenschaftliche Studien beweisen in der Zwischenzeit die Wirksamkeit von Entspannung, Meditation oder Achtsamkeitsübungen. Zahlreiche Veröffentlichungen bestätigen, dass regelmäßiges Meditieren Ihre Gesundheit fördern kann, indem es die Immunfunktion Ihres Körpers steigert, körperliche Schmerzen lindert und Entzündungen auf zellulärer Ebene verringert. Das trifft sowohl auf eigenständig durchgeführte Meditationen als auch auf geführte Meditationen (per Audiodateien) zu, die oft eine Mischung aus Suggestionen, Affirmationen und Hypnose sind. Diese Praktiken verbessern zudem Ihr Glücksgefühl, da sie Stress reduzieren, den nächtlichen Schlafprozess und dadurch die Stimmung verbessern, Depressionen und Angstgefühlen entgegensteuern und vieles andere mehr. Zu den wichtigsten wissenschaftlich nachgewiesenen Vorteilen der Meditation zählen eine erhöhte Konzentration und mehr Wachheit sowie Verbesserung der Kreativität und des Gedächtnisses. In den letzten Jahren konnte durch Gehirnscans Erstaunliches nachgewiesen werden: Meditation verändert sogar unsere Gehirnstrukturen, indem sich das Volumen in den Bereichen vergrößert, die mit der Regulation unserer Emotionen, der Bildung positiver Emotionen samt Selbstkontrolle zusammenhängen. Sobald Sie regelmäßig meditieren, kommt es zum Phänomen der Verstärkung Ihrer Neuroplastizität. Dies bedeutet, dass Sie die Eigenschaften Ihres Gehirns durch Training verändern können. Alles gute Botschaften für Sie, insbesondere, wenn wir hier wieder einen Link zum Schlaf herstellen.

Positive Affirmationen

Affirmationen sind bewusst formulierte positive Gedanken, die uns bei der Erreichung unserer Wünsche und Ziele helfen sollen. Sie basieren auf der Annahme, dass unsere Gedanken nicht nur das, was wir fühlen und tun, sondern auch Körpervorgänge, biologische und chemische Prozesse steuern. Das Wiederholen positiver Affirmationen ist eine bewährte Selbsthilfetechnik, die dazu dient, negative Gedanken in positive zu transformieren und das Selbstvertrauen zu stärken. Eine Studie* aus dem Jahr 2016 unter Leitung von Prof. Dr. Christopher N. Cascio an der University of Pennsylvania hat gezeigt, dass positive Affirmationen dazu beitragen, Teile des Gehirns, die mit selbstbezogener Verarbeitung und Belohnung verbunden sind, zu aktivieren. Dieselben Studien weisen auch darauf hin, dass positive Affirmationen dabei helfen können, Selbstkompetenz aufzubauen oder wiederherzustellen.

Das Konzept der Selbstbestätigung ist nicht neu und eigentlich auch nicht kompliziert. Positive Affirmationen sind einfache Aussagen oder Sätze, die bei täglicher Wiederholung dazu beitragen können, negative Gedanken infrage zu stellen und das Selbstvertrauen zu stärken. Abhängig von den Inhalten solcher Sätze, die Sie täglich wiederholen, können positive Affirmationen Ihnen dabei helfen, Ihre inneren und äußeren Wünsche und Ziele leichter und rascher zu erreichen. So können Sie positive Affirmationen einerseits zur Selbstmotivation und andererseits zur Steigerung Ihres Selbstwertgefühls nutzen. Positive Affirmationen sind besonders hilfreich für Menschen, die mit negativen, zweifelnden Gedanken und Gefühlen zu kämpfen haben. Sie helfen ihnen dabei, solche Muster aufzubrechen und durch positivere, zielgerichtete Gedanken zu ersetzen.

Wie positive tägliche Affirmationen funktionieren

Aber wie und weshalb funktionieren positive Affirmationen? Eine der Herausforderungen für das menschliche Gehirn ist es, zwischen Realität und Imagination, also gedanklicher Vorstellung, zu unterscheiden. Genau dieser

* (Cascio, et al., 2016)

Umstand wird durch das Prinzip der positiven Affirmation genutzt. Sobald Sie täglich bestätigende Aussagen wiederholen, helfen Sie Ihrem Gehirn, sich ein mentales Bild von dem Ziel zu machen, das Sie erreichen möchten. Wenn dieses mentale Bild entsteht, werden Areale in Ihrem Gehirn aktiviert, als ob das angestrebte Ziel im realen Leben bereits erreicht wäre. Anders ausgedrückt: Sobald Sie positive Affirmationen ständig wiederholen, wird Ihr Gehirn die angestrebte Realität als bereits gegeben akzeptieren. Dies wiederum bereitet Sie darauf vor, automatisch die richtigen Maßnahmen und Aktivitäten zur Erreichung Ihres Ziels zu ergreifen. Das ist der Schlüsselfaktor: Damit positive Affirmationen funktionieren, müssen Sie Maßnahmen ergreifen und aktiv werden. Sozusagen vom Denken zum Handeln kommen, denn die positiven Affirmationen sind nur eine große Hilfe für die Schritte in Richtung Veränderung, aber noch nicht die tatsächliche Veränderung selbst.

Das Wiederholen selbstbejahender Aussagen und Phrasen kann Ihnen also große Vorteile bringen. Dabei gilt es allerdings zu bedenken, dass letztendlich Ihre Maßnahmen und Handlungen von entscheidender Bedeutung sind. Ohne zielgerichtete Handlungen und Aktivitäten sind auch positive Affirmationen nichts weiter als Gedanken oder Worte.

Was positive Affirmationen leisten

Aus wissenschaftlicher Sicht können positive Affirmationen zu folgenden Vorteilen führen:

- **Negative Gedanken werden reduziert**
  Während wir denken, laufen im Gehirn und im Körper viele verschiedene physiologische und psychologische Prozesse ab. In der Literatur findet man immer wieder Hinweise darauf, dass der Mensch pro Tag zwischen 60 000 und 80 000 Gedanken denkt. Dabei wird zwischen positiven, negativen und neutralen Gedanken unterschieden. Von der Gesamtzahl sind im Durchschnitt 24 Prozent negative Gedanken und drei Prozent positive Gedanken. Dies bedeutet, dass unser Denken tendenziell negativ ist. Die meisten Ihrer Gedanken sind unbewusst,

und wenn Sie positive Affirmationen praktizieren, beginnen Sie, besser mit Ihren Gedanken und Gefühlen in Einklang zu kommen. Das gibt Ihnen die Kraft, negative Gedankenmuster im Keim zu ersticken und die Anzahl Ihrer positiven Gedanken deutlich zu erhöhen.

- **Gesundheitsschädlicher Stress nimmt ab**
  Die regelmäßige Anwendung von Affirmationen – vorzugsweise fünf Minuten vor dem Schlafen und fünf Minuten nach dem Aufwachen – kann dazu beitragen, Stress zu reduzieren und unbewusste Ängste abzubauen.
- **Zufriedenheit nimmt zu**
  Die Praxis der Affirmationen hilft Ihnen, sich der Dinge bewusster zu werden, die Ihre Glücksgefühle beeinträchtigen. Diese Bewusstmachung ermöglicht es Ihnen wiederum, sich mit den Dingen zu umgeben, die Ihnen Freude bereiten.
- **Innere Dankbarkeit nimmt zu**
  Die kleinen Dinge im Leben bleiben in der Hektik des Alltags oft unbemerkt. Die Verwendung von Affirmationsformeln kann Ihnen helfen, sich besser auf die kleinen Dinge in Ihrem Leben zu konzentrieren, die Sie bisher für selbstverständlich gehalten haben. So können Sie Ihre innere Dankbarkeit steigern.
- **Körperliche Aktivität erhöht sich**
  Positive Affirmationen können die körperliche Leistungsfähigkeit steigern, insbesondere im Zusammenhang mit Interventionen der Positiven Psychologie.
- **Positives Denken wird verstärkt**
  Ausgewählte Affirmationen können Ihre Denkweise und Ihre allgemeine Lebenseinstellung positiv beeinflussen. Studien* haben längst gezeigt, dass Optimismus das Risiko kardiovaskulärer Ereignisse wie Schlaganfälle und Herzinfarkte drastisch verringert.
- **Sicherheit und Gelassenheit nehmen zu**
  Sobald Sie beginnen, täglich Affirmationen anzuwenden, werden bedrohliche Informationen oder Nachrichten Sie nicht mehr so stark wie

---

* (Rozanski, Bavishi, Kubzansky, & Cohen, 2019)

zuvor belasten. Gleichzeitig steigt Ihre Motivation, Dinge in Ihrem Leben zum Besseren zu verändern.

Positive Affirmationen sind mittlerweile überall zu finden: in Büchern, auf sozialen Medien, Selbsthilfeblogs etc. Während es in Ordnung ist, einige der Affirmationen zu verwenden, die Sie irgendwo gelesen haben, ist es viel besser, eigene positive Affirmationen zu erstellen. Auf diese Weise können Sie sie an Ihre Erfahrungen und Ziele optimal anpassen. Wie bereits erwähnt, können Sie durch Affirmationen allein keine Veränderungen in Ihrem Leben herbeiführen; Handeln muss immer ein Teil Ihrer Ziele sein. Vor diesem Hintergrund ist es wichtig, Ihre Affirmationen auf realistische und erreichbare Ziele abzustimmen.

10 kraftvolle und positive Affirmationen für den Schlaf

Diese Technik hilft Ihnen, Stress abzubauen und vor dem Schlafengehen zu entspannen. Bei der Verwendung einer Affirmation geht es darum, über ein Wort, einen Satz oder eine längere Passage nachzudenken, um Spannungen abzubauen oder sich selbst an Ihre inneren Werte und Stärken zu erinnern.

1. Ich bin dankbar für meinen Körper und ehre ihn mit Entspannung und innerer Ruhe.
2. Ich habe heute mein Bestes gegeben und jetzt ist es Zeit, neue Kraft zu tanken. Der morgige Tag ist voller neuer Möglichkeiten.
3. Ich werde gut schlafen, erfrischt und ausgeruht aufwachen.
4. Ich bin dankbar für den heutigen Tag.
5. Ich kann es kaum erwarten, was der morgige Tag bringt.
6. Eine gute Nachtruhe gibt mir die Kraft, meine Ängste und Zweifel zu überwinden.
7. Ich bin einzigartig und meiner Erholung und meiner Träume würdig.
8. Ich schlafe mühelos ein und genieße einen wunderbaren Schlaf.
9. Ich bin gesund und schenke meinem Körper gesunden Schlaf.
10. Ich bin dankbar für die Möglichkeiten, die mir jeder neue Tag bietet. Jetzt ist es Zeit zum Ausruhen. Der morgige Tag wird voller neuer Abenteuer sein.

Zum Abschluss eine der wichtigsten Erfolgsregeln bei der Anwendung und Umsetzung von Affirmationen: Es ist unbedingt notwendig, dass Sie die Affirmationen so verinnerlichen, als ob Sie das angestrebte Ziel bereits erreicht hätten! Dies hängt mit der Neuroplastizität zusammen, die ich bereits erwähnt habe. Sie versuchen, Ihrem Gehirn vorzutäuschen, dass das Ziel, das Sie erreichen möchten, bereits erreicht wurde.

Positive tägliche Affirmationen bieten viele Vorteile, von weniger negativen Gedanken und Stress bis hin zu mehr Glück und Positivität. Seien Sie also geduldig und konsequent bei der Praxis, dann werden Sie erstaunliche Ergebnisse bemerken!

Wie Sie sich auf positive Affirmationen einlassen können

Wenn man mit diesem Thema noch unerfahren ist, könnte es beim positiven Denken und den positiven Affirmationen zu spürbaren Widerständen kommen. Man fühlt sich plötzlich damit nicht mehr richtig wohl und hört schlimmstenfalls wieder auf. Es liegt also in der Natur der Sache, dass manche Menschen sich vor Affirmations-Aussagen eher scheuen, da am Anfang vielleicht vieles dagegenspricht, dass es so sein soll oder so werden könnte. Unser rationaler Verstand traut den gewählten Affirmations-Aussagen also nicht bzw. glaubt nicht an sie.

Wenn das bei Ihnen vorkommt, könnte ein ganz einfacher und bewährter Trick hilfreich sein. Sie sollten dann Ihre Affirmationen umformulieren, nämlich in entsprechende Fragen. Also statt sich selbst vorzusagen oder zu denken »Ich liebe meinen Körper«, formulieren Sie eine offene Frage: »Warum liebe ich meinen Körper so sehr?«. Damit lösen Sie bestehende bewusste oder unbewusste Zweifel oder Barrieren auf. Ihr Gehirn bzw. Ihr Denken wird auf kreative Weise angeregt und Ihr »Feld der unbegrenzten Möglichkeiten« wird positiv aktiviert. Unser Inneres, unser Höheres Selbst wird automatisch nach Gründen suchen, welche bewussten oder unbewussten Gedanken und Handlungen dazu führen, dass Sie Ihren Körper tatsächlich und mit Überzeugung lieben. In dieselbe Richtung können Sie auch Ihren Schlaf dirigieren und in einen besseren, gesünderen Schlaf verwandeln!

So setzen Sie Affirmationen am besten ein

Diese fünf Tipps können Ihnen helfen, das »Gesetz der Anziehung« für einen besseren Schlaf, für ein angenehmeres, gesünderes Leben oder für mehr Erfolg im Leben zu nutzen. Sie sind einfach und leicht umzusetzen – aber Sie müssen aktiv werden und damit starten, denn nur so können Sie Veränderungen »manifestieren«. Also entscheiden Sie sich jetzt sofort, welche dieser fünf folgenden Möglichkeiten Sie heute Abend ausprobieren werden.

1. Wiederholen Sie positive Affirmationen kurz vor dem Einschlafen

Sie haben bereits eine Reihe von Hinweisen bekommen, dass unser Geist und unsere Gedanken einen großen Einfluss auf das Ein- und Durchschlafen haben können. Bei diesen Affirmationen geht es vor allem um Entspannung, Schlaf und das Loslassen der Sorgen des Tages. Nichts kann Ihnen besser beim Einschlafen helfen, als sich auf ein kraftvolles Mantra zu konzentrieren – und alle anderen Gedanken aus Ihrem Kopf zu eliminieren. Nachfolgend finden Sie einige bewährte Beispiele aus meinem Schlaf-Gesund-Coaching. Wählen Sie eine dieser positiven Affirmationen aus und »hören« Sie bei der Auswahl auf Ihr Bauchgefühl. Beginnen Sie damit, die positive Affirmation still und in Gedanken zu wiederholen. Das ist der schnellste Weg, alle anderen Gedanken zu verdrängen und Ihren Geist zu leeren. Die Devise lautet: loslassen und harmonisch einschlafen.

Wenn Sie Ihre Affirmation in eine Frage verwandeln, wird Ihr Gehirn automatisch nach Gründen suchen, weshalb diese Aussage wahr ist. Hier ein paar Beispiele:

- »Ich liege jetzt sicher und gesund in meinem Bett und lasse den ganzen Stress und die Anspannung des Tages los.«
  Als Frage: »Warum liege ich jetzt sicher und gesund in meinem Bett und lasse den ganzen Stress und die Anspannung des Tages los?«
- »Ich bin tiefenentspannt und schlafe leicht ein.«
  Als Frage: »Warum bin ich tiefenentspannt und schlafe leicht ein?«
- »Ich wache erfrischt und ausgeruht auf.«
  Als Frage: »Warum wache ich erfrischt und ausgeruht auf?«

2. Lassen Sie Ihre negativen Gedanken los

Viele schlafgestörte Menschen neigen vor allem vor dem Einschlafen dazu, sich Sorgen zu machen, dass sie nicht genug Schlaf bekommen, dass sie mit offenen Augen die ganze Nacht im Bett liegen und nur damit kämpfen, endlich einzuschlafen. Dabei ist es so: Allein Ihre negative Einstellung kann verhindern, dass sie gut einschlafen und nachts gut durchschlafen können! Hören Sie also bitte damit auf, mit Ihrem negativen Glauben Ihre Schlafprobleme zu kreieren oder zu verstärken. Der erste Schritt besteht darin, nicht dauernd Ihre Schlafprobleme in Gesprächen zu erwähnen oder gar in den Vordergrund zu stellen. Fangen Sie sofort damit an und stoppen Sie sich selbst, wann immer Sie negative Gedanken über Ihr Schlafverhalten haben.

3. Kontrollieren Sie Ihre Erwartungen

Die meisten schlafgestörten Menschen erwarten, dass sie schlecht einschlafen und durchschlafen werden. Das geschieht dann auch tatsächlich. Oft sagen Schlafgestörte zu sich selbst: »Ich will schlafen, aber ich kann nicht schlafen.« Aus der Psychologie wissen wir, sobald Wille und Vorstellung oder Glauben miteinander in Konflikt geraten, siegt immer die Vorstellung! Setzen Sie also Ihre Vorstellung und Ihren Glauben ein, dass Sie rasch einschlafen, wenn Sie zu Bett gehen, dass Sie nachts nicht aufwachen und dass Sie am Morgen erholt erwachen und bereit sind, den Tag positiv zu nutzen.

4. Freuen Sie sich darauf, ins Bett zu gehen

Ihre Begeisterung und Freude auf Ihr Bett, auch wenn sie am Anfang nur aufgesetzt ist, macht den Unterschied. Je näher die Schlafenszeit rückt, desto deprimierter, ängstlicher und negativer sind die meisten schlafgestörten Menschen. Was steckt dahinter?

- Ein Grund ist, dass sie alle Probleme und den negativen Stress des Tages mit sich herumtragen und darüber mit ihrem Umfeld diskutieren. Sie durchleben immer wieder alles Negative, was im Lauf des Tages passiert ist.
- Zudem denken und befürchten sie vor dem Einschlafen, dass sie am nächsten Tag noch mehr überfordert werden. Es ist deshalb alles an-

dere als eine Überraschung, dass ihr Verstand sie nicht schlafen lässt – sie bereiten sich auf eine Katastrophe vor.

Wenn das auch auf Sie zutrifft, sollten Sie lernen, all diese Zweifel und Sorgen loszulassen. Akzeptieren Sie alles, was heute passiert ist, denn es kann nicht mehr geändert werden. Es gibt jedoch etwas, was Sie tun können – morgen bessere Leistungen erbringen, positiver sein, mehr Dinge erledigen und insgesamt ein besserer Mensch sein. Konzentrieren Sie sich auf die Dinge, die Sie ändern können. Erwarten Sie, dass das Beste passiert, lächeln Sie über den morgigen Tag und seien Sie begeistert. Enthusiasmus für die Zukunft ist eine großartige Möglichkeit, die Dinge zum Ausdruck zu bringen, die man sich wünscht.

5. Visualisieren Sie großartige Dinge
Wenn Sie zu Bett gehen, sollten Sie sich nicht mit dem Ballast des Vergangenen beschäftigen, sondern sich eine erfolgreiche Zukunft vorstellen. Beginnen Sie mit der Visualisierung, dass alle Ihre Träume wahr werden. Denken Sie über Ihren idealen Lebensstil nach. Hegen Sie Pläne, sich selbstständig zu machen und endlich das zu tun, was Sie lieben, oder möchten Sie in Ihrem aktuellen Business erfolgreicher sein? Stellen Sie sich vor, Sie liegen auf einer Insel am Strand mit Ihrem Laptop neben sich. Sie arbeiten ortsunabhängig und leben endlich Ihren Traum. Wie fühlt sich das für Sie an?

Kann Meditation den Schlaf unterstützen?

Viele schlafgestörte Menschen haben in den letzten Jahren begonnen, sich mit Entspannungsübungen wie Yoga, Autogenes Training, Achtsamkeitsübungen, Suggestionen, Selbsthypnose oder Meditation zu beschäftigen. Diese Maßnahmen können durchaus einen positiven Einfluss auf den Schlaf und die Erholung haben, allerdings nur dann, wenn man mit den Übungen eine regelmäßige Routine entwickelt. Wenn wir uns hier stellvertretend mit Meditationsübungen beschäftigen, lässt sich feststellen, dass wir dadurch – wie durch den Schlaf selbst – starke erholsame Kräfte aktivieren können.

Körper und Geist werden besser zur Ruhe gebracht, das Ein- und Durchschlafen verbessert sich, die für die körperliche Regeneration und insbesondere Entgiftung des Gehirns notwendigen Tiefschlafphasen nehmen messbar zu. Zusätzlich wird durch Meditation unser inneres Selbst gestärkt, wir werden stressresistenter und unsere körperlichen und seelischen Systeme werden dadurch revitalisiert und mit zusätzlicher Energie versorgt.

In einer Meditation lernen Sie bekanntlich, Ihre Gedanken immer weniger zu beachten, diese kommen und gehen zu lassen, ohne sie festzuhalten oder sie zu bewerten. Damit können Sie unter vielen anderen Komponenten etwas ganz Wichtiges beeinflussen, nämlich Ihre Grübeleien vor dem Einschlafen. Diese ohne große Anstrengung zu unterbrechen und loszulassen, ist gerade vor dem Einschlafen sehr hilfreich. So gewinnen Sie Abstand von Ihren Alltagsproblemen und werden mit der Zeit gelassener. Zudem lernen Sie durch Meditieren, Ihre Aufmerksamkeit zu bündeln und besser wahrzunehmen, was im JETZT geschieht, statt sich in Gedanken der Vergangenheit oder Zukunft zu verlieren. Es ist insbesondere die Meditation, die nicht nur den Schlaf unterstützt, sondern ihn teilweise auch ersetzen kann.

Was im Schlaf und in der Meditation passiert

Buddha soll laut Überlieferungen nachts nur zwei Stunden geschlafen haben. Dabei befand sich sein Geist in einem tiefen meditativen Zustand, ähnlich einem Tiefschlaf. Das führt uns unweigerlich zu der Frage: Was passiert eigentlich im Schlaf oder während einer Meditation und wie hängen beide zusammen? Da gibt es auf den unterschiedlichsten Ebenen bemerkenswerte Parallelen.

Der Schlaf ist für uns Menschen für die Regeneration, Regulation, Reparatur und Heilung von Körper und Geist unbedingt notwendig, dabei geht es vorrangig um die Reparatur, Erneuerung und das Wachstum wie von Muskelzellen. Dazu werden im Schlaf Hormone wie das Wachstumshormon (HGH) ausgeschüttet. Ebenso werden Nervenzellen reorganisiert und neu untereinander verknüpft, Körper und Gehirn werden im Schlaf entgiftet, der Gedächtnisspeicher wird optimiert. Dabei werden »unnötige Informationen« aussortiert, neu Gelerntes und damit neue Informationen werden hinzugefügt und unsere emotionalen Tageserlebnisse werden durch das Traum-Leben aufgearbeitet.

Während einer Meditation laufen in unserem Körper und vor allem in unserem Gehirn sehr ähnliche Prozesse ab wie beim Schlafen. Unser zentrales Nervensystem verliert an Aktivität, unsere Herzfrequenz samt Atemrhythmus nimmt messbar ab und vieles andere mehr. Die positiven Effekte der Meditationen wirken bis in den Schlafprozess hinein und werden zusätzlich für die Verstärkung der eigentlichen Schlafprozesse genutzt.

Bemerkenswerte Übereinstimmungen

Besonders auffällig ist die Ähnlichkeit der Gehirnaktivität während des Schlafs und während einer Meditation. Das trifft sowohl auf Menschen zu, die selber Meditation praktizieren, als auch auf Menschen, die regelmäßig geführte Audio-Meditationen nutzen. Wie beim Einschlafen kann Meditation die Frequenz der tagsüber dominanten Beta-Gehirnwellen (13–30 Hertz/Schwingung pro Sekunde) auf Alpha-Gehirnwellen (8–13 Hertz/Schwingung pro Sekunde) transformieren. Sobald wir in tiefere Meditationszustände kommen, gelangen wir in einen Zustand, in dem wir sogar zwischen Alpha- und Theta-Gehirnwellen (4–7 Hertz/Schwingung pro Sekunde) pendeln. Dies ist ein sehr erholsamer Zustand, in dem der Körper die Möglichkeit hat, sich selbst zu regulieren, zu reparieren und zu heilen.

So unterstützen Sie Meditation und Schlaf

Ein Meditationszustand ist unserem Schlaf also tatsächlich sehr ähnlich, und wer regelmäßig meditiert, schläft in der Nacht messbar besser. Vor allem das Einschlafen wird durch Meditationspraktiken erleichtert. Dies ist auch der Grund, weswegen Meditation als potenzieller Ersatz für einen Teil des Schlafs eingesetzt werden kann. Zusätzlich gibt es durch eine unter meiner Leitung erfolgte Neuentwicklung künftig ganz neue Möglichkeiten, durch Einsatz des SAMINA Sound Light SleepSystems ohne jahrelanges Training sogar Delta-Gehirnwellen (0,5–3 Hertz/Schwingung pro Sekunde) zu erreichen. Mit dieser Innovation ist es auch Anfängern möglich, das Gehirn, Nervensystem und den Körper in einen Entspannungszustand zu bringen. Dazu legen Sie sich auf ein spezielles Sound-Kissen mit integrierten Lautsprechern. Über eine Farblampe mit integriertem Technikteil, das neben dem Bett platziert wird, können Sie ganz einfach mithilfe einer App Ein- und Aufwach-Programme steuern. Neben einer Farblicht-Therapie zum Einschlafen sind auch ein digitaler Sonnenaufgang und Sonnenuntergang möglich. Dadurch wird Ihre innere Uhr besser synchronisiert und vieles andere mehr. Die einzigartige Kombination von schlaffördernder Musik, heilsamer Farblicht-Therapie bis hin zur Festigung der mentalen Stärke durch Meditation, Affirmationen, Atemübungen, Positive Suggestionen, Hypnose und Subliminals verbessert nicht nur den Schlaf auf allen Ebenen, sondern dadurch können Sie zusätzlich Ihr Unterbewusstsein »neu programmieren«.

Eine Einschlaf-Meditation

Diese Meditation können Sie ganz leicht selbst einüben und umsetzen. Hier eine genaue Anleitung:

Sie sind bereit, um einzuschlafen. Beginnen Sie damit, dass Sie Ihre Augen schließen, und bringen Sie Ihren Körper in eine bequeme Schlafposition.

Atmen Sie tief ein …

Und atmen Sie langsam die gesamte Luft aus.

Optimieren Sie falls notwendig nochmals Ihre Einschlaf-Position.

Atmen Sie in Ihrem eigenen Atem-Rhythmus ruhig ein und aus.

Spüren Sie, wie sich Ihre Brust und Ihr Bauch mit jedem Einatmen heben …

Und mit dem Ausatmen wieder senken.

KURZE PAUSE …

Richten Sie Ihre Aufmerksamkeit auf Ihre Kopfhaut.

Fühlen Sie die Wärme und stellen Sie sich vor, wie sich alles entspannt.

Und während Sie ausatmen, atmen Sie die ganze Anspannung mit aus, die Sie am obersten Punkt Ihres Körpers verspüren …

Dann gehen Sie in Gedanken in Ihre Stirn und Schläfen …

Und spüren Sie jetzt, wie Ihr gesamter Kopf leichter wird.

PAUSE …

Lenken Sie jetzt Ihre Aufmerksamkeit auf Ihr Gesicht …

Spüren Sie, wie Ihre Augenlider schwerer werden.

Und wie Ihre Wangen weich werden.

Öffnen Sie nun langsam Ihren Mund, sodass der Oberkiefer und der Unterkiefer leicht und natürlich voneinander getrennt sind.

Bewegen Sie Ihren Unterkiefer sanft hin und her, bis Sie die bequemste Position gefunden haben.

Atmen Sie langsam und tief ein ...

Und während Sie ausatmen, lösen Sie die gesamte Spannung, die Sie in Ihrer Stirn, Ihren Schläfen, Ihren Augen, Ihrem Kiefer, Ihren Wangen, Ihrem Mund, Ihrem Kinn gehalten haben ...

Spüren Sie, wie Ihr Gesicht warm und weich wird.

PAUSE ...

Richten Sie Ihre Aufmerksamkeit nun auf Ihren Nacken und Ihren Schulterbereich.

Senken Sie sanft Ihre Schultern nach unten, stellen Sie sich beim Einatmen vor, wie sich Ihr Nacken sanft streckt.

Lassen Sie jeglichen Druck auf Ihre Wirbelsäule los.

Und wenn Sie ausatmen, atmen Sie jegliche Anspannung mit aus.

Spüren Sie, wie Sie etwas tiefer mit Ihrem Bett verschmelzen.

PAUSE ...

Spüren Sie jetzt Ihre Arme, wie sie neben Ihnen auf der Schlafunterlage liegen.

Wenn Sie Ihre Aufmerksamkeit auf sie richten, spüren Sie, wie sie weicher und entspannter werden.

Stellen Sie sich vor, dass Ihre Arme mit jedem Einatmen wärmer werden.

Und mit jedem Ausatmen spüren Sie, wie Ihre Arme neben Ihnen schwerer werden.

Einatmen, wärmer werden.

Ausatmen, schwerer werden.

Spüren Sie, wie Ihre Finger und Hände weicher werden.

Und lassen Sie Ihre Arme, Hände und Finger tiefer in Ihre Schlafunterlage einsinken.

PAUSE ...

Lenken Sie nun Ihre Aufmerksamkeit auf den sanften Herzschlag in Ihrer Brust.

Stellen Sie sich ein goldenes Licht vor, das von Ihrem Herzen ausgeht und Ihren Körper von der Mitte aus wärmt.

Spüren Sie, wie sich dieses goldene Licht in Ihrem Körper ausbreitet.

Und lassen Sie nun das Gefühl von Dankbarkeit durch Ihren ganz Körper fließen, von der Kopfhaut bis zu den Zehenspitzen …

Spüren Sie jetzt, wie Ihr ganzer Körper sich immer mehr in Ihrem Bett entspannt, entspannen Sie Ihren Körper noch etwas mehr in Ihrem Bett.

PAUSE …

Machen Sie jetzt Ihren Bauch in Gedanken weich.

Wenn Sie irgendwelche Beschwerden verspüren, lassen Sie diese durch Ihre Einatmung weniger werden.

Mit Ihrem Ausatmen nehmen Sie diese mit nach außen, weg von Ihrem Körper.

Entspannen Sie Ihre Bauchregion und Ihren Magen.

Spüren Sie nun die Wärme auf Ihrem Rücken, während Sie Ihre Aufmerksamkeit darauf richten.

Stellen Sie sich ein warmes Leuchten vor, das alle Muskeln in Ihrem Rücken weich macht und entspannt.

Jetzt können Sie sich noch tiefer in Ihrer bequemen Schlafposition entspannen.

PAUSE …

Spüren Sie, wie die warme Energie bis zu Ihren Beinen wandert.

In Ihre Hüften, Ihre Oberschenkel, Ihre Knie, Ihre Knöchel, Ihre Füße und Ihre Zehen.

Spüren Sie die Schwere Ihrer Beine auf Ihrer Schlafunterlage.

Gehen Sie jetzt in einen Dialog mit sich selbst:

»Ich stelle mir vor, wie mein ganzer Körper mehr und mehr eins wird mit meiner Schlafunterlage, mit meinem Bett.

PAUSE …

Mein gesamter Körper ist ein Wunder und ich danke dafür.

Er hat mich durch den ganzen Tag begleitet und mir Energie gespendet.

Mich bei allen Anstrengungen, Mühen und Herausforderungen unterstützt.

Mein gesamter Körper ist jetzt eins mit mir.

Und bereit, sich dem Schlaf hinzugeben, den ich verdient habe.

Dem Schlaf, den mein Körper braucht, um morgen wieder voller Energie zu sein, damit ich mein Bestes geben kann.

Ich atme jetzt ein und verspüre dabei große Dankbarkeit.

Und während ich ausatme, kommt der Schlaf zu mir.

Ich atme Dankbarkeit ein.

Und während ich ausatme, komme ich meinem Schlaf immer mehr entgegen.

Mit jedem Einatmen fließt die Dankbarkeit durch meinen Körper und Geist.

Beim Ausatmen gleite ich immer tiefer in den Schlaf hinein.

Ich atme Dankbarkeit ein ... Ich atme aus und gleite immer tiefer in den Schlaf hinein ...«

Meditation statt Nickerchen?

Eine tiefe Meditation kann den Schlaf partiell ersetzen, dadurch kann eine akute Schlafschuld zumindest teilweise entschärft werden. Studien zeigen, dass wir durch Meditation die Wachsamkeit und die psychomotorischen Fähigkeiten samt Reaktionszeiten verbessern können. So gesehen scheint es eine vernünftige Strategie zu sein, am Tag »Powernaps« einzusetzen, um die Schlafschulden abzubauen oder zumindest auf einem vernünftigen Niveau zu halten. Spannend ist die Frage, ob Meditation ein Nickerchen ersetzen kann bzw. ob es sinnvoll sein könnte, das Nickerchen durch eine Meditation zu ersetzen. Hier kommt die nächste Überraschung aus der Wissenschaft: Meditation kann ein Nickerchen ersetzen und ist in den meisten Fällen sogar wirksamer, wenn es um die Regeneration von Geist und Körper geht! Damit will ich natürlich nicht die ebenfalls nachgewiesene Wirkung eines Nickerchens bzw. Powernaps in Frage stellen, das in verschiedenen Kulturen seit Tausenden von Jahren genutzt wird, um der Schläfrigkeit in der Mitte des Wachzyklus entgegenzuwirken. Studien zeigen eindeutig, dass wir durch Mittagskurzschlaf (Powernap) unsere Wachheit und unsere Konzentration steigern und vor allem die Entlastung und Regeneration unseres Herz-Kreislauf-Systems in kurzer Zeit erreichen können. Nebenbei ist wichtig zu erwähnen, dass Sie mit einem Nickerchen auch Ihren Nachtschlaf verbessern und Sie dadurch so ganz nebenbei auch einen kleinen Teil Ihrer Schlafschulden abbauen können. Hier gilt nur zu beachten, dass Sie auf dieses Ritual dann verzichten sollten, wenn Sie unter Ein- und/oder Durchschlafstörungen leiden. Warum? Weil Sie dadurch den bereits beschriebenen Schlafdruck verringern. Dieser könnte dann am Abend zu wenig stark sein. Im Grunde genommen ist es Ihnen überlassen, was Sie lieber machen wollen. Es hat sich gezeigt, dass auch das Meditieren auf längere Sicht die Schlafqualität verbessert und die Gesamtschlafzeit erhöhen kann. Also könnte für Sie ein guter Mix von Meditation und Powernap eine perfekte Lösung sein, um am Tag auch nach verlorenem Schlaf noch genügend Spaß und Power zu haben.

Umstellungsreaktionen sind harmlos

Bitte bedenken Sie, dass es bei den meisten Entspannungstechniken kurzfristig zu Umstellungsreaktionen kommen kann. Sobald Sie beispielsweise beginnen zu meditieren, kann am Anfang Ihre Gedankenaktivität sogar zunehmen, da das Bewusstsein in unbewusstere Bereiche Ihres Geistes abrutscht. Das ist völlig normal und lässt mit der Zeit nach, wenn der bzw. die Meditierende sich darin übt, seine bzw. ihre Erfahrungen ohne unmittelbare Reaktion zu beobachten. So lässt die Gedankenaktivität schließlich nach und der Geist beginnt, »langsamer« und ruhiger zu werden. Damit bringen Sie Ihr Gehirn in einen niederfrequenten Alpha- oder Theta-Zustand, der wiederum wie ein Reset für Körper und Geist wirkt und Ihre Selbstheilungskräfte aktiviert. Andererseits können sich viele Menschen, insbesondere wenn sie noch nicht daran gewohnt sind, in diesem Zustand auch sehr müde und schläfrig fühlen. Das liegt daran, dass sich der Geist noch nicht vollumfänglich an die Meditationspraxis gewöhnt hat. Doch selbst erfahrene Meditierende erleben dies recht oft. In diesem Fall sollte man sich darin üben, während dieser Schläfrigkeitsphasen trotzdem aufmerksam zu sein. Mit der Zeit passt sich der Geist jedoch an und kann größtenteils sehr bequem in einem Theta-Wellen-Zustand verweilen - einem unglaublich tiefen Entspannungszustand bei gleichzeitig völliger Bewusstheit. Dies ist ein sehr erstrebenswertes Ziel.

Die Kraft der Ruhe für besseren Schlaf nutzen

Im Lauf unserer Evolutionsgeschichte haben unser Körper und unser Geist durch den Schlafprozess eine hocheffiziente Methode zur Selbstregulation, Selbstreparatur und Selbstheilung gefunden. Das primäre Ziel des Schlafs ist die Regeneration von Körper, Seele und Geist auf allen Ebenen. Die teilweise jahrtausendealten Traditionen von Siesta, Yoga, Meditation und anderen Entspannungstechniken sind heute wissenschaftlich längst bestätigt. Insbesondere die geführte Meditation, Musikmedizin, Frequenz-Musik etc. in Kombination mit biologisch relevanten Lichtfrequenzen zählen zu den effizientesten Methoden, um Körper und Geist in einen heilenden Standby-Modus zu bringen. Gleichzeitig können Sie dadurch Ihre innere Uhr wieder »biologisch eichen« und so viel leichter in den großen Rhythmus von Tag und Nacht kommen. Und genau dies wird auch als eine der wichtigsten positiven »Nebenwirkungen« Ihren Schlaf spür- und messbar verbessern! Sie wissen ja bereits: Ihr Schlaf wirkt auf alles, was Sie denken und tun, und alles, was Sie denken und tun, wirkt genauso auf Ihren Schlaf. Deshalb ist es für Ihre Schlaf-Zukunft wertvoll, dass Sie die zahlreichen möglichen Pfade zu Ihrem Schlaf-Olymp erkennen.

Kapitel 8

Flach schlafen – ein Risiko für Ihre Gesundheit?

Der Schlafplatz als Ort der Gesundheit

Die bisherigen Ausführungen haben Ihnen gezeigt, wie wichtig und wertvoll ein gesunder und Bioenergetischer Schlaf® für Ihre Gesundheit, Ihr Wohlbefinden und Ihr Leben ist. Und wie wichtig es ist, Ihr größtes Grundproblem rund um Ihren Schlaf zu bereinigen und zu begleichen, nämlich Ihre Schlafschulden. Gleichzeitig hoffe ich, dass die bisherigen spannenden Einblicke Ihnen auch bestätigt haben, wie komplex die Zusammenhänge zwischen unserem Schlaf und unserem Leben tatsächlich sind. Der Schlaf hat eine sogenannte »bidirektionale Beziehung« zu Ihrem Leben und vorrangig zu Ihrer Gesundheit. Das heißt, Ihr Schlaf kann einerseits Ursache von Störungen Ihres Wohlbefindens, Ihrer Gesundheit und Vitalität sein. Andererseits können Ihre Gesundheits- und Lebensprobleme die Qualität Ihres Schlafs nachhaltig stören.

Physiologische Einflussgrößen

Das vegetative Nervensystem besteht aus Sympathikus, Parasympathikus, dem enterischen System und auch das Nebennierenmark wird dazugerechnet. Dabei sind Sympathikus und Parasympathikus funktionell gesehen meist Gegenspieler, also Antagonisten. Grundsätzlich folgt in einem Zyklus von 70 bis 90 Minuten, nachdem der Sympathikus zu einer Aktivitätssteigerung (»fight and flight«) geführt hat, eine Erholungsphase, während der Parasympathikus aktiv ist (»rest and digest«). Wenn wir in dieser etwa 120-minütigen Phase eine Pause machen und uns tatsächlich entspannen, hat dies einen der höchsten Erholungseffekte am Tag. Es ist auch ein sehr günstiger Zeitpunkt für Meditationen und Selbstreflexion. Allein diese

Maßnahmen wirken sich in der darauffolgenden Nacht bereits positiv auf Ihren Schlaf aus.

Dazu sollte noch eine Reihe anderer notwendiger Impulse folgen, die ein gesunder Schlaf benötigt. Angefangen von »schlaffreundlichen Tagen« mit ausreichend Sonnen- und Tageslicht, schwerkraftorientierter Bewegung, Barfußgehen, schlaffördernder Ernährung, Entspannung und Meditation etc. Was die Nacht anbelangt, geht es in letzter Konsequenz vor allem um Ihre »Schlaf-Ausrüstung«. Im Konkreten um die schlafbiologische Optimierung des Gesundheits-Trios Nr. 1 mit Schlafraum, Schlafplatz und Bettsystem.

Die herrschende Schlafkultur

Ebenso wichtig sind Ihr persönliches Schlafverhalten und Ihre ganz persönlichen Schlafgewohnheiten. Diese werden wie alle menschlichen Aktivitäten von unserer Kultur mitbestimmt. Da geht es um die bereits behandelten Themen wie Schlafenszeit, Schlafdauer und ob wir am Tag eine Siesta, ein Powernap oder eine Meditation durchführen, um uns zu entspannen und in der Nacht besser zu schlafen. Und es gibt weitere kulturell-wirtschaftlich geprägte Herausforderungen, etwa, dass 20 Prozent der Beschäftigten bis spät in die Nacht hinein oder sogar die ganze Nacht hindurch arbeiten und dann versuchen müssen, ihren Schlaf am Tag so gut wie möglich nachzuholen.

Bezüglich Ihrer persönlichen Schlafgewohnheiten kann man sich mit vielen interessanten und durchaus auch intimen Fragen beschäftigen. Dazu zählt, wie Sie schlafen, nackt, mit Pyjama, mit Unterwäsche oder ganz anders. Oder wie oft Sie in Ihrem Bett Sex haben. Ein weiteres Thema ist die optimale Nachtbekleidung – zu enge Kleidungsstücke können den Schlaf genauso stören wie Materialien aus Kunstfasern, die sich elektrostatisch aufladen und dadurch die körpereigene Elektrizität und damit möglicherweise den Schlaf stören. Einer der wichtigsten Steuerungsfaktoren Ihres Körpers ist die Regulation von Wärme und Feuchtigkeit. Dasselbe gilt für Ihr Bettsystem, das mit Abstand Ihr meistgenutztes »Möbelstück« ist. Da geht es neben den verwendeten Materialien um Themen wie die »Orthopädie des Liegens«, um das Raum- und Bettklima, um Durchlüftung und Mikro-Zirkulation, Thermoregulation, Elektrobiologie und vieles andere. Oder um die Frage, ob Ihr Schlafraum nachts gut abgedunkelt ist, ob Sie eine schlaffreundliche Nachtbeleuchtung für eventuell notwendige Toilettengänge zur Verfügung haben. Und: Wie verhält es sich aktuell mit elektromagnetischen Feldern an Ihrem Schlafplatz, die durch das Hausstromnetz, WLAN oder Mobilfunk und viele andere strahlungsabhängige Technologien entstehen und Ihren Schlaf samt Gesundheit massiv beeinträchtigen können?

Die gängigsten Schlafpositionen

Bereits zu Beginn meiner Recherchen und Forschungstätigkeiten in den 1980er-Jahren und während der Entwicklung von Schlaf-Gesund-Strategien und -Produkten habe ich mich mit den beliebtesten möglichen sowie »unmöglichen« Schlafpositionen auseinandergesetzt. Es gibt über 30 verschiedene Schlafpositionen. Die bekanntesten sind die Seitenlage, die Rückenlage oder die Bauchlage. Ohne auf die jeweiligen Vor- und Nachteile jeder Schlafposition einzugehen, haben alle in der Regel eine Notwendigkeit – und in jeder dieser Körperpositionen muss ein Bettsystem alle Anforderungen der Schlafbiologie und Schlafmedizin sowie der Orthopädie erfüllen.

Was aber ist die beste Schlafposition? Aus orthopädischer Sicht kann man dies rasch auf den Punkt bringen. Die beste Schlafposition ist eine, die eine gesunde Ausrichtung der Wirbelsäule von der Hüfte bis zum Kopf fördert. Wie das für Sie persönlich aussieht, hängt von Ihrer aktuellen gesundheitlichen Situation und Ihren Schlafgewohnheiten ab. Es gibt einige Schlafpositionen, die grundsätzlich als »gesünder« gelten als andere. Insbesondere das Schlafen auf der Seite oder auf dem Rücken ist aus orthopädischer Sicht vorteilhafter als das Schlafen auf dem Bauch. Über zwei Drittel der Menschen schlafen auf der Seite, wobei die Männer sogar noch mehr Schlafzeit auf der Seite verbringen. Bei Schulterbeschwerden kann hingegen die Seitenlage eher problematisch sein.

Obwohl die Rückenlage für den Körper samt Halteapparat und vor allem für die Wirbelsäule als »Königslage« bezeichnet wird, sind es weniger als 10 Prozent der Schlafenden, die diese Schlafposition wählen. Sowohl in der Seiten- als auch in der Rückenlage ist es einfacher, die Wirbelsäule zu stützen und zu entlasten, also insgesamt im Gleichgewicht zu halten. In diesen Schlafpositionen wird der Druck auf die Wirbelsäule, die Wirbelkörper und damit auch auf die Bandscheiben verringert. Muskeln, Gelenke, Sehnen, Bänder bis hin zu den Faszien können sich besser entspannen und erholen. Zahlreiche Frauen versuchen zudem, auf dem Rücken zu schlafen, um eventuelle Faltenbildung im Gesicht durch die Seitenlage zu verhindern.

Das Schlafen auf der Seite bietet erfahrungsgemäß mehrere Vorteile. Es fördert eine gesunde Ausrichtung der Wirbelsäule und ist die Schlafposition, die am wenigsten zu Rückenschmerzen führt, insbesondere, wenn man das richtige anatomisch-orthopädische Kopfkissen benutzt. Denn viele Formen von Rückenschmerzen hängen eindeutig mit dem falschen Kopfkissen zusammen. Wenn Sie bereits ein Seitenschläfer oder eine Seitenschläferin sind, sollten Sie sich dafür entscheiden, auf der linken statt auf der rechten Seite zu schlafen. Das Schlafen auf der rechten Seite kann den Druck auf Ihre inneren Organe erhöhen, weshalb Experten das Schlafen auf der linken Seite insbesondere für schwangere Frauen und Schläfer mit saurem Reflux oder gastroösophagealer Refluxkrankheit (GERD) empfehlen.

Grundsätzlich ist eine professionelle Beratung sehr vorteilhaft, denn das Ausprobieren einer neuen Schlafposition kann wesentlich zu einem gesunden und erholsamen Schlaf beitragen. An dieser Stelle ist auch wichtig zu erwähnen: Solange es sich für Sie gut anfühlt, auf dem Bauch zu schlafen, brauchen Sie nichts daran zu ändern. Mit zunehmendem Alter oder durch Probleme an der Halswirbelsäule wird Ihr Körper Sie darauf aufmerksam machen, wenn es eine Änderung benötigt. Die Bauchlage ist rein statistisch auch nicht so gefragt, denn weniger als 10 Prozent bevorzugen sie, Frauen öfter als Männer. Die Bauchlage kann helfen, das Schnarchen zu lindern, doch insgesamt wird durch den Druck auf die Rippen die Atmung erschwert und dies kann den Schlaf weniger erholsam machen. Für Bauchschläfer entwickelte mein Team deshalb ein spezielles Bauchschläfer-Kissen, welches die Atmung des »verdrehten Kopfs« erleichtert.

Das entscheidende technische Element beim Schlafprozess ist in jedem Fall, egal in welcher Position Sie schlafen, Ihr Bettsystem. Und es ist nicht die Matratze, die anatomisch-orthopädisch der wichtigste Teil ist, sondern – das wissen Sie bereits – der Unterbau! Und hier punktet, wie Sie bereits erfahren haben, das SAMINA-Schlaf-Konzept mit dem doppelseitigen, hochflexiblen und freischwingenden Lamellenrost samt dem Schichtenaufbau in allen Bereichen, vor allem auch orthopädisch.

Gravitation - ein entscheidender Faktor

Es waren knapp zwei Jahrzehnte meiner Forschungstätigkeit vergangen, als um die Jahrtausendwende überraschend ein ganz neuer Faktor auftauchte, den wir in der Schlafbiologie bisher nicht kannten und schon gar nicht berücksichtigten. Die allermeisten Menschen schlafen unabhängig von der eingenommenen Liegeposition mehr oder weniger flach, also horizontal in ihren Betten. Genau dieses Faktum entwickelte sich aufgrund jahrzehntelanger wissenschaftlicher Erkenntnisse zu einem ernst zu nehmenden Problem, was den Schlaf und die Gesundheit des Menschen anging. Es geht dabei konkret um eine der zentralsten Naturkräfte, nämlich die Schwerkraft bzw. die Schwerelosigkeit oder Mikro-Gravitation.

Dies war und ist eines der zentralen Forschungsgebiete der Weltraummedizin und der National Aeronautics and Space Administration (NASA): die Frage, was mit dem Menschen in einem Schwerkraft-Nullfeld, also in der Schwerelosigkeit oder Mikro-Gravitation, passiert. Dazu gibt es bereits unzählige wissenschaftliche Studien und Ergebnisse aus Experimenten. Es steht heute außer Zweifel, dass die langfristige Einwirkung der Schwerelosigkeit bzw. das Fehlen der Schwerkraft zahlreiche gesundheitliche Probleme verursacht. Dazu zählt vor allem die beinahe zeitverzugslose Umverteilung von Körperflüssigkeiten, ebenso ist der rasche Verlust von Knochen- und Muskelmasse seit Langem bekannt. Bereits nach einigen Tagen oder Wochen können diese Effekte die Leistungen von Astronauten stark beeinträchtigen. Dadurch steigt das Risiko einer Schädigung, und die Fähigkeit zur Sauerstoffaufnahme kann sich so verringern, dass sich die Herz-Kreislauf-Aktivität verlangsamt. Auch das Herz degeneriert allmählich, weil es durch das Fehlen der Schwerkraft deutlich weniger Blut pumpen muss. Ein geschwächter Herzmuskel führt zu einem Blutdruckabfall und kann die Sauerstoffversorgung des Gehirns stark beeinträchtigen.

In der Schwerelosigkeit ist alles anders

Körperflüssigkeiten wie Blut, Wasser, Lymphflüssigkeit etc. machen etwa 60 bis 70 Prozent des menschlichen Körpergewichts aus. Diese neigen dazu, sich unter dem Einfluss der Schwerkraft im unteren Teil des Körpers anzusammeln. Im Lauf der Evolution wurden im menschlichen Körper Systeme entwickelt, die den Blutfluss zum Herzen und Gehirn gewährleisten, während wir stehen. Diese Systeme arbeiten auch ohne Schwerkraft weiter, allerdings sammeln sich in der Schwerelosigkeit Körperflüssigkeiten, in erster Linie Blut, in der oberen Hälfte des Körpers und vor allem im Kopf an. Aus diesem Grund konnten wir die »Mond-Gesichter« der ersten Astronauten bestaunen – es waren nichts anderes als geschwollene Gesichter (Ödeme). Die Ansammlung von Flüssigkeit in den Augen erhöht den Augeninnendruck und beeinträchtigt das Sehen für einige Tage, bis das Gehirn lernt, den Bildeindruck zu kompensieren und zu korrigieren.

Wie sich Schwerelosigkeit auswirkt

Hier eine kurze Zusammenfassung aus der NASA-Forschung über einige der negativen Auswirkungen von Schwerelosigkeit auf den menschlichen Körper:

- Schlaflosigkeit, Müdigkeit, Schwindel etc.
- Verkürzung der Tiefschlaf- und REM-Traumschlaf-Phasen
- Körperflüssigkeiten verteilen sich anders, erhöhte Ödem-Bildung in Kopf und Gehirn
- Ausschlagvolumen des Herzens erhöht sich, Blutdruck steigt
- Gehirndruck steigt, Ursache von zahlreichen funktionellen Störungen
- Hirnstammzellen werden rascher abgebaut
- Hirnanhangsdrüse (Hypophyse) verändert sich, hormonelle Störungen
- Immunsystem wird geschwächt, vor allem bei Frauen
- Rückgang der roten Blutkörperchen
- Gleichgewichtssinn (vestibuläres System) wird gestört
- Knochendichte nimmt ab, da Kalzium vermehrt ausgeschieden wird, Osteoporose

- Nierensteine werden öfter gebildet
- Erhöhtes Risiko für Harnwegsinfektionen, vor allem bei Frauen
- Muskelmasse wird wesentlich schneller abgebaut (Muskelschwund bzw. Muskelatrophie)
- Atemvolumen nimmt ab (–15 Prozent), während Atemfrequenz hingegen steigt (+15 Prozent)
- Sehvermögen verschlechtert sich, Augeninnendruck steigt
- Hörprobleme entstehen, Tendenz zu Hörverlust nimmt zu, vor allem bei Männern
- Störung der inneren Uhren/Rhythmik (Herzrhythmus)
- Vorzeitiges Altern, negative Lebenserwartung

Die veränderte Flüssigkeitsverteilung äußert sich auch in Gleichgewichtsstörungen mit Schwindel sowie einem Verlust des Geschmacks- und Geruchssinns. Noch wichtiger ist, dass sie eine Reihe systemischer Effekte hervorruft, die darauf abzielen, den Körper an die neue Umgebung anzupassen, aber bei der Rückkehr zur Erde und unter der Rückkehr der Schwerkraft gefährliche Folgen haben können. Eine davon ist die »orthostatische Intoleranz«, also die Unfähigkeit, länger als zehn Minuten am Stück ohne Hilfe zu stehen, ohne ohnmächtig zu werden. Dieses Phänomen ist teilweise auf Veränderungen in der Blutdruckregulation durch das autonome Nervensystem und den Verlust von etwa 20 Prozent des Blutflüssigkeitsvolumens zurückzuführen.

Was ist Schwerkraft oder Gravitation?

Alle Körper, die eine Masse haben, ziehen sich gegenseitig an. Diese Anziehung bezeichnet man als Gravitation oder auch Massenanziehung. Die Kraft, die zwischen den Körpern aufgrund ihrer Masse wirkt, heißt deshalb auch Gravitationskraft, und ohne sie könnten wir nicht existieren – es gäbe sogar nicht einmal unseren Planeten! Wir haben also der Gravitationskraft einiges zu verdanken und sie ist mit dafür verantwortlich, dass sich kleinste Atome und Moleküle im Weltraum angezogen haben und dieser Urnebel aus Gas und Staub schließlich so weit in sich kollabierte, dass unsere Sonne entstand. Auf ähnliche Weise haben sich auch die Planeten in unserem Sonnensystem entwickelt – unter anderem mithilfe der Gravitation. Die Gravitation hilft uns auch im Alltag weiter, sie bindet zum Beispiel die Atmosphäre, die wir atmen, an unseren Planeten. Wir Menschen bemerken die Gravitation natürlich vor allem durch die Schwer- oder Gewichtskraft, die uns und alles andere auf der Erde hält. Man könnte sagen, dass es erst durch die Gravitation ein »Oben« und ein »Unten« für uns gibt.

Die Gravitation ist also eine Kraft, die auf alles einwirkt, auf unsere gesamte Befindlichkeit und natürlich auch auf unsere Nachtruhe. Was den Schlaf und die Gesundheit anbelangt, geht es mir darum, Ihnen aufzuzeigen, welchen Einfluss die Gravitation auf Ihren Körper und Ihre Psyche hat, vor allem, wenn sie reduziert wird oder gänzlich fehlt.

Wie die Schwerkraft auf Ihren Körper wirkt

Es gibt einige Körperteile, die durch die Schwerkraft auch messbar beeinflusst werden. Dazu zählt Ihre Wirbelsäule, die von der Schwerkraft über den Tag verändert wird. Zwischen den knöchernen Wirbelkörpern befinden sich die Bandscheiben, deren gallertartige Masse durch die Schwerkraft über den Tag nach unten gezogen beziehungsweise zusammengedrückt wird. Dadurch büßen die Bandscheiben Feuchtigkeit ein. Dies ist der Grund, dass Sie am Abend etwa ein bis zwei Zentimeter kleiner sind als am Morgen, wenn Sie aus Ihrem Bett steigen, denn über Nacht, wenn die Bandscheiben entlastet sind, nehmen sie wieder mehr Flüssigkeit auf und dehnen sich aus. Ein weiteres, sehr wichtiges Beispiel ist die Blutzirkulation. Die Schwerkraft wirkt dem Aufwärtsfluss des Blutes im Körper entgegen, dadurch kommt es im Lauf des Tages zu einer verminderten Durchblutung des Kopfbereichs. Die einzige Möglichkeit, diesen Auswirkungen zu entgehen, wäre die Umkehrung der Körperposition.

Es ist also die Position Ihres Körpers, die auf die Wirkung der Gravitationskraft einen erheblichen Einfluss hat. Dies beeinflusst – wie erwähnt – die Blutzirkulation und vor allem die Durchblutung Ihres Kopfes und des Gehirns und hat einen unmittelbaren Einfluss auf den intrakraniellen Druck, also den Gehirndruck. Bei einem Kopfstand etwa steigt der Gehirndruck sofort an, da durch die Schwerkraft nun das Blut in Richtung von Kopf und Gehirn fließt.

Das Morgentief als Signal

Möglicherweise haben Sie auch schon erlebt, dass Sie am Morgen nach dem Aufstehen ein Schwindelgefühl verspüren. Vor allem, wenn Sie schnell aufgestanden sind. Diesen Effekt kennt man in der Medizin und er wird als orthostatische Hypotonie bezeichnet. Er kommt dadurch zustande, dass der Blutdruck fällt, wenn Sie sich hinlegen, und plötzliches Aufstehen und damit auch Anheben des Kopfs kann vorübergehend die Blutversorgung Ihres Gehirns vermindern. Die Folge kann Schwindel und Benommenheit sein. Exakt bei diesem Phänomen kommt eine der mächtigsten Naturkräfte ins Spiel, nämlich die Schwerkraft oder Gravitation.

Flaches Schlafen vermindert die Gravitation

Warum erzähle ich Ihnen dies alles? Weil es sich im ersten Moment für Sie seltsam anhören mag, wenn uns die Wissenschaft mitteilt, dass die Gravitation nicht mehr vollumfänglich wirksam ist, sobald Sie flach liegen! Sie liegen als »Flach-Schläfer/in« in einem beinahe Gravitations-Null-Feld. Rein physikalisch spricht man von einer Mikro-Gravitation, also einer sehr stark verminderten Gravitation. Deren negative Wirkungen auf den Menschen ist durch unzählige Studien der NASA auf der Internationalen Raumstation (ISS) sowie die sogenannten »Bett-Ruhe-Studien« auf der Erde bestens untersucht. Da die Kosten für Studien im Weltall enorm hoch sind, brauchte es Modelle, mit denen die Bedingungen im All, vor allem die Schwerelosigkeit, simulierbar sind. Das beste Modell, das man gefunden hat, war das flache Liegen, also die Bettruhe! So konnte man einen Teil dieser Studien auf der Erde durchführen, indem man die erwähnten Bett-Ruhe-Studien entwickelte und einsetzte. Es zeigte sich nämlich im Vorfeld, dass bettlägerige Patienten im Lauf der Zeit identische Gesundheitsstörungen entwickelten wie die Astronauten im schwerelosen Weltraum. Angefangen von den bereits aufgezählten Störungen im Herz-Kreislauf-System, Bluthochdruck, Muskelschwund, Osteoporose, erhöhtem Augeninnendruck, Gehirnödemen, hormonellen Regulationsstörungen bis hin zu den Schlafstörungen. Der Grund war, dass die Schwerkraft in dieser Körperposition, also beim flachen Liegen und Schlafen, nicht mehr ihre volle Wirksamkeit entfachen konnte.

Auch Astronauten schlafen schlecht

In der Mikro-Gravitation, einem stark verminderten Schwerkraftfeld, kommt es erwiesenermaßen zu Schlafstörungen. Schlafmessungen mit Astronauten auf der Internationalen Raumstation (ISS) haben eine Verkürzung der Tief- und REM-Traumschlaf-Phasen gezeigt. Die innere Uhr und damit der zirkadiane Rhythmus wird zusätzlich durch die veränderten Lichtverhältnisse gestört, da die Astronauten alle 90 Minuten einen Sonnenauf- und Sonnenuntergang erleben. Zudem erkranken Astronauten statistisch öfter, da ihr Immunsystem und ihr Hormonsystem in der Schwerelosigkeit geschwächt werden. Außerdem bildet sich erstaunlicherweise eine Insulin-Resistenz; eine höhere Rate an Depressionen und die Tendenz, vorzeitig zu altern, sind ebenfalls Studienergebnissen der NASA zu entnehmen. Damit wird im Grunde genommen in der Mikro-Gravitation eine negative Lebenserwartung prognostiziert.

Die Verbindung zum Bett und zum Schlaf auf der Erde

Genau das war der eigentliche Schockmoment für mich: Wenn Sie lange genug, vorzugsweise flach liegend, im Bett verbringen, entwickeln Sie als Folge davon die gleichen Begleiterscheinungen wie die Astronauten im Weltraum. Die Bett-Ruhe-Studien, die zwischen 60 und 70 Tagen andauern, werden aktuell sowohl von der NASA als auch der ESA (European Space Agency) angeboten. Da können Sie sich als Proband bewerben und »im Bett« Geld verdienen. Dabei liegen Sie in einer Kopf-Tieflage von etwa 6 Grad, die zu einer Hypo-Gravitation führt, also zu einer verminderten Schwerkraft. Sie liegen und schlafen also in einem stark verminderten Gravitationsfeld. Eine Schulter muss dabei das Bett ständig berühren – auch bei Mahlzeiten, Duschen und Toilettenpausen. Nach 60 Tagen erhalten Sie aktuell dafür 16 500 Euro. Dazu kann ich Ihnen nur sagen – ein hart und mühsam verdientes Geld, denn manche Versuchspersonen haben wochenlange »Nachwehen«.

Alle diese Erkenntnisse und Zusammenhänge, insbesondere mit dem Schlaf, dem Bett und der flachen Liegeposition, haben mich, wie eingangs erwähnt, um die Jahrtausendwende brennend interessiert. Meine spontane Idee war: Wenn das flache Liegen und Schlafen den Schlaf und die Gesundheit stört, dann sollten die Menschen während des Schlafes in eine Schräglage gebracht werden! Im ersten Moment kam mir das selber verrückt vor.

Mein Weg zum »schrägen Schlafen«

Also startete ich mit weiteren Recherchen; mich interessierte vor allem, wer auf dieser Welt sich mit diesen Erkenntnissen im Zusammenhang mit dem Bett und dem flachen Schlafen bereits auseinandergesetzt hatte. Und ob bereits jemand ebenfalls über den »Schrägschlaf« nachgedacht hatte. Und siehe da, just im Jahr 2000 erschien von den US-amerikanischen Wissenschaftlern Dr. Sydney Ross Singer und Dr. Soma Grismaijer ein bis heute kaum beachtetes Buch (»Get it up!«). Die Autoren haben in zahlreichen Untersuchungen nachgewiesen, dass die in den zivilisierten Ländern übliche, horizontal flache Schlaflage im Bett nicht nur zu einer schlechten Schlafqualität führt, sondern auch nach längerer Zeit Krankheiten wie Migräne, Morbus Alzheimer, Glaukome, Schlaf-Apnoe, Schlaganfall, Impotenz und andere verursachen bzw. auslösen kann.

Dr. Singer und Dr. Grismaijer vertraten in ihrem Buch die Auffassung, dass die erwähnten Erkrankungen durch das flache Liegen während des Schlafens im Null-Schwerkraftfeld verursacht werden. Infolgedessen wird vermehrt Blut in den Kopf und somit in das Gehirn verlagert. Der vermehrte Hirndruck erzeugt eventuell chronische Migräne. Das kann verhindert werden, wenn vor allem der Kopf hoch gelagert, also ein gewisses Schrägliegen-Schlafen gewährleistet wird. Die beiden Autoren untersuchten u. a. 100 Patienten mit chronischer Migräne, die sie in Betten schlafen ließen, die eine Schräglage des Oberkörpers zwischen 10 und 30 Grad Neigung auswiesen. Sie erreichten damit, dass die Patienten in relativ kurzer Zeit migränefrei wurden. Dieser Effekt soll selbst bei Patienten eingetreten sein, die über 20 Jahre therapieresistent an Migräne litten. Auch hartnäckige Nebenhöhlenverschleimungen und -entzündungen (Sinusitis) sowie trockene Mund- und Nasenschleimhaut verschwanden. Die Autoren vertreten sogar die Auffassung, und legen dafür Untersuchungsergebnisse vor, dass bei der Entstehung neurodegenerativer und psychischer Erkrankungen die Hypogravitationswirkung auf das Herz-Kreislauf-System eine bedeutsame Rolle spielen kann.

Das war wahrlich ein positives Erfolgserlebnis für mich und bestätigte die Problematik des Flachschlafens! Die Erkenntnisse von Dr. Singer und Dr. Grismaijer waren selbstverständlich hoch interessant für eine Weiterentwicklung meines Schlaf-Gesund-Konzeptes samt Bettsystem. Allerdings konnte ich mir zum damaligen Zeitpunkt nicht vorstellen, Kunden und Patienten mit einer Hochlagerung des Oberkörpers mit 10 bis 30 Grad »liegen« und schlafen zu lassen. Da sträubte sich die orthopädisch-ergonomische Komponente in mir. Daher sollten noch ein paar weitere Jahre ins Land ziehen, bis es dann zu einer echten Schlaf-Revolution kam.

Eine weitere Veröffentlichung als Handlungsauslöser

In den folgenden Jahren war ein neuer Trend in aller Munde: die wissenschaftliche Erkenntnis, dass der moderne Mensch zu viel und zu lange sitzt. Das »zu viele Sitzen« wurde über Nacht »zum neuen Rauchen«. Ein Signal, das uns zeigen sollte, wie ungesund es ist, zu lange zu sitzen und sich zu wenig zu bewegen. Und da gab es gleich wieder eine Verbindung zum Schlaf. Wer am Tag zu lange sitzt und sich zu wenig bewegt, schläft in der Nacht schlechter als diejenigen, die weniger Zeit in Sitzhaltung verbrachten und sich auch mehr bewegten. Umgekehrt stellte sich heraus: Wer schlecht und zu wenig schläft, hat eine größere Neigung, sich insgesamt weniger zu bewegen und gleichzeitig häufiger zu sitzen. Im Jahr 2011 erschien in Amerika das Buch »Sitting Kills – Moving Heals« – also »Sitzen tötet – Bewegung heilt«. Und Sie werden es nicht glauben, es war wieder die NASA im Spiel, diesmal nur indirekt, denn die Autorin Dr. Joan Vernikos war ehemalige Forschungswissenschaftlerin und Direktorin der Life Sciences Division der NASA. Sie präsentierte in ihrem Buch eine umfassende Erklärung dafür, warum Amerikaner so ungesund sind – und lieferte die Lösung, einen leicht verständlichen, wissenschaftlich erprobten Plan zur Wiederherstellung der Gesundheit.

Neben den Ergebnissen der Studien über die negativen Wirkungen der Schwerelosigkeit zeigte Dr. Vernikos Übungen auf, mit denen Menschen, die die meiste Zeit ihres Lebens auf Stühlen, an Schreibtischen oder im Auto sitzen, die Schwerkraft im Körper aktivieren können – einfache Aktivitäten wie häufiges Aufstehen, Dehnübungen, Gehen, Trampolinspringen, Achterbahnfahren und vieles andere. Auch in diesem Buch war zu lesen, dass die NASA durch die Bett-Ruhe-Studien herausgefunden hatte, dass durch das flache Liegen und Schlafen die Wirkung der Schwerkraft nur noch im Brustbereich minimal vorhanden war. Und da hatte es bei mir endgültig »klick« gemacht und meine alte Idee vom Schrägschlaf war plötzlich wieder da!

Paradigmenwechsel in der Medizin

Es wird sich heute kaum noch jemand daran erinnern, dass vor ca. 50 bis 60 Jahren die absolute Bettruhe ein dominierendes Element der ärztlichen Behandlung bei verschiedenen Krankheiten war, vor allem nach Operationen. Es ist eine der wenig rühmlichen Ausnahmen, dass die Humanmedizin die Erkenntnisse der Weltraum-Medizin in ihre Leitlinien aufnahm, denn genau diese ersten Erkenntnisse im Zusammenhang mit der Schwerkraft bzw. der Schwerelosigkeit haben schlussendlich dazu geführt, dass in der Medizin die absolute Bettruhe als Therapeutikum mehr oder weniger eliminiert wurde. Heute empfehlen die medizinischen Leitlinien, den Patienten nach operativen Eingriffen so rasch wie möglich wieder mobil zu machen, was uns heute als selbstverständlich erscheinen mag.

Eigentlich ist es längst überfällig, dass sich ein ähnlicher Paradigmenwechsel für die Körperlage während des Schlafs vollzieht, um bestimmten Krankheiten, deren Ursache man nicht oder kaum kennt, die »Wurzel zu entreißen«. Das ist, davon bin ich in der Zwischenzeit felsenfest überzeugt, mit einer Ganzkörper-Schräglage zwischen 3,5 und 5,5 Grad möglich.

Schrägschlaf überall

Ein Blick in die Tierwelt zeigte mir ebenfalls Erstaunliches. Man kann davon ausgehen, dass Tiere einen angeborenen Schlafinstinkt haben, und es ist mehr als auffällig, dass die meisten Tiere in ihrer natürlichen Umgebung leicht geneigt schlafen, sodass ihr Kopf höher liegt als der Rest des Körpers! Die nächste Überraschung in meinen Nachforschungen war, dass archäologische Funde die frühe Kunst von Ruhe-, Grab- und eventuell auch Schlafbetten zeigten. Eines der Betten aus einem Grabfund, es soll sich um das Bett von Königin Hetepheres I. des Alten Königreichs in der 4. ägyptischen Dynastie (2620–2500 v. Chr.) handeln, weist unter anderem eine unglaubliche Besonderheit auf. Es hat von der Kopfseite bis zur Fußseite einen Neigungswinkel von genau 5,0 Grad. Es gibt Hinweise, dass dies der allgemeinen Bauart der ägyptischen Betten zur damaligen Zeit entsprach. Obwohl der wahre Zweck nirgendwo genau beschrieben wird, muss davon ausgegangen werden, dass dies nicht nur aus ästhetischen Gründen so konstruiert wurde. Es weist darauf hin, dass die Ägypter möglicherweise über ein entsprechendes Wissen über die Notwendigkeit oder Vorteile des »schrägen Schlafs« verfügten. Ohne in weitere Spekulationen zu verfallen – es ist in jedem Fall mysteriös und gleichzeitig spannend.

Der erste Schrägschlaf-Versuch

Durch einen glücklichen Zufall kam ich 2011 rascher ins Handeln, als ich gedacht hätte. Was war passiert? Mein damals vierjähriger Enkel David, Sohn meines ältesten Sohnes Philipp, hatte plötzlich in der Nacht immer wieder Atemnot und »röchelte« im Schlaf. Der Arzt meinte unmissverständlich: »Mandeln und Polypen müssen raus, da ist alles viel zu eng.« Jetzt wurde natürlich ich mit dem Problem konfrontiert, vor allem mit der Frage und Bitte nach Alternativen. Da das ganze Geschehen damals nicht wirklich bedrohlich war, kamen mir die zahlreichen Versuche von Dr. Singer und Dr. Grismaijer wieder in den Sinn. Bei weiteren Recherchen bin ich zudem auf den Schwerkraft-Hobbyforscher Andrew Fletcher aufmerksam geworden. Er beschäftigte sich nicht mit dem Schlaf per se, verbreitete aber im Internet praktikable Vorschläge, die Gravitation im Schlaf durch »schräg schlafen« zu aktivieren. Und zwar in Ganzkörper-Schräglage – genau das, was ich eigentlich umsetzen wollte. Er schlug einen Neigungswinkel von umgerechnet etwa 5,5 bis 6,0 Grad vor, die den Bettruhe-Studien der NASA entsprachen. Allerdings dort mit dem Kopf nach unten; die Version zur Aktivierung der Schwerkraft war daher genau umgekehrt: Kopf etwa 10 bis 15 Zentimeter höher als die Füße.

Kurz entschlossen kontaktierten wir einen unserer Tischler-Partner, drückten ihm eine Zeichnung mit Daten in die Hand und baten ihn, ein »Vollholz-Schrägbett« zu bauen. Er schaute uns verdutzt an, sah allerdings unsere Entschlossenheit und verstand, dass es uns ernst war und dringend. Bereits drei Tage später schlief David die erste Nacht in seinem Schrägbett, und wir waren alle gespannt. Dies war mein erstes Hurra-Erlebnis (hurra – es klappt!), als ich von meinem Sohn das Ergebnis erfuhr. Wie durch Zauberhand waren die Atemprobleme bei David verschwunden und er schlief in seinem neuen Schrägbett tief und friedlich. Und das ist bis heute so.

Ein kongenialer Partner ist schnell überzeugt

Bereits am nächsten Tag rief ich meinen Schlafmedizin-Partner, Arzt und Neurophysiologen Prof. Dr. Karl Hecht, in Berlin an. Ich berichtete ihm in aller Kürze meine Erkenntnisse und vor allem meine Idee vom Schrägschlaf samt dem ersten positiven Ergebnis. Prof. Hecht war über zwei Jahrzehnte einer meiner wichtigsten schlafmedizinischen Berater und er führte für mich zahlreiche Schlafmessungen und Beobachtungsstudien durch. Immer wenn es um eine neue Schlaf-Idee oder eine Schlaf-Neuentwicklung ging, war er als Wissenschaftler und Schlafmediziner gefragt. Mit all diesen Fakten konfrontierte ich Karl Hecht, der nicht nur 30 Jahre die Schlafmedizin an der Charité in Berlin leitete, sondern selbst Raumfahrt-Mediziner war. Alles, was ich ihm erzählte, war natürlich für ihn nicht neu, im Gegenteil, von da weg hatte ich einen kongenialen Partner für meine Schrägschlaf-Konzepte. Prof. Karl Hecht war genauso begeistert wie ich und wir konnten in den Folgejahren das Projekt »Gravitas – schlafen in Ganzkörper-Schräglage« starten. In memoriam widme ich dieses Buch auch meinem geschätzten »Wissenschaftsfreund« Karl Hecht, er ist 98-jährig als langjähriger Tester und Benutzer meiner Schlaf-Gesund-Konzepte leider 2022 verstorben. Eigentlich wollten wir zusammen seinen 100er feiern, ein tragischer Sturz führte jedoch zuvor zu seinem Tod. Wir waren unter anderem gerade damit beschäftigt, ein gemeinsames Buch mit dem Arbeitstitel »Gravitas – schräg schlafen – Umweltfaktor Gravitation als wichtiger Faktor für gesundes Schlafen« zu schreiben und herauszubringen. Einige der nachfolgenden Ausführungen kommen deshalb im Kern auch von Prof. Dr. Karl Hecht, dem ich für sein Engagement und seine Wissensteilung mit mir nach wie vor sehr dankbar bin.

Eine normale Herz-Kreislauf-Funktion braucht Schwerkraft

Während der horizontalen Schlaflage haben wir wie beschrieben infolge des Null-Schwerkraftfelds analoge funktionelle Abläufe wie in der Hypo-Gravitation im Weltall und auf der Internationalen Raumstation (ISS). Wir können davon ausgehen, dass die Wirkung der Schwerkraft auf unseren Körper und speziell auf die Blutzirkulation im Gehirn eine Beziehung zwischen der Lage des Kopfes und des pumpenden Herzens im Raum darstellt. In der horizontalen Lage fehlt der Widerstand der Schwerkraft in der Beziehung Herzfunktion-Blut-Gehirn-Zirkulation. Es besteht für die Pumpleistung des Herzens ein geringerer Widerstand, wodurch der Hirndruck erhöht wird. Nun gibt es überall im Blutgefäßsystem sogenannte Druck-(Baro)Rezeptoren, die einen hohen Druck verhindern sollen, indem sie den Systemdruck gesamthaft senken. Deshalb ist im Schlaf der Blutdruck niedriger als am Tag. Das ist einer der Hauptgründe, weswegen Menschen mit sehr niedrigem Blutdruck im Schlaf Probleme mit dem Kreislauf bekommen können, wenn sich der Blutdruck zu tief absenkt. Das geschieht normalerweise während des Tiefschlafs. In diesem Fall bekommt das Gehirn von den Druckrezeptoren Signale, wodurch es veranlasst, dass das Herz schneller schlägt, wodurch der Blutdruck wieder steigt. Manche Menschen wachen in einer solchen Situation auf und geraten oftmals in Panik. Im Grunde genommen hat der Körper mit dem Aufwachen eine Notfallreaktion ausgelöst, eigentlich eine Lebensrettung! Sobald man die Reaktion samt Ursache verstanden hat, kann man gelassener reagieren. Hier empfehlen sich langsames Aufstehen und etwas Körperbewegung, eventuell kann ein wenig Zuckerhaltiges helfen. In der Regel kann man anschließend ohne Angst gut weiterschlafen.

Flaches Schlafen verstärkt bestehende Beschwerden

Die Folgen der modernen Lebensweise mit zu wenig Bewegung, viel zu langem Sitzen und Übergewicht kann bedingen, dass diese Regulationsmechanismen in der horizontalen Schlaflage nicht mehr voll funktionieren. So kann in vertikaler Position am Tag durch die Schwerkraft die Körperflüssigkeit nach unten gezogen werden. Geschwollene Füße und Unterschenkel sind immer öfter die Folge davon. Wenn wir uns flach hinlegen, verschwindet diese Flüssigkeit aus den unteren Extremitäten. Da die Druckregulatoren bei den angeführten krankhaften Erscheinungen auch nicht mehr voll funktionsfähig sind, steigt mit zunehmender Liegedauer der Blutdruck sowohl bei Menschen mit »normalem Blutdruck« und speziell bei solchen mit Bluthochdruck an. Dies führt dazu, dass am Morgen beim Erwachen ein extremer Bluthochdruck bestehen kann. Was die meisten Menschen nicht wissen ist, dass der Blutdruck generell am Morgen den höchsten Wert erreicht.

Dieser hohe Blutdruck wirkt auch direkt auf das Gehirn. Infolgedessen verändert sich auch der Druck in der Rückenmarksflüssigkeit und in den Hirnventrikeln. So können leichte Schwellungen im Gehirn, erhöhter Druck auf die Ohren, Schwellungen des Gesichts (Tränensäcke), in den Nebenhöhlen, den Nasenschleimhäuten bis zum Zahnfleisch entstehen. Vor allem können sich so Kopfschmerzen und Migräne entwickeln. Offensichtlich wird, ähnlich wie beim Schleudertrauma und bei niedrigem Blutdruck, der Neurotransmitterhaushalt gestört, was solche neurologischen Symptome auslöst. Dies beschreiben auch Dr. Singer und Dr. Grismaijer in ihrem Buch »Get it up!«. Und genau das konnte allein durch das Schrägstellen des Oberkörpers beseitigt werden!

Ganzkörper-Schrägschlaf: die Effekte

Bereits die erste Erfahrung mit meinem Enkel David überzeugte mich davon, dass das Ganzkörper-Schrägschlafen gegenüber der Schräglagerung des Oberkörpers eine Reihe von Vorteilen hat. Angefangen von der Orthopädie und Ergonomie über die verbesserte Mikrozirkulation bis hin zur Bequemlichkeit. Die Hochlagerung nur des Oberkörpers ist auch eine Erste-Hilfe-Maßnahme, damit das Blut nach unten fließt und das Herz entlastet wird, sie ist zudem unter anderem bei Atemproblemen oder Herzschwäche angezeigt. Ich wollte jedoch die Schlafqualität und Regenerationsqualität verbessern, wofür die Hochlagerung nur des Oberkörpers keine oder nur geringe Effekte bringt. Hingegen ist die Liste der Vorteile, die durch die Ganzkörper-Schräglage ausgelöst werden, viel umfangreicher bis hin zu einer messbaren Optimierung des Schlafs.

Eine professionelle Testperson

Bevor ich selbst zu meinem ersten Schrägschlaf-Erlebnis kam, war mein zweiter Proband aus medizinisch-wissenschaftlicher Sicht zukunftsweisend. Es war, Sie haben es vielleicht schon erraten, mein Schlafmedizin-Partner Prof. Dr. Karl Hecht aus Berlin. Er ließ es sich nicht nehmen und bestand darauf, dass er den zweiten Prototypen erhalten sollte. Es war wiederum ein speziell entwickeltes Vollholz-Bettgestell mit einem variablen Schrägstellmechanismus und dem integrierten, unter meiner Leitung entwickelten Schlaf-Gesund-Konzept, was bis zu diesem Zeitpunkt aus den schlafbiologischen, orthopädischen, bettklimatischen, thermoregulatorischen, mikrozirkulatorischen und elektrobiologischen Komponenten des SAMINA Bettsystems bestand. Jetzt kam eine weitere dazu, nämlich die Ganzkörper-Schräglage.

Karl Hecht war beim ersten Schrägschlaf-Versuch bereits 87 Jahre alt, seine Schlafprofile zeigten jedoch trotz des hohen Alters perfekte Werte, was die relevanten Parameter der Schlafmedizin anbelangte. Damit wurde bei mir auch der Mythos vom altersbedingten Schlechtschlaf stark infrage gestellt. Es war also auch im hohen Alter möglich, zur Riege der Super-Schläfer zu zählen. Allein dies sollte Ihnen für Ihre Pläne, ebenfalls zum Super-Schläfer zu werden, Mut machen! Karl Hecht, der an der Charité Tausende Schlafmessungen durchgeführt hat, war ein absoluter Schlaf-Profi. Er hat über 80 Bücher veröffentlicht und ich habe keinen zweiten Menschen kennengelernt, der so viel über den Schlaf und die Gesundheit wusste wie er. Ich wusste, dass Karl Hecht alles am Tag und in der Nacht tat, um den besten Schlaf zu bekommen.

Schrägschlaf und gefährliche Schlaf-Apnoe

Allerdings litt Prof. Karl Hecht an einer leichten obstruktiven Schlaf-Apnoe (OSA), das heißt, er hatte im Durchschnitt während des Schlafs etwas mehr als zehn ausgeprägte Atemstillstände pro Stunde. Das obstruktive Schlaf-Apnoe-Syndrom ist eine sehr ernst zu nehmende schlafbezogene Atemstörung, vor allem, wenn sich die Episoden pro Stunde erhöhen. Es kommt während des Schlafs wiederholt durch das Aussetzen der Atmung zu einem akuten Sauerstoffmangel in Körper und Gehirn. Diese Atempausen können während einer Stunde mehrmals auftreten und jeweils bis zu zwei Minuten andauern. Dies führt zu einem kontinuierlichen Sauerstoffmangel, da das Blut entsprechend entsättigt wird. Dadurch werden die Organe unterversorgt und das Gehirn ist in diesem Fall als Erstes massiv betroffen und schlägt Alarm. Das äußert sich in immer wiederkehrenden Weckreaktionen, die den Schlafprozess stören und zu einem nicht erholsamen Schlaf führen. In der Regel kommt vor allem der Tiefschlaf viel zu kurz. Der Betroffene nimmt diese Unterbrechungen während der Nacht selber nicht wahr, eine exakte Diagnose ist vor allem im Schlaflabor möglich. Sehr oft kommen die Patienten zum Arzt oder Schlafmediziner, weil es dem Bettpartner auffällt, dass solche Atemstillstände stattfinden. Oder die Betroffenen klagen über starke Tagesmüdigkeit, da ihnen vor allem der Tiefschlaf fehlt. Das Schlaf-Apnoe-Syndrom muss unbedingt behandelt und beseitigt werden, da daraus fatale Gesundheitsschäden entstehen können. Dazu zählen Herz-Kreislauf-Störungen, Bluthochdruck, ein deutlich erhöhtes Risiko für Herzinfarkt und Schlaganfall, Diabetes Typ 2, Depressionen oder Alzheimer.

Die Überdruckmaske als Standardbehandlung

Derzeit werden die Symptome der Schlaf-Apnoe in den meisten Fällen mit einer sogenannten CPAP-Überdruckmaske (Continuous Positive Airway Pressure) behandelt. Mithilfe eines Gebläses wird Luft mit Überdruck in die Lunge gepresst, das verhindert das Zusammenfallen der Atemwege und lindert damit die nächtlichen Atemaussetzer. Diese künstliche Beatmungshilfe muss man während der ganzen Nacht tragen. Seit Einführung dieser Therapie Ende der 1980er-Jahre konnte die Häufigkeit von Folgeerkrankungen bei den Anwendern der CPAP-Maske merklich reduziert werden. Deren Wirksamkeit setzt einen korrekten Beatmungsdruck und eine optimal passende Maske voraus. Eines der Probleme ist, dass die Patienten im Umgang und in der Benutzung oft Probleme oder Unverträglichkeiten haben und die Therapie daher abbrechen oder die Maske nur unregelmäßig benutzen. Viele CPAP-Maskenträger berichten, dass sie beispielsweise nächtliche Panikattacken aus Angst vor dem Ersticken haben, da das Ausatmen durch die Maske beschwerlich ist. Es kann auch Druckstellen durch das Tragen der Maske geben, ebenso sind sogenannte Kontaktallergien wegen der eingesetzten Kunststoffmaterialien nicht selten. Schwellungen und Entzündungen der Augen sind möglich, wenn die Maske nicht dicht anliegt und die austretende Beatmungsluft in die Augen bläst. Trockene Mund- und Nasenschleimhäute, das laute Geräusch des Geräts, oftmals zunehmender Harndrang in der Nacht und vieles andere mehr zählen zu den Problemen dieser Therapie.

Und was von den Ärzten und Schlafmedizinern leider oft verschwiegen wird: Trotz Reduzierung der Atemaussetzer durch die CPAP-Maske, die jede Nacht angelegt werden muss, verbleibt häufig ein hohes gesundheitliches Risiko, da die Anzahl der Apnoen nicht ausreichend reduziert wird. Das Grundproblem aus meiner Sicht ist, dass die CPAP-Therapie eine reine Symptom-Behandlung ist und eigentlich dadurch keine Heilung der Schlaf-Apnoe möglich ist.

Schlaf-Apnoe muss gemessen werden

Der Apnoe-Hypopnoe-Index (AHI) ist das wichtigste Kriterium für die Erkennung des Schlaf-Apnoe-Syndroms. Beim Verdacht auf eine Schlaf-Apnoe kann der Apnoe-Hypopnoe-Index mittels einer medizinischen Schlafdiagnostik heute auch im häuslichen Umfeld oder im Schlaflabor identifiziert werden. Bei einer Apnoe kommt es zu einer Reduktion des Atemflusses um mehr als 80 Prozent für mehr als zehn Sekunden. Eine Hypopnoe bedeutet eine Reduktion des Atemflusses um mehr als 30 Prozent für mehr als zehn Sekunden, kombiniert mit einem messbaren Sauerstoffsättigungsabfall im Blut um mehr als drei bis vier Prozent oder einem Arousal. Ein Arousal ist eine vom Gehirn gesteuerte Weckreaktion des Körpers mit kurzer Unterbrechung des Schlafs für drei bis 15 Sekunden. Das Normalmaß für eine Schlaf-Apnoe wären pro Stunde maximal fünf Episoden, oftmals bleiben trotz Masken-Benutzung zehn oder mehr übrig. Das ist eindeutig zu viel, um einen gesunden und erholsamen Schlaf genießen zu können. Deshalb sind viele CPAP-Masken-Benutzer weiterhin durch die Folgeerkrankungen, insbesondere des Herz- und Kreislauf-Systems, nach wie vor in hohem Maße gefährdet. Und eine unbehandelte oder schlecht behandelte Schlaf-Apnoe wirkt in jedem Fall durch die Schlafverschlechterung lebensverkürzend!

Die positive Wirkung des Schrägschlafs

Mit Prof. Karl Hecht hatte ich den optimalen Versuchsteilnehmer für den Test-Schrägschlaf in Sachen Schlaf-Apnoe gefunden. Und für ihn selbst war dies natürlich ebenfalls hochinteressant, hatte man doch in der Schlafmedizin das Schlaf-Apnoe-Syndrom bisher nie mit dem Flachschlafen und damit mit dem Fehlen der Gravitation in Verbindung gebracht!

In der Folge erhielt er ein Schrägschlaf-Bettgestell, in dem es für ihn möglich war, sowohl flach zu schlafen als auch in einer Ganzkörper-Schräglage von genau 5,5 Grad. Damit startete ein Experiment, auf das sowohl er als auch ich sehr gespannt waren. Dafür wurden professionelle Messgeräte zur Ableitung des Elektro-Kardiogramms (EKG) sowie die Aufzeichnung aller relevanten Atemfluss-Daten eingesetzt. Mit einem speziellen Softwareprogramm wurden die Apnoe-Episoden aus dem Verlauf der Schlaf-Atmungsregistrierung analysiert. Sichere und fragliche Apnoe-Episoden sowie ihr gruppiertes Auftreten wurden auf ihre Richtigkeit überprüft. So wurden zehn Nächte mit Flachschlafen durchgeführt und zehn Nächte in Ganzkörper-Schräglage mit 5,5 Grad.

Es zeigte sich bereits in der ersten Nacht, dass die Anzahl der Apnoe-Episoden bei der Ganzkörper-Schräglage deutlich geringer war als beim Flachschlafen. Die Apnoe-Episoden sind natürlicherweise in jeder Nacht etwas unterschiedlich und zeigen immer eine gewisse Streubreite. Die Mittelwerte lagen beim Flachschlafen bei 63,5 Episoden während einer Nacht und reduzierten sich durch die Ganzkörper-Schräglage auf 24,6 Episoden. Somit konnten innerhalb von zehn Nächten sogar die Normalwerte unterschritten werden. Dies löste natürlich Freude aus und zeigte das Potenzial des Gravitas Ganzkörper-Schrägschlafes auf. Sowohl präventiv, was sehr wertvoll ist, als auch medizinisch-therapeutisch. Heute haben wir zahlreiche Bestätigungen aus dem Schlaflabor, und viele Betroffene konnten und können seit vielen Jahren von dieser natürlichen Schlaf-Revolution profitieren. Damit wurde eine Methode gefunden, die bei über 90 Prozent von Schlaf-Apnoe-Betroffenen messbar funktioniert. Und dies ohne Nebenwirkungen, ja eigentlich noch viel mehr, denn mit dieser natürlichen Methode kommt das komplette Atemsystem in eine optimale Selbstregulation. Das wirkt sich unmittelbar positiv auf die Schlaf- und Regenerationsqualität aus.

Unglaubliche Effekte durch Ganzkörper-Schrägschlaf

Welche positiven Wirkungen kann das Schlafen in Ganzkörper-Schräglage bzw. die Aktivierung der Schwerkraft im Schlaf auch für Sie bringen? Hier die wichtigsten Erfahrungen, Rückmeldungen und Beobachtungen kurz zusammengefasst:

- Natürliche Hilfe bei Schlaf-Apnoe, Schnarchen
- Noch bessere Regeneration, mehr Energie bei weniger Schlaf
- Allgemeine Besserung von Blasen-, Nieren-, Darm- und Verdauungsproblemen
- Weniger oder keine nächtlichen WC-Gänge mehr notwendig
- Bei Kindern Verschwinden von Bettnässen (Enuresis)
- Deutliche Erleichterung bei Prostata-Problemen
- Positive Wirkungen bei Alzheimer, Multipler Sklerose, Parkinson, Hashimoto, Arthritis
- Entgiftung von Körper (Lymphsystem) und Gehirn verstärkt sich bis zum 20-fachen
- Messbar bessere Sauerstoffsättigung des Bluts
- Raschere Erholung und Abwehr von Infektionskrankheiten
- Vermindert/beseitigt Kopfschmerzen, Migräneattacken

- Vermindert oder beseitigt Probleme mit Nase/Nebenhöhlen-Verstopfungen/ Entzündungen
- Wassereinlagerungen (Ödeme) sowie Krampfadern in den Füßen können sich nach vier bis sechs Wochen auflösen
- Vermindert oder beseitigt Reflux-Probleme
- Reduktion von Hautentzündungen und Psoriasis (Schuppenflechte)
- Verringerung/Normalisierung des Augeninnendrucks
- Pubertätspickel verschwinden
- Kann bei Babys dem »plötzlichen Kindstod« entgegenwirken (Überwachung!)
- Sehr positive Wirkung auf das Bindegewebe (Faszien)
- Die sanfte Langzeittraktion der Wirbelsäule (SAMINA-System) wird weiter gesteigert
- Bei Kindern kann das Längenwachstum angeregt werden
- Gleicht den Beckengürtel besser aus – vorteilhaft bei Skoliose/Kyphose/Lordose
- Reguliert den Wärmehaushalt (Thermoregulation) optimal, keine kalten Hände und Füße mehr
- Hilft, den Blutdruck zu regulieren, bei Bluthochdruck oft Normalisierung nach einigen Monaten
- Wesentliche Unterstützung der Behandlung bei Muskelschwund und Osteoporose
- Fördert das Klarträumen (luzides Träumen)
- Raschere und intensivere Regeneration nach hartem Training und nach Wettkämpfen bei Sportlern, auch »Muskelkater« wurde rascher abgebaut
- Wirkt der Insulin-Resistenz entgegen, normalisiert die Blutzuckerwerte

Interessant war auch die Beobachtung bei Rauchern, die unabhängig voneinander berichteten, dass sie nach vier bis sechs Wochen am Morgen zu husten begannen. Die Ganzkörper-Schräglage führte unter anderem auch zu einer besseren Befeuchtung der Lunge, was möglicherweise die Regeneration der Lunge anregt. Der Schrägschlaf ist daher für Menschen eine interessante Unterstützung, die mit dem schädlichen und schlafstörenden Rauchen Schluss machen wollen.

Einfach besserer Schlaf für jeden

Und das Wichtigste? Natürlich ebenfalls eine massive Verbesserung der Schlaf- und Regenerations-Qualität. Laufende Schlafmessungen und Messungen der Herzraten-Variabilität (HRV) bestätigen eindrucksvoll bei Vorher-Nachher-Messungen den Unterschied zwischen Flachschlafen und dem Ganzkörper-Schrägschlaf. Die Ganzkörper-Schräglage entwickelte sich über die Jahre zu einer hochwichtigen Ergänzung der legendären »passiven Therapie während des Schlafs«. Einsetzbar, wie Sie anhand der Auflistung zuvor gesehen haben, für viele Probleme, präventiv sowie medizinisch-therapeutisch unterstützend. Bei bestehenden Gesundheitsproblemen empfehle ich generell eine Ganzkörper-Schräglage von 5,5 Grad. Sollten Sie zu den glücklichen fünf Prozent der Kerngesunden zählen oder keine gravierenden Probleme mit Ihrer Gesundheit haben, dann genügen 3,5 Grad Schräglage. Wie Sie selbst diese unglaublichen Vorteile ganz einfach testen und genießen können, erkläre ich Ihnen in Kürze. Vorher noch etwas sehr Wichtiges für Ihre Gehirn-Gesundheit.

10 Jahre länger leben?

Alle bisherigen Erfahrungen, Experimente und Beobachtungen von Dr. Singer und Dr. Grismaijer (USA), Andrew Fletcher (UK) und vor allem die unzähligen Rückmeldungen von Kundinnen und Patienten führen beinahe automatisch zu dieser Frage. Und genau an dem Punkt kommt wieder mein langjähriger Schlafmedizin- und Wissenschaftspartner Partner Prof. Hecht ins Spiel. Anlässlich seines 90. Geburtstags hat er alle Gratulanten zu seinem 100. Geburtstag eingeladen! Das hat Überraschung, ja Verblüffung und Ungläubigkeit hervorgerufen. Auf die Frage, wie er denn zu dieser Erkenntnis komme, fasste Karl Hecht sinngemäß zusammen: »Punkt 1 – ich nutze jede Nacht das SAMINA Schlaf-Gesund-Konzept, Punkt 2 – ich schlafe geerdet, was vor allem meine freien Radikale im Gleichgewicht hält, und ich schlafe schräg und mit Schwerkraft. Damit wird meine Herzarbeit erleichtert, da ich jede Nacht über 3000 Herzschläge einsparen kann und trotzdem meine Durchblutung und Mikrozirkulation verbessert wird. Und mein Energiehaushalt wird durch die Schräglage optimiert; ich bin überzeugt, dass ich sogar mehr ATP (Adenosintriphosphat) produziere. Ich habe dies alles hochgerechnet, das macht mindestens 10 Jahre Lebensverlängerung aus.« Und Prof. Hecht war genau in diese Richtung unterwegs, er ist wie erwähnt 98-jährig letztendlich an den Folgen eines Unfalls verstorben.

Schlaf und Mitochondrien

Beim Altern spielen unsere Zellen samt den Mitochondrien eine gewichtige Rolle. Die wichtigste Funktion Ihrer Mitochondrien ist es, die von Ihnen aufgenommene Nahrung in nutzbare Energie umzuwandeln. Deshalb spricht man auch von den Mitochondrien als »Kraftwerke der Zelle«. Die Energie wird dann in Form von Adenosintriphosphat (ATP) gespeichert. Solange wir wach sind, haben wir eine hohe Stoffwechselrate und wie bereits erwähnt führen negativer Stress und Umwelteinflüsse wie elektromagnetische Strahlung zu oxidativem Stress, der wiederum zu einem Redox-Ungleichgewicht führt. Dabei kommt es unter anderem zu einer Störung des bioelektrischen Gleichgewichts. Dem entgegengesetzt ist Schlaf und vor allem Bioenergetischer Schlaf® der beste Anti-Stress-Faktor. Er sorgt für ein ideales Redox-Gleichgewicht, vor allem, wenn wir tagsüber barfuß gehen oder uns in der Nacht erden. Dazu kommen wir noch.

Um auf die Aussagen von Prof. Karl Hecht zurückzukommen: Eine gestörte Funktion der Mitochondrien steht schon länger im Verdacht, der Auslöser von unzähligen Krankheiten wie Herz-Kreislauf-Erkrankungen, Krebs, Alzheimer, Parkinson-Krankheit, Typ-2-Diabetes und weiteren zu sein. Während eines hochwertigen Schlafs unterstützen die Mitochondrien u. a. die rasche Aktivierung von Immun-, Entzündungs- und Thermoregulationsreaktionen. Ein regelmäßiger Schlafrhythmus unterstützt den zirkadianen Biorhythmus von Zellen und Mitochondrien und dadurch die Bioenergetik und Körpertemperaturregulation. Dies wirkt den erwähnten Gesundheitsgefahren massiv entgegen. Wer gut schläft, hat auch eindeutig mehr Melatonin im gesamten Körper und in jeder Zelle. Melatonin ist das stärkste körpereigene Antioxidans, es wirkt entzündungshemmend, reguliert den zytostatischen Kalziumspiegel und erhält die strukturelle Integrität der Mitochondrien aufrecht! Ein massiver Feind der Zellen und Mitochondrien ist der Sauerstoffmangel im Schlaf, der durch ein Schlaf-Apnoe-Syndrom entsteht.

Schrägschlaf kann Ihr Leben verlängern

Ein weiterer Faktor, der die beschriebenen Nachteile des Flachschlafens betrifft, ist in den Fokus der Wissenschaft gerückt. Es gibt immer mehr Untersuchungen dazu, wie sich die Schwerelosigkeit auf die Funktion von bestimmten Zellen auswirkt. Dabei wurde unter anderem beobachtet, dass die reaktiven Sauerstoffspezies (ROS) in den Zellen erhöht wird. Dies bedeutet, dass die Mikro-Gravitation oxidative Schäden in den Mitochondrien hervorruft. Das Schlafen in Ganzkörper-Schräglage kann also auch aus dieser Perspektive ein mitentscheidender Faktor in Sachen Lebensverlängerung sein. Der gesunde, regenerative Schlaf ist es in jedem Fall!

Die »Gehirn-Entgiftung« und wie Sie sie unterstützen

Um gesund alt zu werden, ist Ihre Gehirn-Gesundheit von allergrößter Bedeutung. Denn Ihr Gehirn ist und bleibt die Schaltzentrale für Ihr Denken, Handeln und für Millionen von Prozessen, die für Ihre Gesamtgesundheit wichtig sind. Unsere Gehirn-Gesundheit hängt mit Sicherheit zu einem großen Anteil davon ab, wie gut es sich im Schlaf regenerieren und »entgiften« kann. Wissenschaftler der Boston University (USA) fanden heraus, dass während des Schlafs etwas Erstaunliches im Gehirn passiert. Die Nervenzellen (Neuronen) nehmen an Aktivität ab, werden ruhig und das gesamte Gehirn schrumpft um etwa 20 Prozent. Nur wenige Sekunden später entsättigt sich das Gehirn des Blutflusses und stattdessen fließt die sogenannte Zerebrospinal-Flüssigkeit (CSF), also das Gehirnwasser, in rhythmischen, pulsierenden Wellen durch das Gehirn. Jetzt kommt das Entscheidende – dadurch wird das Gehirn von giftigen, gedächtnisschädigenden Proteinen wie den Beta-Amyloiden gereinigt. Genau diese Giftstoffe, die durch den Gehirnstoffwechsel entstehen und sich als Belag (Plaque) an die Nervenstruktur anheften, sind unter anderem hauptverantwortlich für die Entstehung der Alzheimer-Krankheit! Wie dies alles mit der elektrischen Aktivität des Gehirns und den einzelnen Schlafphasen zusammenhängt und wie dieser geniale natürliche Mechanismus tatsächlich ausgelöst wird, muss weiter erforscht werden. Eine mögliche Erklärung könnte sein, dass die Nervenzellen (Neuronen), sobald sie sich abschalten, nicht so viel Sauerstoff benötigen und daher Blut diesen Bereich verlässt. Sobald das Blut aus dem Gehirn abfließt, sinkt der Druck im Gehirn und das Gehirnwasser fließt schnell ein, um den Druck auf einem sicheren Niveau zu halten. Bei diesem Vorgang wird dann der Reinigungsprozess zwischen den Nervenzellen vollzogen.

Wissenschaftler der Universität Oslo haben erst kürzlich neue und wichtige Entdeckungen dazu gemacht, wie und warum dies geschieht, wenn wir schlafen. Sie konnten bestätigen, dass sich im Schlaf die Blutgefäße in bestimmten Rhythmen erweitern und verengen. Eine weitere interessante Erkenntnis ist, dass für die Reinigung des Gehirns nicht nur wie bisher angenommen die Tiefschlaf-Phasen wichtig sind, sondern auch der REM-Traum-Schlaf und sogar kurze Wachphasen dazu genutzt werden. Diese Ergebnisse bestätigen eindrücklich, dass wir uns durch diese »nächtliche Gehirn-Entgiftung« vor Alzheimer und möglicherweise auch vor anderen neurodegenerativen Gehirnerkrankungen schützen können. Voraussetzung ist, dass Sie Ihren Schlaf optimieren, und es spricht sehr vieles dafür, dass diese nächtliche Entgiftung nicht nur durch einen schlechten und zu kurzen Schlaf gestört wird, sondern genauso durch das Flachschlafen!

Flachschlafen erhöht nicht nur den Gehirndruck

Wenn wir aufrecht stehen, befindet sich der Kopf über dem Herzen, also muss das Herz das Blut in Richtung Kopf und Gehirn mit entsprechendem Druck gegen die Schwerkraft pumpen. Der Rückfluss vom Kopf und Gehirn durch die Anziehungskraft (Schwerkraft) steht diesem Pumpdruck entgegen. Wenn wir uns flach hinlegen, liegen das Herz und der Kopf mehr oder weniger auf derselben Höhe. Diese Körperposition hebt die Auswirkungen der Schwerkraft auf und das Herz pumpt kraftvoll in Richtung von Kopf und Gehirn ohne Widerstand der Schwerkraft. So wird durch das flache Schlafen der Gehirndruck erhöht und die Gehirnzirkulation verringert sich. Das spüren Sie nicht, es führt aber zu einer Reihe von möglichen regulatorischen und funktionellen Störungen, die langfristig Ihr Wohlbefinden und Ihre Gesundheit nachhaltig negativ beeinflussen können.

Dazu zählt auch die wichtige Entgiftung durch das sogenannte »Glymph-System« in Ihrem Gehirn, angelehnt an das Lymphsystem im Körper. Das glymphatische System ist ein System zur Entsorgung zellulärer Abfallstoffe im Zentralnervensystem und Gehirn, ähnlich dem Lymphsystem, das zuständig ist für die Entsorgung von Zellabfällen und eine wichtige Rolle bei der Entgiftung Ihres Körpers spielt. Dieser Prozess ist fast ausschließlich während des Schlafs aktiv. Störungen des glymphatischen Systems werden mit neurodegenerativen Erkrankungen, vorrangig mit Alzheimer, in Verbindung gebracht.

Durch das Flachschlafen bildet sich zusätzliche zerebrale Flüssigkeit in der Wirbelsäule, wodurch der zerebrale Druck im Gehirn weiter ansteigt. Die Nervenzellen werden in dieser überschüssigen Flüssigkeit »gebadet« und es kommt zu Stauungen, es bilden sich Ödeme, weil sich Flüssigkeit im Gewebe ansammelt. In unserem Fall ist das Gehirn davon betroffen. Zudem senkt das Hirnödem den verfügbaren Sauerstoff sowie Zucker für die Gehirnzellen, und so kann es zu weiteren und zahlreichen Funktionsstörungen des Gehirns kommen. Wenn das Hirnödem schwerwiegend wird, können Symptome wie Bewusstseinsveränderungen, Stimmungsschwankungen, Sprachschwierigkeiten, Harninkontinenz, Krampfanfälle und Muskelschwäche hinzukommen.

Durch die fehlende Schwerkraftwirkung beim flachen Liegen und Schlafen kommt es auch zu einer Blutstauung im Venensystem. Das ist meistens auch an den Halsvenen zu sehen, die sichtbar mit Blut gefüllt sind, das nicht ausreichend zum Herzen zurückgeführt wird. Durch längeres flaches Liegen und Schlafen wird mehr oder weniger der gesamte Kopf unter Druck gesetzt und das Gewebe wird durch überschüssige Flüssigkeit »verstopft«.

Ein weiterer Faktor: der Augeninnendruck

Ein weiterer Hinweis für die Wirkung des Schlafes in Ganzkörper-Schräglage ist, dass sich die Körperposition beim Augeninnendruck eines Patienten messbar verändert. Der menschliche Augeninnendruck (intraokularer Druck/IOD) ist klar abhängig von der Lage des Kopfes und steigt bei liegender Position im Vergleich zur aufrechten Körperhaltung messbar an. Er ist beim Wechsel von sitzender zu liegender Körperposition bei Glaukom-Patienten mit bis zu 8,6 mmHg stärker als bei gesunden Probanden mit bis zu 5 mmHg. In kleinen Pilotstudien konnte eine Kopfhochlagerung um 30 Prozent bei einem Teil der Glaukom-Patienten bzw. gesunden Probanden den IOD-Anstieg im Liegen deutlich abmildern.

Dass es durch die Ganzkörper-Schräglage im Regelfall zu einer Senkung kommt, ist eigentlich selbsterklärend. Somit wird der Ganzkörper-Schrägschlaf bei chronisch erhöhtem Augeninnendruck auch zu einer interessanten medizinisch-therapeutischen Behandlungsgrundlage. Dies kann ich als Betroffener aus eigener Erfahrung bestätigen, und es kommen laufend Rückmeldungen von Glaukom-Patienten, bei denen die behandelnden Augenärzte seit dem Schlafen in Ganzkörper-Schräglage eine deutliche Senkung des Augeninnendrucks festgestellt haben. Aus Sicht der Augenheilkunde ist die klinische Bedeutung von nächtlichen Augeninnendruckspitzen, die durch das flache Liegen und Schlafen verstärkt werden, für die Glaukom-Erkrankung weiterhin nicht ausreichend verstanden. Hier könnte das Schlafen in Ganzkörper-Schräglage in jedem Fall unterstützend eingesetzt werden.

Kann man einen erhöhten Gehirndruck spüren?

Jetzt komme ich zu der wichtigen Frage, ob Sie selbst spüren können, ob Sie einen zu hohen Gehirndruck während des Schlafs haben. Die typischen Anzeichen und Symptome sind nach dem Aufstehen am Morgen ein angeschwollenes Gesicht, geschwollene Augen samt Tränensäcken, laufend verstopfte Nasennebenhöhlen oder chronische Infektionen der Augen und Ohren. Tinnitus kann ebenfalls eine Folge oder Mitursache im häufigen Sitzen und flachen Liegen und Schlafen sein. Umgekehrt erfahren Menschen, die mit dem Schrägschlaf starten, oft eine Milderung oder ein komplettes

Verschwinden ihrer Ohrgeräusche. Dasselbe trifft auf Druckgefühle oder Druckempfindlichkeit der Augäpfel hin, da es während des flachen Schlafes zu einem Anstieg des Augeninnendrucks kommen kann.

Wenn Sie diese Symptome bei sich entdecken, sollten Sie so rasch wie möglich Ihre Schlafposition verändern. Einmal geht es um die Quantität und Qualität des Schlafs, andererseits um die richtige Körperhaltung im Schlaf. Das Schlafen in Ganzkörper-Schräglage könnte neben Abhilfe bei allen bereits genannten gesundheitlichen Beeinträchtigungen auch eine überraschende Hilfe bezüglich Ihrer angehäuften Schlafschulden sein!

Die Auswirkungen der Schlafhaltung

Wie Sie bereits wissen, sind die Rückenlage, die Seitenlage links und rechts und die Bauchlage die gängigsten Schlafhaltungen. Die Körperposition hat nicht nur einen Einfluss auf den Schlaf und dessen Erholungswert, sondern kann sich auch anderweitig bemerkbar machen. Zum Beispiel gibt es einen Zusammenhang zwischen dem Karpaltunnel-Syndrom und der Schlafhaltung. Der Karpaltunnel ist ein Kanal im Bereich der Handwurzel, der durch Knochen und Bindegewebe begrenzt wird. Er liegt an der Innenseite von Handgelenk und Handwurzel und wird von einem festen Bindegewebsband, dem Karpalband, überspannt. Bei einem Karpaltunnel-Syndrom schwillt das Gewebe im Karpaltunnel an. Drückt es auf den Mittelnerv, können Empfindungsstörungen und Schmerzen auftreten. Über- und Fehlbelastungen der Hand begünstigen das Syndrom. In der Schulmedizin wird dies unter anderem mit Kortison-Spritzen behandelt oder muss operativ korrigiert werden. Tiefergehende Untersuchungen zeigen, dass davon häufig Menschen betroffen sind, die seitlich und großenteils auf den Händen und Handgelenken schlafen! Diese Position wird dann gewählt, wenn das Kopfkissen anatomisch-orthopädisch nicht abgestimmt ist und man dadurch eine höhere Kopfposition wählt. Dabei ist nicht auszuschließen, dass diese Haltung auch intuitiv angenommen wird, weil der Gehirndruck durch das flache seitliche Schlafen angestiegen ist und man sich vielleicht insgesamt mit der Kopflagerung nicht wohlfühlt. Denn durch das seitliche Schlafen kann es zu einem weiteren Anstieg des Gehirndrucks kommen, weil die Durchblutung dadurch zusätzlich beeinträchtigt wird. Bauchschläfer können davon sogar noch mehr betroffen sein, da sie mehr oder weniger gezwungen sind, ihren Kopf auf die Seite zu drehen, um halbwegs richtig atmen zu können.

In Zusammenhang mit der Schlafhaltung kann man ein weiteres interessantes Phänomen beobachten. Gesundheitsstörungen werden oft auf der Körperseite vorzufinden sein, auf der man schläft. Sehr häufig sind die Augen oder Ohren davon betroffen. Es kommt dabei zu einer größeren Kompression und die Durchblutung, vor allem die Mikrozirkulation in den kleinsten Gefäßen, wird dadurch gestört. Von diesem Effekt können auch innere Organe wie die Nieren und Lunge oder Herz, Leber, Blase etc. betroffen sein. Auch hier kann das Schlafen in Ganzkörper-Schräglage oft innerhalb weniger Nächte bereits eine deutliche Verbesserung bringen, denn dadurch verringert sich der Auflagedruck deutlich und so können auch bei bestehenden Beschwerden die meisten medizinisch-therapeutischen Behandlungen unterstützt werden. Dies trifft im Übrigen sehr oft auf Migräne und Cluster-Kopfschmerzen zu. Bei einer Cluster-Kopfschmerz-Attacke bauen sich in kurzer Zeit sehr starke bohrende, stechende oder brennende Schmerzen im Bereich eines Auges auf. Möglicherweise genau auf dem Auge, auf dessen Seite Sie die meiste Zeit in Ihrem Schlaf verbringen. Auch die Schläfe und die angrenzende Stirnpartie können davon betroffen sein.

Stellen Sie HEUTE Ihr Bett schräg!

Mit der Ganzkörper-Schräglage können Sie in kürzerer Zeit messbar besser ein- und durchschlafen und dadurch quasi »schneller schlafen« und zudem effizienter regenerieren. Zudem können Sie Ihre Schlafschulden rascher und im Idealfall exponentiell abbauen! Dies bedeutet, dass sich bereits nach einigen Wochen Schrägschlaf Ihre Schlafschulden (Ihr Minimum-Faktor Nr. 1) »in Luft auflösen«. Sind das nicht fantastische Neuigkeiten?

Falls Sie bisher in der Nacht etwa acht Stunden im Bett gelegen und davon sechs Stunden tatsächlich geschlafen haben, lag Ihre Schlafeffizienz bei etwa 75 Prozent. Aber erst, wenn Sie auf über 90 Prozent Schlafeffizienz kommen, können Sie die geheimnisvollen Kräfte des Schlafs voll nützen. Sobald

Sie in Ganzkörper-Schräglage schlafen und auch die weiteren Komponenten des SAMINA Schlaf-Konzepts nutzen, werden Sie vergleichsweise zu der bisherigen effektiven Schlafzeit von sechs Stunden rundherum deutlich besser abschneiden. Sie werden mit hoher Wahrscheinlichkeit besser ein- und durchschlafen und Sie werden auch besser regenerieren. Wobei ich Ihnen ganz klar empfehle, Ihre Schlafdauer nach Möglichkeit bei 7,5 Stunden (450 Minuten) einpendeln zu lassen. Und dies in mindestens vier Nächten pro Woche. Dann sind Sie auf der sicheren Seite.

Welche Neigung ist die richtige?

Bevor Sie einen ersten Test mit dem Schrägschlaf vornehmen, ist es wichtig, dass Sie Ihre gesundheitliche Situation kurz beleuchten. Falls Sie gesund sind und sich fit fühlen, genügt in der Regel eine Ganzkörper-Schräglage von etwa 3,5 Grad. Falls Sie gesundheitliche Probleme haben – vor allem Herz-Kreislauf-Probleme, zu hohen oder zu niedrigen Blutdruck, Schwindel, Migräne, Kopfschmerzen, Atemstörungen, Schlaf-Apnoe, Schnarchen etc. –, dann wäre Ihre Option die 5,5 Grad-Lösung. Das ist in jedem Fall auch dann sinnvoll, wenn Sie Gesundheitsstörungen haben, die mit Gehirnproblemen zusammenhängen, wie Parkinson, Multiple Sklerose etc. Aufgrund meiner Erfahrungen ist zudem bei chronischen gesundheitlichen Problemen eine stufenweise Anpassung an die Schräglage empfehlenswert. Sie kennen sich selbst am besten und sollten diesbezüglich eine intuitive Lösung anstreben oder sich mit Ihrem Arzt, Therapeuten oder eventuell oder einem von mir ausgebildeten Schlafcoach absprechen.

So bringen Sie Ihr Bett in eine stabile Schräglage

Jetzt wird sich für Sie die Frage stellen: Wie komme ich mit meinem bestehenden Bett in eine Ganzkörper-Schräglage?

Der Idealfall ist ein Bettgestell aus Holz, das sich in der Regel sehr einfach schräg stellen lässt. Dazu benötigen Sie bei einem Winkel von 3,5 Grad zwei Kanthölzer, das erste Kantholz für 3,5 Grad Schrägstellung mit den Abmessungen 10 × 10 Zentimeter × Bettbreite, das zweite mit den Abmessungen 5 × 5 Zentimeter × Bettbreite. Die Kanthölzer, am besten aus Hartholz, können Sie im Baumarkt oder bei Ihrem Tischler besorgen. Jetzt legen Sie das erste Kantholz mit 10 Zentimeter Kantenlänge so unter das Betthaupt, dass der Kopfbereich 10 Zentimeter höher ist als der Fußbereich. Das zweite Kantholz schieben Sie quer unter das Bett in die Mitte, damit steht Ihr Bett stabil in einer Schräglage von etwa 3,5 Grad und der Kopf liegt etwa 10 Zentimeter höher als die Füße.

Falls Sie auf 5,5 Grad Schrägstellung gehen wollen, verwenden Sie ein Kantholz mit 15 × 15 Zentimeter und ein weiteres mit 7,5 × 7,5 Zentimeter Kantenlänge (jeweils in Bettbreite). Das 15er-Kantholz legen Sie unter das Kopfende, damit liegt Ihr Kopf etwa 15 Zentimeter höher als Ihre Füße. Das 7,5er-Kantholz kommt wieder in die Mitte, um das gesamte Bettgestell zu stabilisieren.

Das ist die einfachste Variante und für einen ersten Versuch ausreichend. Selbstverständlich gibt es weitere Möglichkeiten, Ihr Bett in eine stabile Schräglage mit dem gewünschten Winkel von 3,5 oder 5,5 Grad zu bringen. Sie werden dies sicher entweder allein oder mit fachkundiger Hilfe schaffen.

Jetzt steht Ihrer ersten Nacht in Ganzkörper-Schräglage nichts mehr im Wege. Und keine Sorge: Sie werden sich sofort in der Schräglage wohlfühlen. Das Liegen und Schlafen in einer Ganzkörper-Schräglage fühlt sich für die Allermeisten auf Anhieb angenehmer an als das flache Liegen und Schlafen. Sie spüren förmlich, wie sich Ihr ganzer Körper rasch entspannt, Ihr Kopf sich leichter anfühlt und wie sich Ihr Brustkorb weitet und Sie auch eine Erleichterung Ihrer Atmung verspüren.

Sie wollen eine professionelle Lösung?

Nicht alle Betten lassen sich einfach schräg stellen. Vermeiden Sie bitte unbedingt, »irgendwie« mit Kissen oder Keilen für eine Schräglage Ihres Körpers zu sorgen!

Falls Sie von Anfang an eine professionelle Lösung bevorzugen, dann sind Sie bei den SAMINA-Schlafcoaches oder Vertriebspartnern goldrichtig. Dort treffen Sie im Regelfall auf von mir ausgebildete und zertifizierte Schlafexperten, die Ihnen auch für bestehende Bettgestelle einen speziellen Einlegerahmen (Flexi) vorführen. Dadurch können Sie beinahe jede Matratze Ihren Wünschen entsprechend schräg stellen. Oder Sie entscheiden sich von vornherein für eine »Königs-Lösung« mit einfach zu bedienenden, metallfreien Schräg-Betten aus unbehandeltem oder geöltem Massivholz. Diese sind verstellbar und bringen Ihren Körper problemlos in die gewünschte Ganzkörper-Schräglage.

Ganzkörper-Schrägschlaf verhindert weitere Schlafschulden

Für den Start würde ich keine großen Einschränkungen machen, was Ihr derzeitiges Bett- oder Matratzensystem anbelangt. Sie werden noch erfahren, weswegen metallhaltige Matratzensysteme Ihren Schlaf und Ihre Gesundheit negativ beeinflussen können.

Sobald Sie in einer Ganzkörper-Schräglage Ihre Nacht verbringen, nimmt Ihr Risiko, neue Schlafschulden aufzubauen, drastisch ab, denn Sie werden, wie bereits erwähnt, bei weniger Schlafzeit trotzdem besser schlafen und sich auch besser regenerieren. Dennoch sollten Sie meine Empfehlung, etwa 7,5 Stunden pro Nacht zu schlafen, nicht aus den Augen verlieren. Dies zumindest viermal pro Woche zu schaffen, dürfte auch für Sie kein allzu großes Problem sein.

Das Schlafen in Ganzkörper-Schräglage birgt nach heutigem Kenntnisstand keinerlei Nachteile. Aus meiner Sicht ist ein solcher Positionswechsel beim Schlaf für alle Altersgruppen, gesund oder krank, sogar sehr empfehlenswert, denn die Erfahrungen zeigen, dass das Schlafen in Ganzkörper-Schräglage vor allem für jene Menschen vorteilhaft ist, die unter Beschwerden leiden. Hier noch einmal eine Auswahl, bei welchen Problemen – neben einem nicht erholsamen Schlaf und bei akuten und chronischen Schlafschulden – die Ganzkörper-Schräglage Ihnen Hilfe und Unterstützung bringen kann:

- Schnarchen und Schlaf-Apnoe
- Atemprobleme
- Sodbrennen
- Reflux
- Erhöhter Augeninnendruck (Glaukom)
- Nächtlicher Harndrang
- Prostata-Beschwerden
- Häufig Migräne oder anderen Kopfschmerzen
- Bluthoch- oder -niederdruck
- Herz-Kreislauf-Beschwerden, Herzschwäche (Herzinsuffizienz)
- Verstopfte Nasenhöhlen/chronische Infektionen
- Vegetative Dysbalance
- Restless-Legs-Syndrom
- Usw.

Dabei sollte Ihnen jederzeit klar und bewusst sein, dass sich Ihr Schlaf nur dann verändert, wenn Sie aktiv werden und Dinge in Ihrem Wach- und Schlaf-Traum-Leben in Angriff nehmen. Die Schrägstellung Ihres Bettes ist dabei ein sehr wichtiger Faktor.

Kapitel 9

Die Himmelsrichtung beim Schlafen

Magnetfelder beeinflussen unser Gehirn

Es ist bekannt, dass die Erde ein Magnetfeld hat, das von Norden nach Süden verläuft, mit dem positiven Pol im Norden und dem negativen im Süden. Die Wissenschaft hat längst bestätigt, dass wir Menschen früher ebenfalls – wie viele Tiere noch heute – in unserem Gehirn über einen magnetischen Kompass verfügt haben, mit dem wir sozusagen die jeweiligen Pole orten konnten. Bereits im Jahr 1992 machte ein US-amerikanisches Forscherteam unter Leitung von Prof. Dr. Joseph L. Kirschvink diesbezüglich eine aufsehenerregende Entdeckung: winzig kleine Magnetit-Kristalle im menschlichen Gehirn, die wie Empfangsantennen funktionieren! Professor Kirschvink fand eine unvorstellbar große Anzahl dieser Magnetit-Kristalle, pro Gramm Hirnmasse etwa fünf Millionen. Dadurch können vom Gehirn – ohne dass dies uns selbst bewusst wird – natürliche und extrem schwache elektrische, magnetische und elektromagnetische Felder wahrgenommen werden. Ebenso geringste Schwankungen in diesen Feldern, die zu messbaren körperlichen und psychisch-geistigen Reaktionen führen können.

Magnetit-Kristalle machen uns feinfühlig

Damit nähern wir uns einem aus meiner Sicht total unterschätzten Zusammenhang mit unserem Schlafprozess. Die erwähnten Magnetit-Kristalle sind nicht nur in der Lage, natürliche elektromagnetische Felder wahrzunehmen, sondern genauso unnatürliche, künstliche und technisch erzeugte Felder. Diese wissenschaftliche Tatsache ist insbesondere im Zusammenspiel mit unserer Zirbeldrüse (Epiphyse) sehr wichtig. Denn die Zirbeldrüse ist ebenfalls ein »Magnet-Organ«, reagiert also nicht nur über die Verbindung zu unserer Netzhaut auf Licht, sondern genauso auf natürliche und künstliche Feld-Einflüsse.

Die kieferzapfenförmige Zirbeldrüse ist zwar winzig klein, aber trotz ihrer geringen Größe ist sie außerordentlich wichtig für unsere körperliche, geistige und auch für unsere spirituelle Gesundheit. Sie steuert die innere Uhr, reguliert den Schlaf und erhöht unsere Intuition.

Es ist hochspannend zu erfahren, dass sich die Magnetit-Kristalle durch Magnetfelder in Bewegung setzen, die in etwa dem natürlichen Erdmagnetfeld entsprechen. Das Erdmagnetfeld ist ein sehr subtiles und sehr schwaches elektromagnetisches Feld. Es misst etwa 0,5 Gauß oder 50 000 Nanotesla (1 Nanotesla = 1 Milliardstel Tesla). Dennoch bringt diese schwache Erdmagnetfeld auch die magnetisierbare Nadel eines Kompasses in Bewegung und zeigt uns bekanntlich die geografische Nordrichtung an.

Natürliche Magnetfelder als biologischer Ordnungsfaktor

»Die magnetische Energie ist die elementare Energie, von der das gesamte Leben des Organismus abhängt.«

(Werner Heisenberg, 1901–1976, Nobelpreisträger für Physik)

Der menschliche Organismus reagiert auf eine Reihe von natürlichen Umweltsignalen im elektromagnetischen Spektrum. Eine sehr zentrale Rolle spielen dabei das natürliche Erdmagnetfeld (Geomagnetismus), die Schumann-Frequenzen mit 7,83 Hertz (Schwingungen pro Sekunde; auch bekannt unter dem Begriff Schumann-Resonanz) sowie die Solarfrequenzen (kosmische Mikrowellenstrahlung). Diese Felder sind mit einem sogenannten biologischen Ordnungsfaktor ausgestattet und neben dem Licht der wichtigste Taktgeber für die zirkadianen Rhythmen, also unsere innere Uhr, und damit auch für den Wach-Schlaf-Traum-Rhythmus. Diese natürlichen Felder kommen dem Zivilisationsmenschen immer mehr abhanden, da sie durch künstliche elektromagnetische Felder verzerrt, überlagert und blockiert werden (Elektrosmog).

Künstliche magnetische Felder nehmen überhand

Im Zusammenhang mit möglichen äußeren Ursachen für Schlafstörungen ist besonders das Erdmagnetfeld hervorzuheben. Unser Planet lässt sich mit einem riesigen Magneten vergleichen, und alle Lebewesen sowie die gesamte Flora und Fauna haben sich unter dem Einfluss dieser magnetischen Grundlage entwickelt. Der Stoffwechsel jeder einzelnen Körperzelle wird auch durch die magnetische Energie der Erde mitgesteuert. Unser gesamter Organismus ist selbst ein fein abgestimmtes Netzwerk elektromagnetischer Felder und Kräfte, die unsere Körperfunktionen regulieren und uns im unbedingt nötigen Gleichgewicht halten.

Mehrere Forscherteams stimmen überein, dass die Intensität des Geomagnetismus in den letzten 500 Jahren um etwa 50 Prozent nachgelassen hat und voraussichtlich weiter nachlassen wird. Zudem leben und arbeiten wir meist in abgeschirmten, massiven Gebäuden, fahren im Auto oder in der U-Bahn, sind in Flugzeugen unterwegs und können unseren Körper nicht mehr ausreichend mit natürlichem Magnetismus versorgen. Das trifft auch auf unseren Schlafplatz zu, der je nach Bauweise von Haus und Wohnung mehr oder weniger von diesen biologisch wichtigen Feldern abgeschirmt wird. Zusätzlich können magnetisierbare Metalle (z. B. Stahlbeton, Heizkörper, Wasserleitungsrohre etc.) im Schlafumfeld und/oder auch direkt in der Liegefläche (z. B. Boxspringbetten, Federkernmatratzen) das Erdmagnetfeld nachhaltig verzerren und damit stören.

Das Magnetfeld-Mangel-Syndrom

Das MFD-Syndrom (Magnetic Field Deficiency Syndrom), was übersetzt so viel wie Magnetfeld-Mangel-Syndrom bedeutet, könnte nach zahlreichen wissenschaftlichen Studien ein wichtiger Einflussfaktor in Bezug auf den Schlaf und die Störungen des Schlafs sein. Einer der wissenschaftlichen Pioniere dieser Forschungen, die bis in die 1970er-Jahre zurückgehen, ist Prof. Dr. Kyoichi Nakagawa von der Isuzu-Universität in Tokio. Er konnte in klinischen Doppelblindstudien nachweisen, dass ein Magnetfeld-Mangel-Syndrom existiert. Es wird durch die Magnetfeldabnahme sowie unseren Aufenthalt in vorwiegend geschlossenen Räumen verursacht. Die häufigsten

Symptome dieses Magnetfeld-Mangel-Syndroms sind Schlaflosigkeit, Energiemangel, Erschöpfung, chronische Schmerzzustände, Nackensteifheit, Kopfschmerzen, Schwindel und vieles andere mehr.

In unserer zivilisierten Welt bedrohen zunehmend äußere Ursachen das sensible Gleichgewicht unserer gesunden biologischen Existenz. Dazu zählen die ständig wachsenden, technisch erzeugten elektromagnetischen Felder mit unterschiedlichsten Intensitäten und Frequenzen. Der Mensch wird dabei selbst zu einer Empfangsantenne und nimmt diese Felder, Schwingungen und Wellen auf. In Tausenden, weltweit durchgeführten wissenschaftlichen Studien mehren sich die Hinweise, dass diese künstliche Nieder- und Hochfrequenz und vor allem Mikrowellenfelder die Gesundheit massiv beeinträchtigen können.

Die elektromagnetische Belastung ist heute ca. 200 millionenfach stärker als die unserer Vorfahren. Aber auch die Wirkmechanismen sind zunehmend als kritisch einzustufen, vor allem, was die unzähligen Wechselwirkungen anbelangt. So sondern beispielsweise Amalgamplomben im Einflussbereich von künstlichen elektromagnetischen Feldern (Elektrosmog) bis zu sechsmal mehr Quecksilber in den Organismus ab. Zudem gibt es immer deutlichere Hinweise darauf, dass durch die dadurch verursachte Durchlässigkeit der »Blut-Hirn-Schranke« deutlich mehr Giftstoffe in unser Gehirn gelangen.

Abhilfe bei einem Magnetfeld-Mangel-Syndrom

Selbst die Weltraumbehörde NASA bestätigt in ihren Studien den Zusammenhang zwischen der »Weltraum-Krankheit« und dem Magnetfeld-Mangel-Syndrom bei Astronauten. Dadurch wird die Arbeit von Prof. Nakagawa samt seiner These bestätigt. Bei den ersten Astronauten kam es bekanntlich zu massiven Gesundheitsstörungen, die nicht nur der Schwerelosigkeit zuzurechnen waren. Daraufhin wurden Lösungsansätze gesucht, die schlussendlich in einer Zuführung von biologisch relevanten, pulsierenden oder statischen Magnetfeldern gefunden wurden. Heute versorgt die NASA ihre Astronauten in den Weltraum-Raketen und auf der Internationalen Raumstation (ISS) mit dauerhaft arbeitenden Magnetfeldgeneratoren oder statischen Magnetfeldern. Der positive Einfluss solcher Frequenzen ist auch mit der Magnetfeld-Therapie möglich, wo pulsierende Felder zwischen 7,0 und 10,0 Hertz das Immunsystem deutlich stärken können.

In Japan, dem Vorreiter dieser Magnet-Anwendungen, verwendet inzwischen jeder achte Haushalt stromlose Dauermagnet-Produkte aufgrund mehrerer fundierter wissenschaftlicher Studien, die bereits vor etwa 30 Jahren positiv verlaufen sind. Unter anderem stellte der Entdecker des Magnetfeld-Mangel-Syndroms, Prof. Dr. Nakagawa, in einem Feldversuch mit über 11 000 Menschen fest, dass Menschen, die mit niedrigen Dauermagnet-Feldern bis 1000 Gauß (magn. Feldstärke) dauerhaft umgeben waren, viele Symptome und Beschwerden bereits nach wenigen Tagen zu etwa 90 Prozent verbessern konnten. Darunter auch viele Formen von Schlafstörungen! Daraufhin wurde Magnetismus in Japan als zusätzlicher schulmedizinischer Bereich anerkannt.

Schließlich erzeugt unser Gehirn Frequenzen, die auch mit denen des Erdmagnetfeldes und der Schumann-Frequenzen übereinstimmen. Nach heutigem Kenntnisstand werden diese Frequenzen im Gehirn zirkadian angestoßen.

Magnetfelder und Schlaf

Die Zusammenhänge legen nahe, dass das natürliche Erdmagnetfeld einen biologischen Ordnungsfaktor darstellt, der auch als Taktgeber von natürlichen Rhythmen wie dem Wach-Schlaf-Traum-Rhythmus eine Rolle spielt und für Ihren Schlaf wichtig sein könnte. Vieles deutet darauf hin, dass natürliche Magnetfelder und besonders das Erdmagnetfeld einen ähnlichen Einflussfaktor darstellen, wie er auch dem natürlichen Tages- und Sonnenlicht als Rhythmusgeber beigemessen wird. Durch die konstante Abnahme dieser natürlichen Felder und die zusätzliche Abschirmung im Wohn-, Arbeits- und vor allem im Schlafbereich sowie die Überlagerung durch technisch-physikalische Energiefelder (Elektrosmog) kommt es zum bereits mehrfach erwähnten Magnetfeld-Mangel-Syndrom. Dies wirkt sich entweder primär oder sekundär auf die Schlaf- und Regenerationsqualität aus. Hätten Sie das gedacht?

Die Position Ihres Betts kann wichtig sein

Die bisherigen Ausführungen zeigen, dass nicht nur die Körperposition für den Schlaf und die Regeneration wichtig sind, sondern auch die Schlafrichtung eine wichtige Rolle spielen kann. Wenn es uns gelingt, wieder insgesamt und speziell während unseres Schlafs mehr in den Einflussbereich des Erdmagnetfelds zu kommen, können unser gesamter Organismus, unser Schlaf und unsere Regeneration davon profitieren. Da sich das Erdmagnetfeld von Süden nach Norden ausbreitet, gibt es eine logisch-biologische Schlafrichtung, nämlich genau in der Achse des Erdmagnetfelds mit dem Kopf im Norden und den Füßen im Süden. Der geografische Norden entspricht dabei dem magnetischen Süden. Sobald wir nämlich in der exakten Achse des Erdmagnetfeldes liegen und schlafen, können wir am meisten von der Erdmagnetfeld-Energie absorbieren. Dies hängt damit zusammen, dass sich unser Körper physikalisch gesehen wie eine Spule in einem Magnetfeld verhält.

Auch die Wissenschaft hat zu diesem Thema, das weder in der Medizin noch in der Schlafmedizin derzeit eine Rolle spielt, in der Zwischenzeit viel zu sagen. Insbesondere im Zusammenhang mit dem Schlaf. So haben umfangreiche Forschungen den Energiefluss im Zusammenhang mit der Gesundheit untersucht. Beispielsweise haben Menschen, die in einer Ost-West-Position schlafen, einen viel kürzeren REM-Traum-Zyklus als Menschen, die mit nach Norden ausgerichtetem Kopf schlafen. Bereits eine einfache Veränderung der Schlafrichtung von Ost-West auf Nord-Süd kann die Tiefschlaf-Phasen und dadurch die körperliche Regeneration messbar verbessern. Das zeigt den unterschätzten Einfluss von natürlichen Magnetfeldern auf unseren Schlaf und auf unseren Organismus.

Die Biotechnik bringt Unterstützung am Schlafplatz

Bereits vor knapp 40 Jahren war für mich klar voraussehbar, dass der Mensch genau in diese Richtung biotechnische Unterstützung benötigt. Einerseits lassen sich nicht alle Betten so einfach in Nord-Süd-Richtung stellen und andererseits haben die technisch erzeugten elektromagnetischen Felder in Umfang und Stärke so schnell zugenommen, dass wir heute praktisch keine vollkommen unbelasteten Schlafplätze mehr finden können. Die moderne Bauweise mit viel Stahlbeton hat die abschirmende Wirkung weiter verschärft, und vom Magnetfeld-Mangel-Syndrom sind die allermeisten Menschen direkt betroffen. Deshalb ist die gezielte Zuführung von relevanten und Erdmagnetfeld-identischen Feldern am Schlafplatz eine logische Folge und Notwendigkeit. So wurde unter meiner Leitung eine Schlaf- und Erdungsauflage entwickelt, die durch statische Magnetfelder (Permanent-Magnete) dem Körper während des Schlafs zusätzlich Magnetenergie zuführt und gleichzeitig werden vorhandene Magnetfelder durch sogenannte Wirkträger am Schlafplatz stabilisiert.

Eine klinische, Placebo-kontrollierte Studie des Österreichischen Schlafmediziners Prof. Dr. Manfred Walzl mit über 100 Versuchspersonen hat die Wirkung eindrucksvoll bestätigt: Die Probanden schliefen besser ein und durch und sowohl die Tiefschlaf-Phasen als auch die REM-Traum-Phasen verlängerten sich signifikant. Zusätzlich kann sich die zusätzliche Magnetenergie durch die Permanent-Magnete, wie jahrelange Forschungen zeigen, ebenfalls positiv auf den gesamten Organismus auswirken. Im Besonderen kommt es dadurch zu einer verbesserten Mikrozirkulation sowie zu einer Entspannung der Muskulatur, was den Schlaf unterstützt.

Kapitel 10

Körpertemperatur und Thermoregulation

Bei der Körpertemperatur fängt alles an

Wir Menschen zählen zu den »endothermen Lebewesen«, was bedeutet, dass wir in der Lage sind, unsere Körpertemperatur selbst zu regulieren und aufrechtzuerhalten. Haben Sie gewusst, dass Ihre Körpertemperatur durch ein ausgeklügeltes Gleichgewicht zwischen Wärmeaufnahme, Wärmeproduktion und Wärmeverlust reguliert wird? Eine geniale Lösung der Schöpfung, damit unsere Körpertemperatur mehr oder weniger konstant auf etwa 37 Grad Celsius gehalten werden kann. Temperaturabweichungen, die über 40,5 Grad Celsius oder unter 33,5 Grad Celsius liegen, können zu Schäden oder sogar zum Tod führen.

Vielleicht fragen Sie sich jetzt, was die Körpertemperatur mit Ihrem Schlaf zu tun hat. Ganz einfach: Sie hat einen sehr großen Einfluss auf Ihre Schlaf- und Regenerationsqualität. Doch bislang ist das ein weiteres vernachlässigtes Thema in der Medizin, noch nicht einmal in der Schlafmedizin beschäftigt man sich damit ausführlich. Wenn es wie in unserem Fall darum geht, die Schlafqualität zu verbessern, ist es wichtig zu verstehen, wie die Thermoregulation während des Schlafs funktioniert.

Gestörte Thermoregulation - schlechter Schlaf

Der Begriff »Thermoregulation« umfasst alle Mechanismen des menschlichen Körpers zur Aufrechterhaltung einer konstanten Körperkerntemperatur. Für uns wichtig zu wissen: Die Fehlregulation ist einer der meistunterschätzten Gründe für Schlafstörungen!

Unser Körper muss insbesondere zwei Temperaturbereiche regulieren, einmal die Kerntemperatur und seine Schalentemperatur. Die Kerntemperatur bezieht sich auf die Temperatur der Bauch-, Brust- und Schädelhöhlen, die die lebenswichtigen Organe enthalten und durch das Gehirn reguliert werden. Dabei spielt einmal mehr die Ausschüttung des Schlaf-Regulations-Hormons Melatonin aufgrund von Dunkelheit eine entscheidende Rolle. Die Körperschalentemperatur hingegen umfasst die Temperatur der Haut, des Unterhautgewebes und der Muskeln, die stärker von der Außentemperatur beeinflusst wird. Der Körper kann Wärme vorwiegend über die Körperschale speichern oder abgeben.

Sobald die Temperatur im Körperkern steigt, erweitern sich die Blutgefäße in der Haut und die Wärme wird durch ihre Oberfläche abgegeben. Schweiß wird produziert, der auf der Hautoberfläche verdunstet und dadurch die Temperatur senkt. Wenn einem Menschen kalt ist, verengen sich die Blutgefäße, um die Wärme zu bewahren. Bestimmt haben Sie diese Erfahrung auch schon gemacht: Sowohl wenn es Ihnen während der Nacht zu heiß war, als auch wenn Sie gefroren haben, in beiden Fällen war der Schlaf nicht wirklich erholsam. Da die Körpertemperatur mit der allgemeinen Schlafqualität eng zusammenhängt, ist es wichtig, die Thermoregulation im Schlaf zu verstehen, um die Schlafqualität zu verbessern.

Gesunder Schlaf braucht die richtige Thermoregulation

Wenn Sie am Morgen erwachen, liegt Ihre Körpertemperatur bei etwa 37 Grad Celsius. Bis zum späten Nachmittag arbeitet der Hypothalamus daran, diese leicht zu erhöhen. Dieser Anstieg der Körpertemperatur gibt Ihnen Energie und hilft dabei, wach zu bleiben. Das ist auch der Grund, warum Training so stimulierend ist – der Anstieg der Körperwärme verstärkt den Wachzustand. Wissenschaftler haben festgestellt, dass eine höhere innere Körpertemperatur mit mehr Wachsamkeit, besserem Gedächtnis und verbesserten Reaktionszeiten einhergeht.

Gegen Abend beginnt der Körper, die Körpertemperatur zu senken, um ihn auf den Schlaf vorzubereiten. Um fünf Uhr morgens, ein paar Stunden vor dem Aufwachen, hat der Körper die niedrigste Temperatur, im Durchschnitt etwa 35,8 Grad Celsius. Messungen zeigen den täglichen Rhythmus der Körpertemperatur, die ebenfalls dem zirkadianen Rhythmus unterliegt. Der Hypothalamus reguliert also Ihre Körpertemperatur innerhalb eines

24-Stunden-Zyklus zwischen etwa 36 Grad Celsius und etwa 38 Grad Celsius. Vorausgesetzt, Ihre innere Uhr läuft synchron, was leider bei den allermeisten Menschen nicht der Fall ist. Sie haben am Abend nämlich nur dann eine gute Einschlafneigung, wenn Ihre Körperkerntemperatur sinkt. Der Einschlafprozess startet in der Regel, wenn die Geschwindigkeit der Temperaturänderung und der Wärmeverlust des Körpers am stärksten ist. Dies wird durch die Ausschüttung des Schlaf-Regulations-Hormons Melatonin unterstützt und ausgelöst. In Bezug auf den Schlafzyklus erleben Frühaufsteher (Lerchen) ihre Spitzentemperatur früher am Tag als Nachtschwärmer (Eulen).

Schlafphasen und Körpertemperatur

Die Kerntemperatur des Gehirns wie auch des Körpers sinkt während der sogenannten Non-REM-Schlaf-Phasen, also jener Schlaf-Anteile, in denen wir nicht träumen. Je länger diese Schlafepisode dauert, desto weiter sinkt die Kerntemperatur. Im Gegensatz dazu steigt die Gehirntemperatur während des REM-Traum-Schlafs. Sie sehen also, die Kontrolle der Körper- und Gehirntemperatur ist eng mit der Schlafregulierung verbunden. Bei Gesundheitsproblemen oder z.B. während der weiblichen Periode samt Menopause kommt es zu Störungen der Thermoregulation.

Das richtige Material ist entscheidend

An Ihrem Schlafplatz sollten in Bezug auf das Raumklima samt dem Bettklima, eine Kombination aus Wärme und Feuchtigkeit, ideale Bedingungen vorherrschen. Bereits vor etwa 40 Jahren haben meine Messungen gezeigt, dass eine Überhitzung unter der Bettdecke zu einer dramatischen Verschlechterung der Schlaf- und Regenerationsqualität führt. Dabei spielt eine große Rolle, aus welchem Material die Bettdecke besteht und womit sie gefüllt ist. So führen speziell Daunendecken je nach Raumtemperatur bereits nach wenigen Stunden zu einer Überhitzung, da die Daune die Körperwärme sehr gut isoliert, aber zu wenig Luftzirkulation bzw. Luftaustausch stattfinden kann. Die besten Werte bei meinen Untersuchungen erzielte mit Abstand die Schafschurwolle, denn sie ist in der Lage, sowohl die Temperatur als auch die Körperfeuchtigkeit zu regulieren. Deshalb ist für die Thermoregulation der wichtigste Teil bzw. die wichtigste Schicht innerhalb eines Bettsystems die Zudecke. Und die ist vorzugsweise mit naturreiner, unbehandelter Schafschurwolle gefüllt. Die unterschiedlichen Füllmengen können dabei die körpereigene Thermoregulation »kühlend« oder »wärmend« unterstützen.

»Cricket Feet« - Problemsignal oder Einschlafhilfe?

»Cricket Feet« ist im Grunde genommen eine Fantasiebezeichnung für einen sogenannten »Schlaf-Hack«, also eine Methode, um sich selbst zu beruhigen und vor allem das Einschlafen zu verbessern. Millionen TikTok-User haben sich dabei von den Grillen inspirieren lassen. Die Bezeichnung hat deswegen etwas mit den Feldgrillen zu tun, weil diese durch das Aneinanderreiben ihrer Beine den typischen Zirp-Ton erzeugen. Die TikToker sind der Überzeugung, dass das Aneinanderreiben der Füße vor dem Einschlafen beruhigend wirkt und das Einschlafen erleichtert. Das ist im Grunde genommen nichts Neues und eigentlich eine Handlung, die viele Menschen immer wieder unbewusst ausführen und die im Grunde genommen vergleichbar mit einer sanften Fußmassage ist.

Bei diesem Verhalten handelt es sich um eine »Selbst-Stimulations-Methode«, die man aus der Diagnostik und Therapie und auch von Autisten oder Menschen mit neuro-vegetativen Problemen kennt. Diese Bewegungen geschehen, wie bereits erwähnt, oft unbewusst und wirken in den meisten Fällen tatsächlich beruhigend.

Dieses Verhalten kann allerdings auch als ein Signal oder Symptom bewertet werden, »dass irgendetwas nicht stimmt«. Im Vordergrund stehen dabei innere Unruhezustände, die das Ein- und Durchschlafen erschweren. Solche Störungen liegen bekanntlich aus Sicht der Schlafmedizin dann vor, wenn man länger als 20 bis 30 Minuten benötigt, um einzuschlafen, beziehungsweise wenn man im Verlauf der Nacht aufwacht und auch nicht wieder innerhalb von 20 bis 30 Minuten weiterschlafen kann.

Ein Signal für Stress

Anhand der Tatsache, dass sich Millionen Menschen, zunehmend auch jüngere, mit einer Einschlaf-Methode wie »Cricket Feet« (»Grillen-Füße«) beschäftigen, lässt sich erahnen, dass Schlafstörungen und die negativen Auswirkungen der Schlafschulden weiter zugenommen haben. Der negative Stress führt zu einer Beeinträchtigung des Wohlbefindens, zur deutlichen Zunahme von Angststörungen sowie zu Panikattacken bei jüngeren Menschen. Dazu tragen die anhaltenden und multiplen Krisen bis hin zu Krieg und Terror sowie die daraus entstehenden sozialen Konflikte wesentlich bei. Und je schlechter und kürzer Betroffene schlafen, umso mehr wird vordergründig die mental-psychische Gesundheit belastet.

Thermoregulation und Beruhigung durch Selbstmassage

Der TikTok-Trend »Cricket Feet« hat Millionen Menschen zum Ausprobieren dieser Technik angeregt – mit vielen guten und positiven Rückmeldungen. Bestimmt ahnen Sie es bereits: Diese Methode hat in der Tiefe auch mit der Thermoregulation zu tun. Aus der Wissenschaft ist bekannt, dass diese Verhaltensweisen messbare Effekte für unser Zentrales Nervensystem (ZNS) und unser Autonomes Nervensystem (ANS) bringen. So kann auch das eher sanfte Aneinanderreiben der Füße vor dem Schlafengehen einen zusätzlichen Entspannungseffekt auslösen. Dieses Aneinanderreiben der Füße ähnelt dem Aufwärmen der Hände, da beides die Nervensysteme auf die gleiche Weise stimuliert. Beim Aufwärmen der Hände durch Hineinhauchen oder -pusten samt Aneinanderreiben der Handflächen handelt es sich um eine Biofeedback-Technik, von der die Forschung gezeigt hat, dass sie das parasympathische Nervensystem (Nervus vagus) aktiviert. Das führt zusätzlich zu einer raschen inneren Beruhigung sowie zu einer kardiovaskulären Entspannung des Herz-Kreislauf-Systems. Gleichzeitig werden Stresshormone durch andere Wohlfühl-Transmitterstoffe wie etwa das Oxytocin (Kuschelhormon) »besänftigt« oder es werden zusätzlich Endorphine ausgeschüttet, die wie natürliche Schmerzmittel wirken. Dasselbe trifft auf das

Aneinanderreiben der Füße zu, wo es auch zum Aufbau von Wärme kommt und ebenfalls der Parasympathikus stimuliert wird, was sich positiv auf die Thermoregulation auswirkt. Fachlich ist die Rede von ASMR (Autonomous Sensory Meridian Response), einem warmen, oft prickelnden Gefühl, das mit Entspannung und Ruhe einhergeht. Das ist eine gute Voraussetzung, um sich zu entspannen, Ängste und negative Emotionen abzubauen und besser einzuschlafen.

Den gleichen Effekt kann auch eine sanfte Fußmassage durch Sie selbst oder eine andere Person auslösen. Darüber hinaus lässt sich der messbare Entspannungseffekt auch von einer anderen Seite her erklären, nämlich von der Traditionellen Chinesischen Medizin (TCM), speziell der Akupunktur oder Akupressur. Unsere Füße haben nämlich zwei spezifische Akupressur-Punkte, die Entspannung auslösen. Der erste ist L3 oder Leber 3 (Meisterpunkt Krämpfe) und befindet sich am Fuß zwischen der ersten und zweiten Zehe. Der zweite ist N1 oder Niere 1 (Sprudelnde Quelle). Dieser Punkt befindet sich unter dem Fußballen zwischen der zweiten und dritten Zehe und steht u. a. für Entspannung. Beide Punkte werden stimuliert, wenn sie in einer »Cricket-Bewegung« aneinander gerieben werden.

Socken und Strümpfe als natürliche Thermoregulatoren

Jetzt kommt die nächste gute Botschaft für Sie: Die oben beschriebenen positiven Effekte können durch das Tragen von nicht zu engen Socken oder Wadenstrümpfen weiter gesteigert werden. Das verstärkt ganz bestimmte sensorische Effekte, vor allem, was die Durchblutung und Temperaturregelung (Thermoregulation*) anbelangt.

Aus den Forschungen ist bekannt, dass ein Wärmeverlust über Ihre Hände und Füße (distale Haut) dazu beiträgt, dass Sie schneller einschlafen, da er mit einem Anstieg des wichtigen schlaffördernden Hormons Melatonin verbunden ist. Wenn dieser Wärmeverlust allerdings zu groß ist oder Sie

* (Ko & Lee, 2018)

vor dem Einschlafen bereits kalte Füße haben, wirkt das schlafstörend. Deshalb könnte das Anziehen von Socken oder Strümpfen in der Nacht für Sie eine gute Lösung sein. Untersuchungen zeigen, dass das Aufwärmen kalter Füße die Kerntemperatur Ihres Körpers neu justieren kann! Die Vorteile dieser Methode gehen über das bloße Aufwärmen Ihrer Füße und Zehen und die Regulierung Ihres inneren Thermostaten weit hinaus. In unseren Füßen, Zehen und Waden (deshalb auch Strümpfe) befinden sich Wärme- und Kälterezeptoren, die nicht nur unser Wohlgefühl mitsteuern, sondern eben auch die Körperkerntemperatur.

Einfach und wirkungsvoll

Was bewirkt also das Anziehen von »Schlaf-Socken«? Es handelt sich bei diesem faszinierenden Phänomen um einen Prozess, der als »distale Vasodilatation« bezeichnet wird. In den Wänden der Gefäße liegen Muskelzellen. Erschlaffen diese Muskelzellen, kommt es zu einer Erweiterung des Blutgefäßes und das nennt man »Vasodilatation«. Der Begriff »distal« bezieht sich auf die Körperregion die »weiter von der Körpermitte bzw. vom Herzen« liegt. In unserem Fall handelt es sich um die Füße. Es ist ein natürlicher Vorgang, dass Ihr Körper gegen Abend und auch in der Nacht im Rahmen des zirkadianen Rhythmus seine Kerntemperatur senkt, damit Sie besser ein- und durchschlafen können. Das ist der Hauptgrund, weswegen eine kühlere Raumtemperatur den Schlaf verbessert, da dadurch die natürliche Thermoregulation unterstützt wird. Wenn Ihre Füße allerdings kalt sind, geschieht genau das Gegenteil und Ihre Kernkörpertemperatur steigt an! Dies liegt daran, dass Ihr Körper mehr Blut – und die damit verbundene Wärme – in Ihre Kernbereiche leitet. So erschweren kalte Füße das Einschlafen und manchmal auch das Durchschlafen. Durch vorzugsweise Schafschurwollsocken werden Ihre Füße zusätzlich und rasch erwärmt, die Blutgefäße entspannen und weiten sich. Indem Sie Ihre Füße durch die Socken zusätzlich wärmer machen, öffnen Sie die Blutgefäße, um den Rest des Körpers abzukühlen. Es kommt dadurch zu einem weiteren Phänomen, nämlich zu einem »generalisierenden Wärme-Effekt« und zu einer verbesserten Durchblutung Ihres gesamten Körpers! Das trägt wiederum dazu bei, dass mehr Wärme über Ihre

Haut abgegeben wird, und das hilft Ihrem Körper, die Kerntemperatur zu senken. Zusammengefasst und vereinfacht ausgedrückt: Eine erhöhte Blutzirkulation in Ihren Füßen führt in der Folge zu einer niedrigeren Körperkerntemperatur.

Im Winter eignen sich dafür etwas dickere Schafschurwollsocken, die eine sehr hohe Wärmeleitfähigkeit haben und zudem auch ein fantastisches Wärmerückverhalten aufweisen. Zudem sorgt die Schafschurwolle für ein trocken-warmes Fußklima, was Schweißfüße oder Nagelpilzinfektionen verlässlich verhindert. Im Sommer kann man ganz dünne Schafschurwollsocken benutzen oder Baumwollsocken. Mischungen mit Bambus- oder Hanffasern haben sich ebenfalls bestens bewährt. Dasselbe gilt für Strümpfe, die zusätzlich die Waden-Rezeptoren samt Blutgefäßen aktivieren und dadurch die beschriebenen Effekte noch weiter verbessern können. Sorgen Sie dafür, dass keine engen Gummis die Durchblutung behindern, ideal sind deshalb sogenannte »Diabetiker-Socken oder -Strümpfe«. Im Übrigen ist die Kombination der »Socken-Methode« mit dem Schlafen in Ganzkörper-Schräglage sehr empfehlenswert, da sich dies zusätzlich positiv auf den Wärmehaushalt auswirkt.

Weitere positive Effekte der »Socken-Methode«

- Die »Socken-Methode« hat sich ebenfalls zur Linderung der Symptome der Raynaud-Krankheit bestens bewährt. Denn kalte Füße gehen mit dem Raynaud-Syndrom einher, einer Erkrankung, die die Blutgefäße in Zehen und Fingern betrifft. Das Phänomen führt dazu, dass die Durchblutung verringert wird, was zu kalter und verfärbter Haut führen kann. Das Tragen von Socken in der Nacht kann in jedem Fall helfen, durch das Warmhalten der Füße und die Förderung der Blutzirkulation die Symptome zu lindern und die Krankheit auf einem erträglichen Niveau zu halten.
- Interessant sind ebenfalls die Erfahrungen mit Frauen, die während der Wechseljahre an »Hitzewallungen« leiden. Wenn der Körper während dieser Periode überhitzt ist, kommt es auch zu Ein- und Durchschlafstörungen. Kaum zu glauben, aber die »Socken-Methode« kann auch hier Linderung der Symptome bringen, vor allem, wenn es um

den Schlaf geht, denn der Mechanismus scheint auch umgekehrt zu funktionieren, wobei die Erklärung nicht so einfach ist wie bei den kalten Füßen. Es scheint so zu sein, dass das Tragen von Socken auch in diesem Fall hilft, die Körperkerntemperatur auszugleichen, und vor allem schlafstörende Hitzespitzen verhindert. Ich komme auf diese Thematik gleich noch zu sprechen, wenn es um die sogenannten »Tropennächte« geht, die auch viele Menschen vom guten Ein- und Durchschlafen abhalten.

- Das Tragen von Socken während des Schlafs kann sich in weiteren Bereichen sehr positiv auswirken. Sie können dadurch zu einer sanften, zusätzlichen Pflege Ihrer Fußhaut kommen und Ihre Füße im Schlaf verwöhnen. Dazu tragen Sie eine natürliche, pflegende Lotion auf Ihre Füße auf, bevor Sie vor dem Schlafengehen in Ihre Schafschurwoll- oder Baumwollsocken schlüpfen. So kann die Feuchtigkeitslotion ihre hautpflegende Wirkung über die ganze Nacht entfalten. Damit vermeiden Sie ein weiteres Problem, mit dem viele Menschen zu kämpfen haben: trockene Haut an den Füßen und an der Ferse. Hier ist es wichtig, darauf zu achten, die Füße sauber zu halten und jeden Abend ein frisches Paar Socken anzuziehen, um Bakterienwachstum zu vermeiden.

Körperkerntemperatur als wichtiger Schlafregler

Eine aktuelle niederländische Studie zeigt deutlich, wie wichtig die Temperatur für die Schlafqualität und den Verlauf der Schlafphasen ist. Bereits kleinste Veränderungen der Hauttemperatur um oft weniger als ein Grad Celsius führten zu dramatischen Veränderungen der Schlafqualität. Bei optimalen Bedingungen wachten die Versuchsteilnehmer in der Nacht nicht so oft auf und der im Tiefschlaf verbrachte Schlafanteil stieg messbar an. Davon haben vor allem ältere Menschen und Personen mit Schlaflosigkeit am stärksten profitiert. Die gleichen Forscher fanden etwas sehr Interessantes heraus: Menschen mit Narkolepsie – eine neurologische Erkrankung, bei der die Schlaf-Wach-Regulation im Gehirn gestört ist – wiesen während des Schlafs sowie auch im Wachzustand eine höhere Hauttemperatur auf. Diese erhöhte Hauttemperatur kann erklären, warum sie so anfällig für plötzliches Einschlafen sind.

Die Thermoregulation ist im ersten und zweiten Nachtdrittel, also vor allem während des Tiefschlafs, weniger effizient als im Leichtschlaf. Das ist einer der Hauptgründe, weswegen eine zu warme oder zu kalte Schlafzimmertemperatur den Schlafprozess stören und zu unerwünschten nächtlichen Wachphasen führen kann. Eine weitere Besonderheit ist, dass man während der REM-Traum-Phase bei zu heißer Schlafumgebung oder einem Hitzestau unter der Bettdecke nicht richtig schwitzt. Genauso wenig zittert man, wenn einem zu kalt ist, da in dieser Schlafphase die Thermoregulation »außer Betrieb gesetzt« ist. Schlafforscher haben diese Periode ohne thermische Regulierung mit der von Säuglingen verglichen. Babys regulieren ihre Körpertemperatur, vor allem wenn es zu kalt wird, durch die Verbrennung von sogenannten »braunen Fetten«, einer Art Fettgewebe, das sich gut zur Wärmeerzeugung eignet. Erwachsene haben wesentlich weniger braunes Fett als Babys, aber es ist möglich, dass auch Erwachsene braunes Fett verbrennen, um während einer REM-Traum-Schlafphase nicht zu sehr abzukühlen.

Es ist deswegen vorteilhaft und wichtig, die äußeren Faktoren in der eigenen Schlafumgebung wie das Raum- und Bettklima zu optimieren. Dazu zählt noch eine Reihe weiterer Schlaf-Gesund-Faktoren, die ich zu einem späteren Zeitpunkt unter den »Muss-Kriterien« zusammenfassen werde (siehe Seite 221).

Schlaf in heißen »Tropennächten«

Wechseln wir nun von den »zu kalten Füßen« zu den möglicherweise »zu heißen Füßen«. Noch vor etwa 10 bis 15 Jahren waren die meisten Menschen davon überzeugt, dass »Tropennächte« nur – wie der Name schon sagt – in den Tropen vorkommen. Mittlerweile wissen wir es besser. Von diesen Nächten, in denen die Außentemperatur nicht unter 20 Grad fällt, gibt es jeden Sommer immer mehr. In Innenstadtlagen geht dies in den letzten Jahren bereits in Richtung 50 Nächte, wie in Wien. Auch in diesem Fall geht es um die notwendige Senkung der Körperkerntemperatur, um gut ein- und durchschlafen zu können.

Gegen Abend sorgt unsere innere Uhr und im speziellen der Hypothalamus dafür, dass unsere Kernkörpertemperatur sinkt, um die Produktion des Schlaf-Regulations-Hormons Melatonin zu unterstützen. Ist die Umgebungstemperatur zu hoch, ist es für den Organismus schwieriger, auf die passende Schlaftemperatur zu kommen, und das Einschlafen fällt umso schwerer. Manche wälzen sich oft ein bis zwei Stunden oder noch länger im Bett, bis sie endlich einschlafen.

Aus diesem Grund ist es sinnvoll, den Körper bei der notwendigen Kühlung so gut wie möglich zu unterstützen. Die Erfahrungen zeigen, dass eine Abkühlung vor dem Schlafengehen helfen kann, um besser ein- und durchzuschlafen. Doch besser wirkt eine ebenfalls »kontraintuitive Methode«: eine lauwarme Dusche oder ein lauwarmes Bad mit 30 bis 35 Grad Celsius. Natürliche Duschgels oder Badezusätze mit Minze, Lavendel oder Melisse wirken zusätzlich beruhigend und fördern außerdem das Schlafen bei Hitze.

Was hilft dem Schlaf bei Sommerhitze?

Während wir im Sommer vor der unerträglichen Tageshitze in kühle Räume flüchten, ein kühlendes Bad nehmen oder im kalten Wasser kneippen können, um nur ein paar Möglichkeiten zu nennen, ist es am Abend schon viel schwieriger, eine Abkühlung zu erreichen, die für unseren Organismus gut verträglich ist und uns zusätzlich hilft, besser einzuschlafen. Ist das Schlafzimmer von der Sonne deutlich aufgeheizt, scheint es fast unmöglich, die Temperaturen für ein halbwegs gutes Einschlafen zu erreichen, und es beginnt die oft verzweifelte Suche nach bewährten Hilfsmitteln. Da gibt es kühlende Ventilatoren, kalt-nasse Bettlaken oder kühlende Bettflaschen. Diese Methoden funktionieren bei den meisten Menschen mehr oder weniger gut, doch in der Tiefe triggern sie nicht die notwendigen Rezeptoren und Auslöser, um tatsächlich die Körpertemperatur und den Schlaf regulatorisch zu optimieren.

Klimageräte boomen

Für die meisten Menschen scheint die technische Kühlung der Raumluft und damit die Herabsetzung der Raumtemperatur am Tag und in der Nacht der Königsweg zu sein. Doch meine bisherigen kurzen Erläuterungen zur Thermoregulation zeigen, wie komplex das Ganze ist und dass jeder künstliche Eingriff in die körpereigenen Mechanismen und Prozesse neue Probleme bringen oder zu einem gesundheitlichen Risiko führen kann. Es gibt deshalb eine Reihe von Studien, die auf die gesundheitlichen Gefahren unter dem Einfluss von Klimageräten hinweisen.

Die Kehrseiten der Kühltechnik

Wenn Sie in einem klimatisierten Gebäude mit schlechter Belüftung arbeiten, kann sich das Risiko eines »Sick-Building-Syndroms«* deutlich erhöhen (siehe auch Seite 190). Zu den Symptomen gehören Kopfschmerzen, trockener Husten, Schwindel und Übelkeit, Konzentrationsstörungen, Müdigkeit und Geruchsempfindlichkeit. Ist der Temperaturunterschied zwischen der Außen- und Innenluft zu groß, steigt das Risiko für Erkältungskrankheiten, die Abwehrkräfte werden geschwächt und vieles andere mehr. Mangelnde Luftfeuchtigkeit in klimatisierten Räumen kann Ihre Augen austrocknen. Das kann Reizungen und Juckreiz auslösen und sogar dazu führen, dass Ihre Sicht verschwommen ist.

Studien zeigen, dass Menschen, die in klimatisierten Gebäuden arbeiten, tatsächlich mehr Atemprobleme (in erster Linie – aber nicht ausschließlich – zeigt sich das beispielsweise in gereizten Nasenschleimhäuten oder allgemeinen Atembeschwerden) haben als Menschen, die in Gebäuden mit natürlicher Belüftung arbeiten. Ein wichtiges Thema bei der Klimatisierung der Atemluft ist sicher neben der parallelen Regulation der Luftfeuchtigkeit die Hygiene, also die Reinigung der Luft über effiziente Filtersysteme. Dabei wird auch ein Virenschutz immer wichtiger, wie die abgelaufenen Grippe- und Pandemie-Erfahrungen einmal mehr gezeigt haben.

---

* (Wiesmüller & Bischof, 2017)

Innenraumluft bis zu fünfmal stärker verschmutzt

Wie bereits erwähnt, verbringen wir durchschnittlich etwa 90 Prozent unserer Zeit in geschlossenen Räumen. Dennoch kümmern wir uns kaum um die Luftqualität in Innenräumen. Sie ist bis zu fünfmal stärker verschmutzt als die Außenluft, was sich unmittelbar auf unsere Gesundheit, unser Wohlbefinden, unsere Produktivität und unsere Lebensqualität auswirkt. Deshalb ist auch die Luftqualität in Innenräumen (Indoor Air Quality, IAQ) entscheidend für unsere Gesundheit. Und das spielt auch beim Nachtschlaf eine große Rolle! Nach Angaben der Weltgesundheitsorganisation (WHO) ist die Luftverschmutzung die größte Umweltbedrohung für die menschliche Gesundheit überhaupt. Neun von zehn Menschen auf der Welt atmen verschmutzte Luft ein, was jedes Jahr zu mehr als sieben Millionen vorzeitigen Todesfällen aufgrund der kombinierten Auswirkungen von Außen- und Innenluftverschmutzung führt. Von diesen sieben Millionen Todesfällen sind vier Millionen auf die Luftverschmutzung in Gebäuden zurückzuführen.

Wie Klimageräte den Schlaf beeinflussen

Sie kennen das vielleicht auch aus heißen Urlaubsaufenthalten: Man hat das Gefühl, dass man tatsächlich besser schläft, obwohl die Klimaanlage die ganze Nacht läuft und meistens noch Lärm erzeugt. Man sollte sich dennoch fragen, ob es unbedenklich ist, bei laufender Klimatisierung zu schlafen. Oder sind auch negative Einflüsse möglich – beispielsweise, dass die abgekühlte und laufend in Bewegung befindliche Raumluft zu einer zu starken Auskühlung des Körpers führt?

Was für die Klimakühlung spricht, ist die Tatsache, dass es für den Körper generell viel einfacher ist, sich abzukühlen als sich aufzuwärmen. Hätten Sie das gedacht? Weil das so einfach klingt, haben viele gleich den Verdacht, dass es da möglicherweise einen »Haken« gibt. Den gibt es tatsächlich. Neben den bereits besprochenen Problemen von zu starken Kühleffekten über das Austrocknen von Haut, Schleimhäuten und Augen bis hin zu möglicher Beeinträchtigung von Gelenken, störenden Geräuschen etc. lauert eine andere, eher mysteriöse Gefahr. Sie könnten sich nämlich zu sehr daran gewöhnen, in extremen Fällen sogar süchtig werden! Es kommt nämlich im Lauf der Zeit zu einer Konditionierung zwischen Ihrer Klimaanlage oder Ihrem Kühlgerät und Ihrem Gehirn. So besteht die Gefahr, dass Ihre »körpereigene Klimaanlage« Ihnen in den übrigen Jahreszeiten Probleme bereiten kann. Das hat bei vielen Menschen in der Zwischenzeit dazu geführt, dass sie das ganze Jahr mit einer Klimaanlage schlafen (müssen)! Und damit können weitere Folgeprobleme für den Körper, die Thermoregulation und den Schlaf entstehen. Deshalb ist es ratsam, sich von Experten eingehend beraten zu lassen – und auch der Schlafexperte sollte dabei nicht fehlen.

Die »Nasse-Strümpfe-Methode« als Alternative

Sie haben schon bei der »Socken-Methode« oben erfahren, wie die richtige Maßnahme an der richtigen Stelle im Körper Wirkung entfalten kann. Dazu gehört zudem das Tragen von dünnen Schafschurwoll- oder Baumwollsocken auch bei Hitze. Auch hier gilt wieder: Probieren geht über Studieren. Es ist wichtig, dass Sie selber testen, ob die Fähigkeit Ihrer Füße, mit thermischen Reizen eine Art »generalisierende Wirkung« auf den Körper zu erreichen, auch in Richtung Hitze hilft. In Hitzenächten sollten Sie deshalb ein Verfahren ausprobieren, das an die »Socken-Methode« angelehnt ist, nämlich die »Nasse-Strümpfe-Methode«.

Die Methode ist ein wenig aufwendiger, aber lohnend und deutlich gesünder als eine technische Lösung per Klimaanlage. Sie benötigen ein Paar lange Leinenstrümpfe, die bis zu den Knien reichen, sowie ein gleich langes Paar Überstrümpfe, am besten aus Schafschurwolle – hier haben sich Strümpfe ohne eingearbeitete Ferse bewährt, die für kleinere und größere Füße passen. Dazu ein Hand- oder Badetuch, um Ihr Bett zu schonen.

Die Leinenstrümpfe werden vor dem Zubettgehen in 16 bis 20 Grad Celsius kaltes Wasser getaucht, kurz ausgedrückt und angezogen. Die trockenen Wollsocken werden darüber gezogen. Wichtig: Die Füße müssen vorher warm sein, was sie durch die Umgebungshitze in der Regel sind. Falls nicht, bitte unbedingt aufwärmen durch Warmreiben, Bewegung oder ein warmes

Fußbad. Sie können die »Nasse-Strümpfe-Methode« während der Nacht so lange anwenden, wie Sie sich damit wohlfühlen. Idealerweise die ganze Nacht.

So wirkt diese Spezialmethode

Diese spezielle Strumpf-Kombination führt zu einer unmittelbaren Kühlung der Unterschenkel und speziell der Waden sowie zu einem messbaren Wärmeverlust des Körpers. Zugleich erfolgt durch den Kältereiz eine Aktivierung im vegetativen Nervensystem. Dabei wird mit dem anregenden Teil, nämlich dem Sympathikus, der »Leistungsnerv« stimuliert, der den Stoffwechsel anregt und die Blutgefäße verengt. Kurzzeitig kann der Blutdruck leicht ansteigen und die Atmung intensiver werden. Nach ungefähr fünf bis zehn Minuten ist der gesamte Wickel genauso warm wie Ihre Haut und es startet eine Reaktionsumkehr. Dabei wird mit dem Parasympathikus wiederum der »Erholungsnerv« aktiviert, es folgen eine Entspannung und Erweiterung der Blutgefäße. Diese Methode hat in jedem Fall nach einer gewissen Zeit eine beruhigende und ausgleichende Wirkung auf das vegetative Nervensystem und begünstigt dadurch das Ein- und Durchschlafen; es kommt wie bei der »Socken-Methode« zu einer besseren Regulierung der Körperkerntemperatur.

Die Erfahrungswissenschaft lehrt uns zu beachten, dass diese Methode während der weiblichen Periode, bei Harnwegsinfektionen, bei akutem Rheuma, Nervenschmerzen oder Durchblutungsstörungen an den Beinen nicht geeignet ist. Und Sie wissen es bereits – es ist nie verkehrt, mit dem Arzt oder der Ärztin bzw. dem Therapeuten oder der Therapeutin Ihres Vertrauens dazu offene Fragen abzuklären. Ansonsten gilt: diese einfache Methode einfach ausprobieren, um die heißen Tropennächte gut und erholt zu überstehen.

Kapitel 11

Botenstoffe, die auf Ihren Schlaf wirken

Hormone steuern Wachsein und Müdigkeit

Ein weiteres Ziel ist es, die hormonellen Einflüsse der Nacht und des Tages auf Ihren Schlaf in ein gutes Gleichgewicht zu bringen. Hier kann ich Ihnen ein paar grundlegende Zusammenhänge aufzeigen. Unter anderem ist es wichtig zu verstehen, dass das Stresshormon Cortisol der natürliche Gegenspieler des Schlaf-Regulations-Hormons Melatonin ist. Gegen Abend sollte sich der Tagesstress langsam auflösen und, wenn Sie Ihren Schlaf einläuten, so wenig wie möglich von Cortisol in Ihrem Körper sein. Während Sie noch schlafen, am frühen Morgen, beginnt wieder die zirkadiane Ausschüttung von Cortisol. Damit werden sämtliche Ihrer körperlichen Funktionen aktiviert, der gesamte Organismus »wird geweckt« und Sie können mit entsprechender Energie in den neuen Tag starten.

Ein gut orchestriertes Zusammenspiel

Vordergründig ist das Zusammenspiel von Cortisol, Serotonin, Dopamin, Noradrenalin und Melatonin für Ihren Schlaf und Ihr Wohlbefinden sehr wichtig. Es ist bekannt, dass ein abnormer Dopaminspiegel in der Regel in allen Krankheitsbildern festgestellt werden kann, die mit Schlafstörungen verbunden sind. Dies zeigt, dass Dopamin eines der schlüssigen Hormone für Ihren Schlaf ist. Dopamin ist verantwortlich für die Regulierung Ihrer kognitiven Prozesse, also für Ihre gedanklichen Informationsverarbeitung, und zugleich für die Prozesse Ihres Belohnungssystems und der Motivation. Ein niedrigerDopaminspiegel verursacht auch Angststörungen, Stimmungsstörungen und Schlafstörungen. Wie immer ist auch zu viel Dopamin nicht gut für Sie und kann neben Bluthochdruck auch andere Störungen auslösen. Ein gesunder und erholsamer Schlaf fördert die Aufrechterhaltung Ihres optimalenDopaminspiegels im Blut.

Je besser der zeitlich genau abgestimmte Rhythmus bei der Ausschüttung des Stresshormons Cortisol, der »Glückshormone« Serotonin, Dopamin und Noradrenalin sowie des Schlaf-Regulations-Hormons Melatonin funktioniert, desto besser werden Sie abends einschlafen! Der größte Teil des Serotonins wird in speziellen Zellen Ihres Darmes hergestellt. Die Ernährung sowie die Darmgesundheit für Ihren Schlaf sind deshalb so wichtig, weil ein wichtiger Baustein für die Herstellung von Serotonin die Aminosäure Tryptophan ist, das im Darm hergestellt wird. Die Produktion findet aber auch in Ihrem Gehirn statt, dabei wird aus Melatonin im Laufe des Tages Serotonin gebildet.

Je weniger Sie durch negativen Stress die Cortisolproduktion am Tag ankurbeln, desto größer ist die Chance, dass der Cortisolspiegel gegen Abend absinkt, der Melatoninspiegel steigt, Sie zur Ruhe kommen, müde werden und gut einschlafen. Auch ein Dopaminüberschuss am Abend kann die Synthese von Melatonin unterdrücken. Das Dopamin ist auch wichtig, dass die Zirbeldrüse zur richtigen Zeit beginnt, Melatonin zu produzieren.

Sonnenlicht unterstützt den Regelkreis

Die Sonne und ihre UV-Strahlung stimulieren unseren Hormonhaushalt und die Produktion von Serotonin, Dopamin und Noradrenalin – die sogenannten »Glückshormone« oder Endorphine – wird angekurbelt. Solange tagsüber genügend Tages- und Sonnenlicht mit einem hohen Blaulichtanteil auf entsprechende Rezeptoren in unserer Netzhaut fällt, wird bekanntlich die Produktion von Melatonin in der Zirbeldrüse blockiert. Wenn sich im Lauf des Nachmittags das Blaulichtspektrum reduziert und mithin immer weniger Lichtanteil mit Blaulicht-Frequenzen auf die Netzhaut trifft, beginnt die Zirbeldrüse, das Hormon Melatonin zu produzieren und am Abend bei Dunkelheit in den Blutkreislauf auszuschütten. Damit wird jeder Körperzelle signalisiert, dass es jetzt Zeit ist, sich zu entspannen und auf den Schlaf vorzubereiten. Um diesen genialen Mechanismus in Gang zu bringen, benötigt es gar nicht so viel, wie Sie vielleicht denken. Studien zeigen, dass eine Stunde Sonnenlicht zwischen 10 Uhr und 14 Uhr für die meisten Menschen ausreichend ist. Dazu genügt der Aufenthalt im Freien, da um diese Zeit der Blaulichtanteil im Sonnen- und Tageslicht am größten ist.

Für »Licht- und Sonnen-Muffel« gibt es eine Lösung: Leuchten im Arbeits- und Wohnbereich, die das Tageslichtspektrum imitieren. Umgekehrt wirken zahlreiche LED-Leuchtmittel mit kalkweißem Licht kontraproduktiv in Sachen Melatonin. Vor allem in Richtung Abend und Schlaf, da der Blaulichtanteil dieser Leuchtmittel hoch sein und so die Produktion von Melatonin verzögern, unterdrücken oder gar gänzlich blockieren kann.

Melatonin - Ihr wichtigstes Schlüssel- und Schutz-Hormon

Wir sind im Lauf der Evolution zu einer Art »Innenraum-Gesellschaft« mutiert; darunter leidet die »biologische Lichtsteuerung« auf allen Ebenen und der inneren Uhr fehlen die wichtigen Lichtimpulse von Sonnen- und Tageslicht. Dies und der Einfluss von künstlichem Licht mit Blaulichtfrequenzen stört unter anderem die natürliche Melatoninproduktion. Dabei ist dieses Schlüsselhormon nicht nur für die Schlafregulation, für gutes Ein- und Durchschlafen und eine hohe Schlafqualität wichtig. Gerade das Einschlafen wird eingeleitet und erleichtert, da Melatonin die Körperkerntemperatur senkt. Es steuert in unserem Körper weitere vielfältige und wichtige Prozesse, wirkt entspannend auf die Muskulatur, ebenfalls auf jene, welche die Blutgefäße umgeben, was den Blutdruck zu senken hilft. Gleichzeitig werden die Produktion von Magensäure und der Appetit gehemmt, der Energieverbrauch gedrosselt und das Immunsystem stimuliert. Im Tiefschlaf sorgt Melatonin für die Bildung und Ausschüttung des Wachstumshormons Somatotropin und regt so die Zellerneuerung an. Und nicht zu vergessen – Melatonin ist das wichtigste natürliche Antioxidans und damit ein wichtiger Krebs- und Tumorhemmer! Aggressive und freie Radikale werden unschädlich gemacht und dadurch der Alterungsprozess verlangsamt (Anti-Aging-Wirkung). Sie sehen es selbst – Melatonin ist ein unverzichtbares Multitalent und hat eine bis zu 60-fach stärkere Wirkung als die Radikalfänger Vitamin A oder E. Durch das Schlafen in Ganzkörper-Schräglage und durch die großflächige Körpererdung im Schlaf (siehe nächstes Kapitel) können Sie für zusätzliches Melatonin sorgen.

Schlafposition und Hormonproduktion

Die Forschungen der NASA zeigen auf, dass die Schwerelosigkeit auch die Produktion von Hormonen beeinflusst. Da das flache Schlafen in anderen Bereichen ähnliche Auswirkungen hat wie die Schwerelosigkeit (siehe Seite 122), kann ein Einfluss auf die Hormonproduktion ebenso angenommen werden. Die Gravitation scheint insgesamt bedeutsam für das Gleichgewicht der Hormone zu sein.

Nächtliches Erwachen? Kein Grund zur Panik

Kommen wir zurück zum Schlaf. Unter »Wachphasen« versteht man in der Schlafmedizin Zeiträume, in denen der Schlaf messbar unterbrochen wird. Das lässt sich auch bei der Messung der Gehirnströme (EEG) im Schlaf ablesen. Allerdings sind das bei Gut- und Super-Schläfern ganz spezielle und ganz kurze Wachphasen und deshalb kein Grund zur Panik, ganz im Gegenteil! Diese sehr häufigen »Mikro-Wachphasen« liegen meistens unter einer Minute. Wir nehmen diese bewusst gar nicht wahr und sind eher davon überzeugt, die gesamte Nacht »durchgeschlafen« zu haben. Erst wenn das »Wachsein« eine bestimmte Zeitgrenze, etwa drei bis vier Minuten, überschreitet, können Sie den Wachzustand bewusst wahrnehmen und sich auch am Morgen daran erinnern. Dazu ist wichtig zu betonen, auch wenn Sie sich an Ihre Wachphasen am Morgen erinnern können, heißt das nicht automatisch, dass Sie »schlecht« geschlafen haben.

Die Erfahrungen zeigen, dass insbesondere schlafgestörte Menschen das häufige Kurzerwachen in der zweiten Nachthälfte erleben, wo wir weniger Tief- und dafür mehr REM-Traum-Schlaf haben. Die zweite Nachthälfte ist geprägt von längeren Leichtschlaf-Phasen und oft erleben Schlafgestörte diesen Zeitabschnitt mit häufigem Kurzerwachen dann als durchgehende Wachperiode. Wichtig ist beim Wachwerden in der Nacht, dass wir uns darüber nicht aufregen und ärgern, denn das verlängert die Wachphasen. Und längere und vor allem regelmäßige Wachphasen führen zu Störungen des Schlaf-Wach-Rhythmus (Dysrhythmie) und sollten schlafmedizinisch abgeklärt werden.

»Stresshormon« weckt Ihr Gehirn mehr als 100-mal pro Nacht

Sie wissen es bereits, die Schlaf-Kontinuität ist ein wichtiger Messfaktor für einen erholsamen Schlaf. Doch was Forscher schon lange vermutet haben, wurde jetzt wissenschaftlich bewiesen: Der Neurotransmitter Noradrenalin – einer der wichtigsten Neurotransmitter des sympathischen Nervensystems und ein Hormon, das unter anderem die Motivation und Wachheit sowie die Ausschüttung von Adrenalin bewirkt – sorgt dafür, dass auch Sie jede Nacht mehr als 100-mal aufwachen. Das hat 2022 eine Studie* der Universität Kopenhagen gezeigt.

Dieser Umstand ist völlig normal und ist eher ein Hinweis darauf, dass Sie gesund schlafen! Auch wenn dieser Mechanismus hin und wieder und unter bestimmten Umständen dazu führt, dass Sie mitten in der Nacht tatsächlich aufwachen und dann auch einige Zeit wach sind. Die neuesten Forschungen zeigen, dass es insbesondere die Super-Schläferinnen und Super-Schläfer sind, bei denen dieser Kurzzeit-Wachzustand sogar am meisten ausgeprägt sein dürfte!

Ein »schlafendes« Erwachen

Wie passt aber dieses kurzzeitige Erwachen mit der Schlafkontinuität zusammen? Damit, dass ein guter Schlaf sich unter anderem dadurch auszeichnet, dass wir keine oder nur kurze Wachphasen haben? Ganz einfach: Es sind nicht Sie beziehungsweise Ihr Körper, die in der Nacht mehr als 100-mal aufwachen – es ist Ihr Gehirn! Ihr Gehirn reagiert erstaunlicherweise so, als ob es in einem Wachzustand wäre. Aber diese Momente sind so kurz, dass Sie das bei einem guten Schlaf gar nicht bemerken. Und obwohl die Forscher in dieser Studie Mäuse untersucht haben, lassen sich die Erkenntnisse mit großer Wahrscheinlichkeit auf den Menschen übertragen. Davon sind die Wissenschaftler deshalb überzeugt, weil sie sich auf biologische Mechanismen konzentriert haben – also auf Mechanismen, die allen Säugetieren gemeinsam sind.

---

* (Kjaerby, Andersen, & Nedergaard, 2022)

Noradrenalin und Schlafwellen

Die bekannte Professorin Dr. Maiken Nedergaard, die die Studie geleitet hat, sieht in der neuen Erkenntnis ein wichtiges Puzzleteil, um zu verstehen, was im Gehirn passiert, wenn wir schlafen. Es scheint so zu sein, dass man die Essenz für jenen Prozess in unserem Gehirn gefunden hat, der zum einen dafür sorgt, dass wir ausgeruht aufwachen, und gleichzeitig auch dafür, dass wir uns an das erinnern, was wir am vergangenen Tag gelernt haben. Es scheint das Noradrenalin zu sein, das unsere Gehirnwellen im Schlaf »antreibt«. Das sehr kurze Erwachen wird durch Noradrenalin-Wellen erzeugt, die auch für das Gedächtnis wichtig sind. Sie können sich dies so vorstellen, dass Ihr Gehirn in diesen kurzen Wachphasen zurückgesetzt wird. Dadurch ist es erst möglich, Erinnerungen im dann wieder fortgesetzten Schlaf zu speichern.

Störende Nebenwirkungen

Auch von Medikamenten, insbesondere Antidepressiva, wissen wir, dass diese den Schlaf negativ beeinflussen können. Denn einige Antidepressiva erhöhen den Noradrenalin-Spiegel im Körper und dies kann dazu führen, dass man am Ende der Nacht zu wenig Tiefschlaf bekommen hat.

Sie wissen längst, wie wichtig der Schlaf insgesamt ist. Neben der körperlich-geistig-seelischen Regeneration wird Ihr Gehirn von Abfallprodukten und Giftstoffen befreit und auch Ihr Immunsystem und Ihr Gedächtnis gestärkt. Dies schützt Sie genauso vor Alzheimer wie vor übertragbaren Infektionskrankheiten. Ich wäre nicht wirklich überrascht, wenn das Schlafen in Ganzkörper-Schräglage auch einen positiven Einfluss auf die Regulation des Noradrenalins hätte und dadurch die Kurzzeit-Aufwach-Prozesse ebenfalls positiv beeinflusst! Das wäre auch eine Erklärung, warum das Schlafen in Ganzkörper-Schräglage die Regeneration auch bei kürzerer Schlafzeit verbessert.

Kapitel 12

Körpererdung und natürliche Elektrizität

Barfuß durch die Nacht

Der gesunde Schlaf ist und bleibt die wichtigste Säule für Ihre Gesundheit, die Ihr höchstes Gut ist. Gerade wenn Sie große Pläne haben, wenn Sie in Ihrem Leben wirklich etwas erreichen und glückliche, freudvolle Tage verbringen wollen, dann ist Ihre körperlich-geistig-mentale Fitness und Gesundheit unverzichtbar. Bei Gesundheit geht es um viel mehr als nur die Abwesenheit von Krankheit; es geht darum, eine »positive Gesundheit« anzustreben und zu erreichen. Die notwendigen Aktivposten sind Optimismus, gute Beziehungen, Sinnfindung, Engagement, Erfolg und das Erreichen von Zielen sowie ein Gespür für das, was wirklich »gesund« ist. Um den Schlaf biologisch hochwertig zu machen, zum Gesund-Bleiben und auch -Werden zählt ohne Wenn und Aber das »Wissenschaftliche Prinzip des Barfußgehens«. Genau damit wollen wir uns in diesem Kapitel beschäftigen, zumal das Barfußgehen ein wesentlicher Teil unseres Evolutionsprozesses darstellt.

Am Tag barfuß gehen – in der Nacht besser schlafen?

Wenige Jahre, nachdem ich Anfang der 1980er-Jahre eine Psychologische Praxis eröffnet hatte, stellte ich fest, dass meine Klientinnen und Klienten mehr oder weniger alle unabhängig von ihren psychologischen oder psychosomatischen Problemen etwas gemeinsam hatten: einen schlechten, nicht mehr erholsamen Schlaf. Ich fragte mich, ob es bei den Problemen meiner Klientinnen und Klienten einen Zusammenhang mit ihrem schlechten Schlaf gab. Und ob es sein könnte, dass man durch die Verbesserung des Schlafs darauf Einfluss nehmen könnte.

Ich begann also, nach ihrem Schlaf zu fragen und wie sie diesen subjektiv einschätzten; vor allem, ob sie das Gefühl hatten, genug zu schlafen. Es stellte sich heraus, dass eigentlich fast niemand mit seinem Schlaf zufrieden war. Und je größer die aktuellen Probleme waren, desto schlechter war die Beurteilung des Schlafs. Nach erfolgreicher Behandlung und Lösung der psychologischen Probleme verbesserte sich auch der Schlaf bei meinen Klientinnen und Klienten wieder. Könnte es also nicht auch umgekehrt erfolgen? Wenn man also den Schlaf gezielt verbesserte, verbesserte sich dann auch die psychisch-mentale Problemlage? Bevor ich mich intensiver damit beschäftigen konnte, gab es wieder eines meiner zahlreichen »Aha-Überraschungs-Erlebnisse«: Eine Klientin erzählte mir am Ende des Sommers, sie schlafe besser und fühle sich spürbar wohler und energiereicher, seit sie die vergangenen Wochen jeden Tag eine halbe oder ganze Stunde barfuß gegangen sei. Diese Beobachtung war für mich hochinteressant, da ich mich damals auch mit der Bau- und Elektrobiologie beschäftigte, die sich damit befasste, die Natur mit gesunden Bau- und Einrichtungsmaterialien wieder mehr in Haus und Wohnung zu holen. Bereits damals spielte der Schlaf samt Schlafraum eine wichtige Rolle. In diesem Zusammenhang wurde auch immer öfter empfohlen, man solle so oft wie möglich barfuß gehen. Was eigentlich nicht verwunderte, da das bereits im ganzheitlichen Gesundheitskonzept von Pfarrer Sebastian Kneipp vor beinahe 200 Jahren enthalten war.

Ein erfolgreicher und folgenreicher Selbstversuch

Selbstverständlich probierte ich es aus und stellte bereits nach kurzer Zeit fest, dass auch ich tatsächlich besser schlief. Mit diesem Erlebnis hatte ich meine erste wichtige Erfahrung in Sachen Schlafverbesserung und bereits einen wichtigen Faktor ausfindig gemacht! Obwohl ich die Zusammenhänge und den sogenannten »Wirkmechanismus« nicht kannte, konnte ich konstatieren: Wenn man am Tag einige Zeit barfuß unterwegs war, dann konnte man besser schlafen und man fühlte sich insgesamt psychisch-mental wohler. In der Wissenschaft und Medizin gab es in den 1980er-Jahren dazu keine durch die Forschung belegte Informationen. In der Naturheilkunde allerdings fand ich die ersten Anhaltspunkte.

Deshalb begann ich damit, mögliche Wechselwirkungen zwischen der Natur und dem Schlaf zu erkunden, um die Verbesserung des Schlafs und der Regeneration auf allen Ebenen zu erreichen. Mir wurde bewusst, dass der Schlafraum, der Schlafplatz und vor allem das Bettsystem einen großen Einfluss auf den Menschen und seinen Schlaf sowie seine Regeneration haben mussten. Ich beschäftigte mich also zunächst mit der Bau-, Elektro- und Schlafbiologie. Alle Experimente, Entwicklungen von Messgeräten, Konzepte für Schlafplatz-Messungen, der Einfluss von Naturmaterialien auf das Wohlbefinden und den Schlaf und vieles andere mehr bildeten in den darauffolgenden Jahren die Grundlage für die schrittweise Entwicklung meiner Schlaf-Gesund-Philosophie und deren praktische Umsetzung.

Pfarrer Kneipp - Barfußgehen und Tautreten

In den 1980er-Jahren gab es im deutschsprachigen Raum die erste größere »Bio-Welle« und man beschäftigte sich mit allen möglichen Themen, die genau in diese Richtung gingen und unserer Gesundheit nützlich sein könnten. In der Naturheilkunde waren unter anderem die von Pfarrer Sebastian Kneipp (1821–1897) entwickelten Behandlungsverfahren und die »Kneipp-Philosophie« in der Therapie und bei den Menschen sehr präsent. Sie vereint die fünf Säulen Wasser, Pflanzen, Bewegung, Ernährung und Balance zu einem ganzheitlichen Ansatz für gesundes Leben. Und genau hier wurde ich fündig! In den Kneipp-Büchern zog sich eine Sache wie ein roter Faden durch alles: das Barfußgehen und das Tautreten. Es ist mehr als erstaunlich, dass bereits Sebastian Kneipp um die vielfältigen gesundheitlichen Vorteile wusste, ohne eigentlich zu erahnen, was wissenschaftlich dahintersteckt, wie wir heute durch die Forschung rund um den »Barfuß-Effekt« wissen. Er bezeichnete es als natürlichstes und einfachstes Abhärtungsmittel überhaupt. Neben dem »Gehen im nassen Grase« und dem »Gehen im neugefallenen Schnee« als besondere Gesundbrunnen lobte Kneipp auch das barfüßige Gehen als »Natur-Arznei« an sich.

Wie wir heute aus der Wissenschaft wissen, mehr als zu Recht. Vor allem, wenn man dies mit den Forschungen der letzten 25 Jahre zum »wissenschaftlichen Prinzip der Körpererdung« in Verbindung bringt. Abgesehen davon, spiegeln unsere Füße die gesamten Organe und Körperteile wider. Genau aus diesem Grund regt das Barfußgehen und -laufen die Funktion verschiedener Organe an. Außerdem führt es dazu, dass die Fußstruktur gestärkt wird und gleichzeitig Tausende Nervenenden und sensorische Rezeptoren angeregt werden. Und eine der Hauptwirkungen scheint zu sein, dass wir besser einschlafen können und so unser Wohlbefinden samt der Gesundheit gesteigert wird.

Die Naturheilkunde und die dazugehörige Erfahrungswissenschaft zeigen, dass täglich 30 Minuten Barfußgehen ausreichen, um eine Vielzahl an Prozessen in unserem Körper auszulösen und zu unterstützen. Barfußgehen stärkt das Immunsystem, die Knochen, Muskeln und Gelenke und kann Schmerzen lindern. Es senkt den Blutdruck, verbessert die Haltung und lindert chronische Schmerzen. Das Autonome Nervensystem (ANS) wird über den Ruhe-, Heil- und Schlaf-Nerv (Nervus vagus) beruhigt und stabilisiert. Die Verbesserung der Schlafqualität scheint eine logische Folge davon zu sein. Außerdem schärft es die Sinne und fördert die Verbindung zur Natur und zur »Kraft und Energie der Erde«. Genau in diesem Zusammenhang wiesen bereits damals Experten darauf hin, dass Barfußgehen eine faszinierende Möglichkeit ist, sich wieder mit »Mutter Erde« direkt zu verbinden und sich dadurch selbst zu erden.

Warum Ihre Füße so wichtig sind

Hätten Sie gedacht, dass man in einem durchschnittlichen Menschenleben etwa 200 Millionen Schritte macht bzw. 160 000 Kilometer zu Fuß zurücklegt? Eine beeindruckende Leistung, die wir in der Regel nur noch zum geringsten Teil barfuß, sondern mit Schuhwerk an den Füßen erbringen. Mit durchaus vielen negativen Folgen, angefangen von Fußdeformationen wie Senk-, Knick- und Spreizfüße. Gleichzeitig können vor allem unpassende Schuhe zu Rücken-, Hüft-, Knie- und anderen Schmerzen in unserem Körper führen.

Schuhe haben selbstverständlich auch eine wichtige Funktion: Schutz vor Verletzungen bzw. vor einer Infektion. Wenn es um unsere Gesundheit geht, muss man nicht unbedingt immer etwas hinzufügen, damit es uns besser geht. Manchmal kann es genauso gesund sein, einfach etwas wegzulassen – zum Beispiel Ihre Schuhe! Jeder unserer zwei Füße besteht aus ca. 20 Muskeln, 33 Gelenken und 114 Bändern, die alles miteinander verbinden. Das ist unglaublich komplex und besser als jeder Hightech-Schuh auf dieser Welt. Unsere Füße haben schon von Haus aus die idealen Voraussetzungen, um uns den ganzen Tag ganz ohne Support durch die Welt zu tragen.

Das Fundament Ihres Körpers

In diesem Zusammenhang wird ein Faktum gern übersehen, auch von der Medizin und in der Therapie: Gesunde Füße sind nämlich die Basis Ihres gesamten Körpers. Wenn sie nicht richtig funktionieren, merken Sie dies bei jedem Schritt. Und damit Sie samt Ihren Füßen gesund bleiben oder wieder werden, brauchen sie Bewegung. Genau diese Erkenntnis hatte auch Pfarrer Kneipp – zumindest intuitiv – als er sagte: »Der Anfang der Abhärtung bleibt immer das Barfußgehen. Es gewöhnt unsere Natur am meisten an die Erde. Dabei wird das Blut nach unten geleitet, der Blutumlauf geregelt und die Füße gekräftigt.«

Starten Sie Ihre Barfuß-Karriere

Können Sie sich noch an das letzte Mal erinnern, als Sie Ihre Schuhe ausgezogen haben und barfuß über eine Wiese gelaufen sind? Wie lange mag das her sein; war es vor einem Jahr? Vor zehn oder gar zwanzig Jahren? Gönnen Sie es sich so bald und so oft wie möglich wieder - das angenehme und befreiende Gefühl, wenn der Wind über die Füße streicht und das sanfte Kitzeln an den Fußsohlen - das ist unvergleichlich und ein kostenloser Beitrag für Ihr körperlich-seelisch-geistiges Wohlbefinden und Ihre Gesundheit! Die moderne Wissenschaft konnte die mysteriösen Kräfte entdecken, die hinter dem Barfußgehen, Waldbaden und jeglichem direkten Körperkontakt zur Erdoberfläche, zu Bäumen und Sträuchern, zu Flüssen und Seen, zum Meer und zu Kneipp-Anlagen etc. stecken.

Wie moderne Häuser krank machen können

Bereits in den 1970er-Jahren schwappte eine neue Quelle möglicher Gesundheitsbeschwerden aus den USA nach Europa, vor allem in den deutschsprachigen Raum. Es handelte sich um das »Sick-Building-Syndrom (SBS)« und beschrieb eine Situation, in der einige oder alle Personen, die sich in einem neu erbauten Gebäude aufhalten, vor allem dort arbeiten, über unspezifische gesundheitliche Auswirkungen klagten. Dazu zählten Kopfschmerzen, Schwindel, Brechreiz, gereizte Augen, Nase oder Rachen, trockener Husten oder Hautreizungen und vieles andere mehr.

Der Hauptverursacher waren Luftschadstoffe, die aus den mehrheitlich synthetisch-künstlichen Bau- und Einrichtungsmaterialien stammten. Ein Bericht der Weltgesundheitsorganisation (WHO) aus dem Jahr 1984 deutete darauf hin, dass bis zu 30 Prozent der zur damaligen Zeit neu errichteten oder renovierten Gebäude Probleme mit der Luftqualität haben könnten. Eine unzureichende Gebäudebelüftung sei die häufigste Ursache bei der Ansammlung von gesundheitsschädlichen Luftschadstoffen. Später stellte sich heraus, dass vor allem sogenannte »flüchtige organische Verbindungen«, die von Teppichen, Polstern, Reinigungsmitteln und anderen Quellen stammten, eine weitere Ursache für das »Sick Building Syndrom« darstellten.

Ihr Schlafraum – das Haus im Haus

In diesem Zusammenhang machte der Konstanzer Arzt Dr. Hubert Palm, der 1969 sein Grundlagenwerk »Das gesunde Haus« veröffentlicht hatte, ebenfalls Schlagzeilen. Das Buch umfasste ursprünglich gut 100 Seiten, die erweiterte Neuauflage von 1979 hatte unglaubliche 678 Seiten mit äußert spannenden Beiträgen. Angefangen von den zunehmenden Krisen in den Wissenschaften über die Neubegründung der lebensqualifizierten Naturwissenschaft bis hin zu »gesunden und kranken Bau- und Einrichtungsmaterialien«. Hubert Palm beschrieb aus ärztlicher Sicht die daraus resultierenden »Haus-Krankheiten« und dass ein typisches Kennzeichen der

Haus-Krankheit ihr chronischer Verlauf ist, sich vor allem auf die Wohn- und Schlafzeit beschränkt und ihre Besserung bei jedem längeren Verlassen des Hauses automatisch eintritt. Den Schlafraum bezeichnete Hubert Palm bereits damals als das »Haus im Haus«, dem man besonderes Augenmerk schenken sollte. Was mich zu jener Zeit sofort fesselte, bezog sich auf die umfangreich beschriebenen »Elektro-Krankheiten«.

Hubert Palm wurde zum erklärten Begründer der Baubiologie und sein Werk zur »Bibel der Baubiologen«. Wir freundeten uns in den 1980er-Jahren an, was sich für mich als sehr wertvoll herausstellen sollte, denn Dr. Hubert Palm hat nicht nur das gesunde Bauen und Wohnen erstmals medizinisch-wissenschaftlich begründet, er beschäftigte sich auch sehr ausführlich mit dem Schlaf, dem Bett und der Schlafumgebung. Er war einer der ersten Schulmediziner, der die Zusammenhänge von schlechtem Schlaf und der Abstrahlung von elektrischen und magnetischen Feldern aus dem Hausstromnetz, von Hochspannungsleitungen oder Trafostationen aufzeigte. Insbesondere der Schlafplatz sollte davon freigehalten werden – diese Ansicht war damals eine Revolution.

Bio-Elektrizität und Elektro-Stress

Unsere ersten elektrobiologischen Schlafplatzmessungen zeigten bereits vor 40 Jahren deutlich die Einflüsse auf den Schlaf und die Gesundheit. So waren schon damals die Schlafplätze mit niederfrequenten elektrischen und magnetischen Wechselfeldern aus dem Hausstromnetz (220 Volt/50 Hertz) sowie mit fremden magnetischen Feldern aus der Umgebung von Hochspannungs-Freileitungen, Eisenbahnlinien oder Trafostationen belastet. Körperspannungsmessungen zeigten später, dass der elektrisch leitfähige menschliche Körper dadurch vor allem mit elektrischen Wechselfeldern und elektrostatischen Aufladungen belastet wird. Dazu kommen hochfrequente Belastungen aus Funk, TV, Radio etc. Die fortlaufende technische Entwicklung mit all ihren Vorteilen für den Menschen war bereits damals aus logischen und vor allem bio-logischen Gründen nicht schlaffördernd. Ganz im Gegenteil, sie entwickelte sich immer mehr zu einem großen Störfaktor für das Wohlbefinden, den Schlaf und die Gesundheit.

Heute haben sich zahlreiche weitere dieser künstlichen Feldeinflüsse an unseren Schlafplätzen dazugesellt, darunter Mobilfunk, WLAN, DECT-Schnurlos-Telefone und vieles andere. Ein weiteres Phänomen zeigte sich ebenso rasch: Die schlafenden Menschen hatten keinen sicht- oder messbaren Kontakt zur Erdoberfläche, sie schliefen also in ihren Betten und auf ihren Matratzen »isoliert gegen die Erde«. Dadurch konnten die künstlichen Aufladungen nicht aus dem Körper abfließen, störten so die körpereigene Bio-Elektrizität und führten zu einer ganz besonderen Form von Stress, nämlich zum »Elektro-Stress«. Dies führte unter anderem zur laufenden Ausschüttung des Stresshormons Cortisol, das wie bereits erwähnt der größte »Gegenspieler« des Schlaf-Regulations-Hormons Melatonin ist. Allein aus diesem Grund ist der »Elektro-Schlaf« kein gesunder und vor allem kein erholsamer Schlaf.

Den Barfuß-Effekt im Schlaf nutzen

Die Menschen, vor allem in den Städten, gingen kaum mehr barfuß, waren durch Kunststoffsohlen elektrisch von der Erdoberfläche isoliert, luden sich am Tag elektrostatisch auf und waren auch an ihren Schlafplätzen längst nicht mehr mit der »Kraft und Energie der Erde« verbunden. Dazu gab es das Bemühen, störende, künstlich erzeugte elektrische und magnetische Felder am Schlafplatz zu vermeiden. Unter dem Eindruck beider Aspekte begann ich darüber zu sinnieren, wie man das Prinzip des Barfußgehens an einem Schlafplatz möglicherweise biotechnisch umsetzen und in ein Bettsystem integrieren könnte.

1983 begann mein Projekt, den »Barfuß-Effekt« in ein biotechnisches Erdungsprinzip umzuwandeln. Damals standen vor allem die Belastungen durch technisch erzeugte Strahlungsfelder am Schlafplatz im Vordergrund und es war vollkommen unklar, ob es einen erkennbaren Zusammenhang mit dem Barfußgehen gab. Eines der Ziele in der Bau- und Schlafbiologie war, den Schlafplatz so weit wie möglich frei von solchen eher negativen Strahlungsfeldern zu gestalten. Damals lernte ich von Fachleuten das »1 × 1 der Elektrotechnik in Haus und Wohnung« und auch, was »Erdung« innerhalb eines Gebäudes bedeutete. Sie ist nämlich ein unerlässliches Instrument jeder Elektroinstallation, da sie auch das Risiko eines Stromschlags verhindert. Man konnte also eine Ladung sozusagen »ableiten«, am besten in die Erde. Ob das mit dem Menschen und vor allem mit dem schlafenden Menschen auch funktionieren würde?

Vom Barfußgehen zur Körpererdung im Bett

Damals musste ich meine Klienten dazu motivieren, wieder mehr barfuß zu gehen. Das war eine große Herausforderung und die Situation ist heute noch ähnlich. Die Menschen lieben grundsätzlich keine großen Verhaltensänderungen. Deshalb ließ es mich nicht mehr los, nach einer Alternative zu suchen, vor allem während der Schlafenszeit, denn damit griff die Ausrede des Zeitmangels nicht mehr. Die ideale Mischung: eine Technik zur Verbesserung von Schlaf und der Gesundheit, die keine zusätzliche Zeit in Anspruch nehmen sollte. Gleichzeitig sollte dies einer meiner ersten Ansätze werden, den Menschen sozusagen »im Schlaf zu therapieren«.

Die positiven Rückmeldungen von Menschen, die barfuß unterwegs waren – dass sie tatsächlich viel besser schliefen, sich besser fühlten, einen klareren Kopf hatten, weniger Schmerzen und mehr Energie verspürten, sich psychisch-mental stabiler fühlten und vieles andere – nahmen laufend zu. Interessanterweise war daher der von mir kreierte Begriff vom »Barfuß-Effekt« mein erstes relevantes Forschungsprojekt.

Ich machte wie viele andere, die ihrer Zeit voraus sind und eine Vision verfolgen, die Erfahrung, dass man anfangs da und dort bestenfalls ein wenig belächelt wird. Wenn das Projekt allerdings fortschreitet und Form annimmt, das Interesse von Klienten, Patienten und Kunden mehr und mehr geweckt wird, spürt man den ersten Gegenwind, der im Lauf der Zeit kontinuierlich zunimmt und rauer wird. Und heute, nachdem man bei Mentoren, Kunden, Patienten und Experten etabliert ist, die Wissenschaft die Hypothesen der Anfänge mehr oder weniger vollumfänglich bestätigt hat, die täglich positiven Rückmeldungen nicht mehr abreißen, ist die Akzeptanz zur Normalität geworden.

Ein Vlies zur Erdung

Wie so oft, wenn etwas in der Luft liegt, gab es »wie aus heiterem Himmel« einen Kontakt zu einem bekannten Industriellen, der als Investor an einem Projekt beteiligt war, bei dem es um die Ableitung bzw. »Erdung« von unerwünschten Strahlenfeldern am Schlafplatz ging! Da sich herumgesprochen hatte, dass ich mich genau mit solchen Themen beschäftigte und auch über entsprechendes Know-how samt Messgeräten verfügte, war man an meiner fachlichen Einschätzung interessiert.

Bereits nach wenigen Tagen hielt ich ein etwa 90 × 200 cm großes, golden glänzendes Aluminium-Vlies in Händen, wie es auch als Rettungsfolie bei Notfalleinsätzen Verwendung findet. Meine ersten elektrobiologischen Messungen zeigten sofort gute elektrophysikalische Eigenschaften: Das Aluminium-Vlies war einerseits elektrisch leitfähig und verhielt sich andererseits magnetisch neutral. Das war in Hinblick auf mögliche Verzerrungen des natürlichen Erdmagnetfelds am Schlafplatz sehr vorteilhaft. Das Vlies war mit einem Kabel elektrisch verbunden, sollte unter die Matratze gelegt und an einem Heizkörper im Schlafraum mit einer Spezial-Klemme »geerdet« werden.

Die Funktionalität dieses Produkts war erstaunlich. Meine Messungen ergaben: Sobald ich das geerdete Alu-Vlies mit meiner Hand festhielt, sank der Messwert von vorher etwa knapp 20 000 Millivolt (2,0 Volt) auf 0,0 Millivolt ab! Diese Kombination von elektrisch leitfähiger Folie zusammen mit dem Erdungskontakt leitete wie von Geisterhand vor allem niederfrequente elektrische Wechselfelder (220 Volt/50 Hertz) aus der häuslichen Elektroinstallation aus dem Körper sofort und messbar ab. Später stellte sich heraus, dass dies ebenfalls bei elektrostatischen Aufladungen funktionierte. Das Staunen hörte bei mir nicht mehr auf, als sich beim nächsten Versuch herausstellte, dass diese Ableitung sogar ohne direkten Kontakt zum Körper funktionierte, konkret: wenn man in einem Bett lag und das geerdete Alu-Vlies unter die Matratze legte. Die Abnahme der elektrischen Belastung war zwar nicht mehr so groß, blieb aber unter dem empfohlenen Grenzwert von 100 Millivolt.

Die Ableitung war natürlich bei direktem Körperkontakt nicht nur besser, sie war zeitverzugslos. Wenn man die Variante wählte, das Aluminium-Vlies unter die Matratze zu legen, dauerte es einige Sekunden, bis die Messwerte sich nach unten bewegten. Besonders groß war die Reduzierung der Messwerte bei metallhaltigen Federkernmatratzen. Dies sollte künftig noch von großer Relevanz sein, da letztendlich aus all diesen Erfahrungen eine Produktserie (Lokosana®) entstand.

Erdungseffekt wie beim Barfußgehen

In den folgenden Versuchsreihen zeichnete sich ab, dass eine berührungslose (kapazitive) Erdung gegenüber der direkten Körper-Kontakterdung vor allem bei Daueranwendung einige Vorteile haben sollte. Später stellte sich dann noch heraus, dass wenn wir zwischen dem Körper und der geerdeten und ableitenden Fläche einen Matratzenschoner oder eine komplette Matratze legten, sich automatisch eine Art Isolator ergab. So entstand ein völlig neues Wirkprinzip mit einer berührungslosen »kapazitiven Erdung«. Jedenfalls hatte ich »von heute auf morgen« eine Biotechnologie zur Hand, die eine messbare Verbindung zwischen dem Körper und der Erde herstellte und so dem Grundsatz des Barfußgehens entsprach. Damit war ich endlich an einem Punkt gekommen, wo es nicht mehr zwingend notwendig war, barfuß zu gehen!

Im Lauf der Zeit zeigte sich, dass die gewählte Form der Erdung über Heizkörper, die sich im Schlafzimmer befanden, manchmal nicht so ideal war. Das hatte damit zu tun, dass oft die Erdungsqualität von Heizkörpern und Heizungsrohren nicht ausreichend war. Dadurch konnte der Ausgleich der elektrischen Ladungen im Körper nicht in vollem Umfang erreicht werden.

Doch nicht genug mit dem Phänomen des Erdens: Mehr als 20 Jahre später sollte sich herausstellen, dass diese Biotechnologie nicht nur Ladungen gegen die Erde ableitete, sondern vielmehr auch freie Elektronen aus der Erde aufnahm und dem Körper »zuleitete«.

Eine Testreihe bringt den letzten Wirkungsbeweis

Es zeigte sich rasch, dass diese angewendete Biotechnologie einen ähnlichen, wenn nicht identen Effekt im Körper auslösen musste wie das Barfußgehen selbst, denn die positiven Ergebnisse stimmten mit den Erfahrungen jener, die tatsächlich am Tag barfuß unterwegs waren, überein. Auch meine ersten Selbstversuche bestätigten einen eindeutig tieferen und erholsameren Schlaf.

Jetzt war die Zeit reif, einen größeren Personenkreis in die Experimente einzubinden. Über einen befreundeten Arzt ließen wir an 50 Patienten, die neben gesundheitlichen Problemen auch mit konkreten Schlafstörungen oder insgesamt einem schlechten Schlaf zu kämpfen hatten, ein solches Alu-Vlies mit einer genauen Anleitung und einem Fragebogen über persönliche Beobachtungen zukommen. Im Grunde wussten die Patienten von ihrem Arzt nur, dass man ein Verfahren rund um den Schlaf testen wolle. Und das Ergebnis war phänomenal – beinahe 100 Prozent der Testpersonen berichteten, dass sie von der ersten Nacht weg besser und ruhiger geschlafen hätten und am Morgen viel erholter aufgewacht seien! Und eine große Übereinstimmung gab es darüber, dass vor allem diejenigen, die Einschlafstörungen hatten, viel schneller eingeschlafen und in der Nacht viel weniger oft aufgewacht waren. Auch der Arzt war begeistert, denn eine Reihe weiterer Angaben der Patienten ging in Richtung weniger Schmerzen, besserer Beweglichkeit, und so war manch andere Beschwernis »über Nacht« mit einer innovativen Biotechnologie gelindert worden.

Nun suchten wir nach Möglichkeiten für eine optimale »Erdungs-Qualität«. Zusammen mit Spezialisten wurde ein patentfähiger Erdungsstecker entwickelt, mit dem die Erdungs- und Schlafauflage problem- und gefahrlos und ohne jeglichen Stromeinfluss über den Erdleiter der Steckdose geerdet werden konnte. Nach eher zähen und aufwendigen Diskussionen mit den Behörden gab es für diese absolute Neuheit auch die notwendige elektrotechnische Zulassung samt Prüfzertifikat. Damit war auch die Sicherheit für die Klienten, Patienten und Kunden endgültig gegeben und behördlich bestätigt.

Enorme Wirkung bei unbekanntem Wirkmechanismus

Die Herausforderung blieb über viele Jahre, dass man zwar über die Messergebnisse am Schlafplatz sowie die großteils positiven subjektiven Rückmeldungen bezüglich Schlaf- und Gesundheitsverbesserungen zufrieden sein konnte, es aber nach wie vor keine wissenschaftlichen Grundlagen für das »Erdungsprinzip« gab. Die Wirkmechanismen waren nach wie vor unbekannt und blieben es bis ins Jahr 2004. Mir war klar, dass die Wissenschaftlichkeit des Erdungsprinzips einfach nicht gegeben war, solange der Wirkmechanismus nicht wissenschaftlich erklärt werden konnte.

In den 1990er-Jahren war Prof. Andre Varga von der Universität Heidelberg einer der führenden wissenschaftlichen Experten rund um die Einflüsse von technisch erzeugten Strahlungsfeldern auf den Menschen. Er konnte durch seine Experimente und Messungen bereits damals viele hochinteressante Zusammenhänge und Wirkmechanismen aufdecken, weswegen die Schlaf- und Erdungsauflage das Einschlafen deutlich erleichtert, den Schlaf auf allen Ebenen verbessert und den Menschen im Schlaf sogar vor elektromagnetischen Feldern schützt. Er war einer der ersten Wissenschaftler weltweit, der einen Nachweis lieferte, dass mittels der großflächigen Körpererdung durch die elektrische Verbindung zur Erde für den Benutzer zusätzlich eine messbare Resonanz-Frequenz von 8,41 Hertz entsteht. Das ist nicht weit entfernt von der biologisch ebenfalls wichtigen Schumann-Frequenz, die im Durchschnitt 7,83 Hertz beträgt und zahlreiche biologische Effekte in Körper, Gehirn und Nervensystem auslöst. Die Experimente zeigten, dass sich diese Frequenz auf den Körper überträgt und mit den Gehirnfrequenzen, vor allem der Alpha-Frequenz (8–12 Hertz) in Resonanz geht. Da unser Gehirn diese Alpha-Wellen vor allem kurz vor dem Einschlafen vermehrt erzeugt, stellte sich heraus, dass durch die Körpererdung das Einschlafen tatsächlich messbar verkürzt und verbessert wird! Später sollten dann durch Forschungen anderer Wissenschaftler noch zahlreiche andere positive biologische Effekte der Körpererdung dazukommen.

Die natürliche Elektrizität der Erde im Schlaf nutzen

Zur weiteren Entwicklung des Schlaf-Gesund-Konzepts bzw. eines neuartigen, natürlichen und metallfreien Bettsystems musste es eine Weiterentwicklung der Schlaf- und Erdungsauflage geben. Sie sollte in das Bettsystem integriert werden, was mit der bisherigen Biotechnologie und dem Aluminium-Vlies aus verschiedensten Gründen nicht umsetzbar war. Dazu war die Entwicklung eines Baumwoll-Silber-Gewebes mit einem hohen Anteil von reinem Silber (Argentum) notwendig. Silber als der beste elektrische Leiter gewährleistet in der gesamten Liegefläche und an allen Punkten eine optimale Erdung des Körpers. Der entscheidende Faktor war, zwischen den Körper und dem geerdeten Baumwoll-Silber-Gewebe eine Schafschurwollauflage zu bringen. Damit wurde das Prinzip der berührungslosen Körpererdung weiter optimiert. Dann konstatierte Prof. Varga noch etwas sehr Interessantes, nämlich dass es dadurch zusätzlich zu einer biologisch sehr verträglichen Entlastung samt Schutz vor elektromagnetischen Feldern kam. Heute wissen wir, dass damit auch der Zufluss von freien Elektronen aus der Erde in den Körper erleichtert wird, was den eigentlichen Wirkmechanismus der Körpererdung maßgeblich unterstützt.

Das Erdmagnetfeld stärken und stabilisieren

Wie Sie ja wissen, ist das Schlafen in der Achse des natürlichen Erdmagnetfelds sehr vorteilhaft. Beim Schlafen mit dem Kopf im Norden und den Füßen im Süden wirkt es sowohl für den Schlaf als auch für die Gesundheit des Menschen als biologischer Ordnungsfaktor. Doch nicht alle Menschen wissen das oder wollen es zur Kenntnis nehmen. Dazu kommt, dass an den meisten Schlafplätzen das Erdmagnetfeld durch magnetisierbare Metalle im Bett selbst, in der Matratze oder auch durch die Stahlbetonweise der Mauern und Decken total verzerrt ist. Zudem wirken durch den digitalen Fortschritt immer neue technische Strahlungsfelder am Schlafplatz, die die subtilen natürlichen Magnetfelder überlagern. Deshalb wurden Bio-Magnet-Strips in die Schlaf- und Erdungsauflage integriert, um so ein negativ polarisiertes Magnetfeld nutzen zu können, das eine biologische Wirkung auf die Zelle von etwa 1,0 Gauß hat. Dies entspricht der doppelten Stärke des natürlichen Erdmagnetfelds.

Diese »Bio-Magnete« verfügen über einen vergleichbaren biologischen Effekt auf den Organismus wie das natürliche Erdmagnetfeld. Die negative Polarität, also ihre überwiegend magnetische Minus-Ladung, stabilisiert das natürliche Erdmagnetfeld und führt so zu einer weiteren Optimierung Ihrer Schlafphasen, angefangen vom Ein- und Durchschlafen über den Leichtschlaf zum Tiefschlaf bis hin zu Ihren Träumen. Auch hier konnte das reine Silber im Baumwoll-Silber-Gewebe wieder einen wichtigen Beitrag leisten.

Silber ist nicht paramagnetisch, hat also keinen Süd- und Nordpol, sondern ist diamagnetisch, was leicht negativ bedeutet. Dadurch wird das Ziel, ein schwaches, überwiegend negatives magnetisches Feld in der Liegefläche zu erzeugen, biophysikalisch unterstützt. Damit liegen jede Schläferin und jeder Schläfer automatisch in der wichtigen Nord-Süd-Richtung, unabhängig davon, in welche Richtung das Bett im Schlafraum steht. Es sollte sich rasch zeigen, dass tatsächlich alle Schlafphasen weiter optimiert wurden; die REM-Traum-Phasen nahmen dort, wo ein Defizit bestand, deutlich zu. Und auch der Level an Lebensenergie stieg bei den Anwendern spürbar an!

Wirkträger strukturieren Magnetfelder

Seit 2011 werden zur noch besseren Stabilisierung des Erdmagnetfelds spezielle Wirkträger (AlphaPrevent) in die Schlaf- und Erdungsauflage integriert, die durch ein quantenphysikalisches Prinzip die Magnetfelder am Schlafplatz zusätzlich strukturieren. Bevor wir diese Wirkträger serienmäßig einsetzten, hat 2010 eine Placebo-kontrollierte Schlaflabor-Studie* des Schlafmediziners Prof. Dr. Manfred Walzl (Graz/A) die messbare Schlaf-Verbesserung aufgezeigt. Der Wirkungsgrad der Schlaf- und Erdungsauflage wurde durch diese zusätzlichen Wirkfaktoren von Jahr zu Jahr messbar gesteigert.

Die moderne Wissenschaft entdeckt das Thema

Je intensiver ich mich mit dem »Barfuß- und Erdungseffekt« auseinandersetzte, desto klarer wurde mir, dass dieser eigentlich seit Jahrtausenden von den Menschen gesundheitlich genutzt wurde. Dies allerdings, ohne dass die Menschen wussten, was tatsächlich in ihrem Körper und der Psyche geschah, sobald sie in Körperkontakt mit der Erdoberfläche, mit Flüssen und Seen, mit Bäumen und Sträuchern etc. kamen. Doch die Geschichte lehrt uns, dass das Konzept der Verbindung mit der natürlichen elektrischen

* (Medinger & Walzl)

Ladung der Erde von alten Kulturen sowohl zur Heilung als auch für spirituelle Zwecke genutzt wurde. Die Praxis der Erdung lässt sich auf antike Zivilisationen wie die Ägypter, Griechen und Römer zurückführen, die die heilenden Eigenschaften der Erde erkannten oder intuitiv erahnten. Die Wissenschaft selbst hat jedoch erst um die Jahrtausendwende damit begonnen, die gesundheitlichen Vorteile der Körpererdung zu verstehen und durch wissenschaftliche Experimente und Studien zu ergründen.

Ende der 1990er-Jahre untersuchten der Mediziner Dr. Stephen Sinatra, ein Kardiologe, und Dr. James Oschman, ein Biologe, die Auswirkungen der Erdung auf den Körper auf wissenschaftlicher Basis. Sie fanden heraus, dass die Erdung des Körpers durch Barfußgehen oder eine leitfähige und geerdete Schlafunterlage viele gesundheitliche Vorteile haben kann. Dazu zählen eine Verringerung von Entzündungen und Schmerzempfindungen, ein sofort spürbar verbesserter und erholsamerer Schlaf sowie eine Abnahme von Stress-Symptomen oder Angstgefühlen. Weitergehende Forschungen in den letzten 25 Jahren zeigen zudem, dass die Körpererdung durch Barfußgehen wie auch durch biotechnische Erdung positive Auswirkungen auf das Immun-, Herz-Kreislauf- und Nervensystem haben kann. Es hilft unter anderem bei der Fibromyalgie, einer chronischen Schmerzerkrankung. Sie verursacht Schmerzen in unterschiedlichen Körperregionen, meist in der Nähe von Gelenken und in Muskeln, und oft ist auch die Wirbelsäule betroffen. Diese Forschung hat in der Folge zuerst in den USA zur Entwicklung von Erdungsprodukten wie Erdungsauflagen für Betten oder Stühle geführt, mit denen man die unzähligen gesundheitlichen Vorteile der Körpererdung nutzen kann, ohne direkten Kontakt mit dem Boden haben zu müssen. Das kannte ich natürlich alles bestens, da die ersten unserer Erdungsauflagen bereits 1983 erhältlich waren.

Dem Geheimnis des Barfußgehens auf der Spur

Das Barfußgehen, englisch auch »Earthing« oder »Grounding« genannt, hat sich ab Ende der 1990er-Jahre bis heute neben den unzähligen positiven Effekten auch wissenschaftlich immer besser etabliert. Doch welches Geheimnis birgt nun die Verbindung unseres Körpers zur Erde, zum Beispiel durch Barfußgehen? Hat die Wissenschaft Hinweise auf den so wichtigen Wirkmechanismus?

Notwendiger Ladungsausgleich

Hinter dem Barfußgehen steckt im Grunde genommen eine einfache, logische und nachvollziehbare Wissenschaft. Alle Menschen sind bio-elektrische Wesen und der menschliche Körper trägt eine leicht positive Ladung. Die Zellen unseres Körpers sind darauf spezialisiert, laufend elektrische Impulse zu erzeugen und innerhalb unseres Körpers weiterzuleiten. Das Nervensystem benötigt Elektrizität, um Signale durch den Körper und an das Gehirn zu senden, damit wir denken, uns bewegen und auch fühlen können. Inaktive Körperzellen sind hauptsächlich negativ geladen, die äußere Zellumgebung ist aufgrund des leichten Ungleichgewichts zwischen positiven und negativen Ionen positiv geladen, was insgesamt zu einer »positiven Nettoladung« unseres Körpers führt. Unsere Erde samt der Erdoberfläche trägt eine negative Ladung, das heißt, dort befinden sich unvorstellbar viele freie Elektronen. Sobald es eine Verbindung unseres Körpers zur Erdoberfläche durch einen Barfuß-Kontakt gibt, entsteht automatisch in unserem Körper ein »Erdungseffekt«. Dies bedeutet, dass negativ geladene freie Elektronen in unseren Körper fließen und, Stand heute, bis zu 40 messbare positive Effekte auslösen können. Darunter wie bereits mehrfach erwähnt, eine oft unglaubliche Verbesserung der Schlaf- und Regenerationsprozesse.

Durch den Kontakt zur Erdoberfläche entladen wir auch überschüssige Energie aus unserem Körper, wie elektrische Ladungen aus der Umwelt oder elektrostatische Aufladungen.

Die freien Elektronen entfalten zudem eine natürliche, heilende Wirkung auf zellulärer Ebene. Die einfachste Form der natürlichen Körpererdung ist das Barfußgehen im Gras, auf Erdreich oder im feuchten Sand, an Seen, Flüssen oder am Meer. Und auch das Wasser-Kneippen bekommt durch diese wissenschaftlichen Erkenntnisse einen zusätzlichen Wirkfaktor, nämlich den »Erdungseffekt«.

Die ersten wissenschaftlichen Untersuchungen

Im Jahr 2004 wurde die erste wissenschaftliche Studie zum Barfußgehen und gleichzeitig auch zur biotechnischen Körpererdung veröffentlicht. Dabei ging es um die wissenschaftliche Untersuchung »der biologischen Auswirkungen der Erdung des menschlichen Körpers während des Schlafs, gemessen am Cortisolspiegel und der subjektiven Beurteilung von Schlaf, Schmerzen und Stress«. Die Studien wurden unter der Leitung des Mediziners Dr. Maurice Ghaly (MD) durchgeführt. Dies war auch deshalb interessant, da für die Untersuchungen eine »leitfähige Matratzenauflage« verwendet wurde, die geerdet war. Auch das kam mir sehr bekannt vor.

Der Studienleiter kam aufgrund der Messwerte zur Schlussfolgerung, dass die Erdung des menschlichen Körpers während des Schlafs den Cortisolspiegel in der Nacht senkt und die Cortisol-Hormon-Sekretion stärker in Übereinstimmung mit dem natürlichen zirkadianen 24-Stunden-Rhythmusprofil resynchronisiert. Die Veränderungen waren bei Frauen am deutlichsten. Darüber hinaus deuten subjektive Berichte darauf hin, dass die Erdung des menschlichen Körpers während des Schlafs den Schlaf verbessert und Schmerzen und Stress reduziert. Diese beobachteten Trends hatten wissenschaftlich noch keine hohe Relevanz, zeigten aber bereits in den Anfängen der Forschung das riesige Potenzial der Körpererdung.

Placebo-kontrollierte Studien geben Gewissheit

Heute gibt es randomisierte, Placebo-kontrollierte Studien, die den höchsten wissenschaftlichen Anforderungen entsprechen. Das ist der »Gold-Standard« bei klinischen Studien. Mit dieser Methode werden die Effekte einer Behandlungsmethode auf ein definiertes Ereignis sowie objektiv messbare körperliche und psychische Veränderungen, aber auch mögliche Nebenwirkungen oder Komplikationen untersucht. Dabei wird eine Gruppe von Versuchspersonen in zwei oder mehrere Gruppen aufgeteilt, und zwar nach dem Zufallsprinzip (randomisiert). Eine Gruppe erhält im Fall der Körpererdung eine funktionierende Erdungsauflage (Versuchsgruppe), die andere Gruppe (Kontrollgruppe) eine in unserem Fall nicht funktionierende Erdungsauflage

(Schein-Erdung). Bei der Schein-Erdung hat man die Erdung unsichtbar unterbrochen und dadurch technisch wirkungslos gemacht, da es keinen Zufluss von freien Elektronen gibt. Das ist die sogenannte »Placebo-Gruppe«, und weder die Versuchspersonen selbst noch die Forscher wissen, wer zu welcher Gruppe gehört (Doppelblind-Studie). Dies wird erst nach Abschluss der Experimente und Messungen offengelegt, was genauso als Vorgabe in Studien zu Medikamenten zutrifft. So können Wissenschaftler untersuchen, wie wirksam ein neues Medikament im Vergleich zu einer herkömmlichen Behandlung oder einem Placebo (wirkungsloses Schein-Medikament) tatsächlich ist.

Die Auswirkungen auf den Schlaf

Die Studien zeigten selbst für die Wissenschaft immer verblüffendere Ergebnisse des »Barfuß- und Erdungseffekts«, vor allem in Bezug auf den Schlaf des Menschen. So wechselt das Autonome Nervensystem (ANS) nach Erdung des Körpers innerhalb von 4 Sekunden messbar in den Entspannungsmodus! Zudem kann der durch negativen Stress meist zu hohe Cortisolspiegel sich innerhalb von zwei bis drei Nächten normalisieren und so den zirkadianen Rhythmus wieder resynchronisieren. Vor allem bei stressbedingten Schlafproblemen kann sich in den meisten Fällen von einer Nacht zur anderen der Schlafverlauf samt körperlich-seelisch-geistigem Zustand messbar verbessern. Und ein zentraler Punkt ist, dass die freien, negativ geladenen Elektronen, die durch die Körpererdung in den Organismus fließen, ein enorm starkes Antioxidans darstellen. Dadurch reduzieren sich messbar schädliche, freie Radikale, was den gesundheitsschädlichen oxidativen Stress verhindert, der wiederum Auslöser zahlreicher chronischer Erkrankungen wie Diabetes, Rheuma, Krebs oder Alzheimer ist.

Zudem kommt es durch die Körpererdung zur messbaren Verbesserung in den Konzentrationen der weißen Blutkörperchen, Zytokine und anderer Moleküle, die an Entzündungsreaktionen beteiligt sind. Forscher konnten dadurch eine oft signifikante Reduktion von Schmerzsignalen und -empfindungen bei Dauerschmerz-Patienten feststellen. Und eine randomisierte, doppelblinde Pilotstudie aus 2015 zeigte, dass bereits ein einstündiger Kontakt mit der Erdoberfläche (Erdung) Entzündungen reduziert und die Durchblutung verbessert.

Überprüfung im Schlaflabor

Ende 2003 gab ich eine randomisierte, doppelblinde Beobachtungsstudie im Schlaflabor von Prof. Dr. Josef A. Wirth (Alfeld/D) in Auftrag. Die Ergebnisse waren damals selbst für den Studienleiter und Schlafmediziner überraschend und für uns sehr erfreulich. Schlafgestörte Patienten, die auf der Schlaf- und Erdungsauflage schliefen, verbesserten im Vergleich zur Placebo-Gruppe ihren Schlaf auf allen Ebenen signifikant: Verbesserung der Einschlaf-Latenz, also schnelleres Einschlafen, bessere Schlafkontinuität, also besseres Durchschlafen, und Erhöhung der wichtigen Tiefschlaf-Phasen für die körperliche Regeneration samt der REM-Traum-Phasen für die psychisch-mentale Erholung.

Messbare biologische Effekte durch Körpererdung

Durch die Versorgung jeder der etwa geschätzten 80 Billionen bio-elektrisch arbeitenden Körperzellen mit freien, negativ geladenen Elektronen kommt es zu zahlreichen positiven biologischen Effekten, vor allem während des Schlafs. Meine Vision vom »Schlaf als Therapie« nahm auch aus medizinisch-therapeutischer Sicht immer konkretere Formen an. Damit entwickelte sich das »geerdete Schlafen« als einer der Schlüsselfaktoren, und es ist in der Zwischenzeit durch mehr als 30 wissenschaftliche Studien bestätigt. Dazu kommt, wie Sie bereits wissen, das Schlafen in Ganzkörper-Schräglage, das ein ähnliches Potenzial für »eine passive Therapie im Schlaf« entwickelte.

Zurück zu einer der wichtigsten Wirkungen überhaupt. Die großflächige Körpererdung verbessert Ihren Schlaf und Ihre Gesundheit aus einem weiteren und einfachen Grund: Sie bietet nämlich auch einen zuverlässigen und wissenschaftlich fundierten Schutz vor technisch erzeugten elektromagnetischen Feldern (EMF), speziell am Schlaf- und Arbeitsplatz. Dies betrifft sowohl niederfrequente als auch hochfrequente Strahlungen. Vor allem die nächtliche und großflächige Körpererdung hat dabei durch den Langzeiteffekt die beste und nachhaltigste Wirkung auf Ihren Schlaf und Ihre Gesundheit. Hier die Vorteile im Überblick:

- Beruhigt das vegetative Nervensystem
- Unterstützt die natürliche Cortisol-Regulation
- Lässt Sie besser und schneller ein- und durchschlafen
- Hilft Ihnen, die innere Uhr zu (re)synchronisieren
- Schützt Sie vor Elektrosmog (EMF)
- Baut Ihren emotionalen Stress schneller ab
- Stärkt Ihr angeborenes und erworbenes Immunsystem
- Reduziert mögliche Entzündungen im Körper
- Erhöht die Energie und Leistungsbereitschaft
- Verbessert Ihre emotionale Stimmung
- Reduziert Ihr Schmerzempfinden
- Verdünnt Ihr Blut, verbessert Ihre Durchblutung und senkt Ihren Blutdruck
- Beschleunigt die Reparatur von Mikroverletzungen innerhalb Ihrer Muskulatur
- Verbessert Ihren Glukose- oder Blutzuckerstoffwechsel
- Verhindert den Verlust von Kalzium und stärkt die Knochendichte
- Reduziert dadurch Indikatoren der Osteoporose
- Verbessert die Funktion Ihres Herz-Kreislauf-Systems
- Verkürzt und verbessert die Regeneration nach sportlicher Leistung

Weitere Infos samt Studienhinweisen finden Sie in meinem E-Book »Ganzheitlich gesund durch Körpererdung«, das Sie im Internet herunterladen können.

Die Weiterentwicklung der Erdungsauflage

Auf dem Weg zum zertifizierten Medizin-Produkt (CE) wurde zusammen mit einem Elektronik-Experten der Erdungsauflage eine weitere technische Innovation hinzugefügt. Dabei handelt es sich um ein Sicherheits-Tool, nämlich eine sogenannte Erdleiterdrossel. Durch sie wird zuverlässig verhindert, dass hochfrequente Störungen, Oberwellen oder mögliche Ausgleichströme über den Erdleiter und das Erdungskabel in die Schlaf- und Erdungsauflage und dadurch in den Körper gelangen können. Diese werden zuverlässig »gedrosselt« und ausgefiltert. Der Fluss der freien Elektronen wird dadurch von möglichen Störpotenzialen befreit und erhält so seine natürlichen Potenziale. Insbesondere für elektrosensible Menschen und Patienten bringt diese einzigartige Innovation entscheidende Vorteile, denn genau diese Gruppe reagiert erfahrungsgemäß sensibel auf solche meist unbeachteten Störpotenziale. Durch die technische Integration der Erdleiterdrossel wird vermutlich die Qualität der natürlichen freien Elektronen aus der Erdoberfläche in den Körper noch gesteigert. Gleichzeitig ergibt sich so ein zusätzlicher Sicherheitsfaktor, da die Erdleiterdrossel auch mögliche Überspannungen auf dem Schutzleiter, beispielsweise durch Blitzschlag, vollkommen verhindert. Das gesamte Erdungssystem arbeitet nach wie vor absolut stromlos.

Mehrfacher Zusatznutzen

Dass diese Erdleiterdrossel tatsächlich einen biologischen Mehrwert bringt und vor allem für elektrosensible Menschen und Patienten sehr wertvoll sein kann, zeigen vergleichende Herz-Raten-Variabilität-Messungen. Diese Messungen mit der Erdleiterdrossel zeigten im Vergleich ohne Erdleiterdrossel weitere Verbesserungen der Herz-Raten-Variabilität. Das ist ein gutes Signal für Ihren Schlaf und Ihre Gesundheit.

Messungen bestätigen das Prinzip der Körpererdung

Wie Studien immer wieder zeigen, verbessert die großflächige Körpererdung unter anderem die Herz-Raten-Variabilität (HRV). Diese Messung ist ein wichtiger Indikator für die Aktivierung des Parasympathikus (Nervus vagus) im Autonomen Nervensystem (ANS) und damit ein Hinweis auf die vegetative Entspannungsfähigkeit des Körpers. Das ist vor allem während des Schlafs sehr wichtig, da nur dadurch die Selbstregulations-, Selbstreparatur- und Selbstheilungskräfte aktiviert werden können. Deshalb wird der dafür hauptsächlich zuständige Hirnnerv (Nervus vagus) auch als »Ruhe-, Schlaf- oder Heil-Nerv« bezeichnet.

Körpererdung - ein Muss der Integrativen und Lifestyle-Medizin?

Immer mehr Studien weisen auf die fatalen gesundheitlichen Folgen der Schlafstörungen und des Schlafmangels hin; vor allem, was das psychische Wohlbefinden, das soziale Verhalten, die Empathie und letztendlich auch die Intelligenz des Menschen anbelangt. Aber auch die positiven Wirkungen zur Nutzung des »wissenschaftlichen Prinzips des Barfuß-Laufens und der biotechnischen Körpererdung« zeigen in Studien die Wirksamkeit bei stressbedingten Schlafstörungen.

Die nächtliche, großflächige Körpererdung und das Schlafen auf einem schwachen, negativ polarisierten Magnetfeld wird Ihren Schlafprozess und die davon abhängige Regeneration automatisch unterstützen! In all diesen Jahren bin ich auf keine andere natürliche Heilmethode gestoßen, die tatsächlich alle Prozesse in unserem Organismus so begünstigt und auch zu einem messbar besseren Schlaf und zu einer viel besseren Regeneration von Körper, Seele und Geist führt als eben das in der Zwischenzeit wissenschaftlich fundierte Erdungsprinzip im Schlaf.

Angefangen von der gesunden Funktion unseres Herzens, unseres Kreislaufsystems, unseres Gehirns samt Nervensystem, unseres Knochenstoffwechsels, unserer Schilddrüsenfunktion, unserer Nebennierenfunktion, unserer Hautleitfähigkeit oder in Bezug auf die Produktion des Schutz- und Schlafhormons Melatonin. Aktuelle Forschungen lassen heute keinen Zweifel mehr daran, dass die Pulsation der Erde mit durchschnittlich 7,83 Hertz (Schumann-Frequenz) eine perfekte elektrische Übereinstimmung mit der Grundfrequenz unseres Gehirns ist. Und insbesondere im Tief- und REM-Traum-Schlaf aktiviert diese Frequenz alle wichtigen Funktionen für Selbstregulation, Selbstreparatur und Selbstheilung. Leider ist die Hochschul-Medizin von diesen Einsichten noch kilometerweise entfernt. Deshalb benötigt es Ihre persönliche Selbstverantwortung und Selbstorganisation, denn es geht um Ihren Schlaf und Ihre Gesundheit!

Der Integrative Mediziner und Arzt Dr. med. Dietrich Klinghardt (USA/EU), der in den letzten Jahrzehnten mehrfach zum weltbesten Integrativ-Mediziner ausgezeichnet wurde, empfiehlt auch seinen Klinik-Patienten/innen, insbesondere jenen, die an Krebs erkrankt sind, seit vielen Jahren die nächtliche Körpererdung.

Wie die freien Elektronen in die Erdoberfläche kommen

Heute, 40 Jahre nach meinen ersten Erdungsexperimenten, stellen sich aufgrund ebenso langer Forschungen die Dinge logischer und besser nachvollziehbar dar. Unser gesamter Planet und damit die ganz Natur samt allen Lebewesen sind nämlich Teil eines natürlichen, globalen Stromkreises! Diese elektrische Energie arbeitet mit Gleichstrom (DC), der automatisch und kontinuierlich durch Pflanzen, Tiere und auch durch uns Menschen fließt oder fließen sollte. Beim Barfußgehen bzw. bei einer biotechnischen Körpererdung fließen nun Freie Elektronen in unseren Körper, und dabei handelt es sich um Gleichstrom. Dabei ist interessant, dass mehr oder weniger alle Prozesse – angefangen von Ihrem Herzschlag über Ihre Muskeln bis hin zu Ihrem Gehirn – mit Gleichstrom arbeiten.

Da stellt sich vermutlich für Sie als Leserin oder Leser die Frage, wie dieser Gleichstrom bzw. die Freien Elektronen in die Erdkruste bzw. Erdoberfläche kommen. Vereinfacht ausgedrückt, gibt es einen globalen Stromkreis (GEC = Global Electric Circuit). Es sind die weltweiten Gewitter und laufenden Blitzeinschläge in die Erde, die für die negative Ladung in der Erdkruste und auf der Erdoberfläche sorgen. Dies bedeutet, dass alles Leitfähige, das mit der Erdoberfläche in Berührung kommt, automatisch Teil dieses natürlichen Energiekreislaufes wird. Sobald Sie also barfuß die Erdoberfläche berühren, schließen Sie sich diesem globalen Stromkreis an. Die negativ geladenen freien Elektronen fließen in Ihren Körper und lösen dort die erwähnten und zahlreichen positiven biologischen Effekte aus. Genau darauf basiert auch das »wissenschaftliche Prinzip der biotechnischen Körper-Erdung« (Lokosana®). Das ist der Grund, weshalb immer mehr vor allem ganzheitlich orientierte Ärztinnen und Ärzte sowie Therapeutinnen und Therapeuten die Körpererdung zusätzlich als »natürliches Heilungsinstrument« einsetzen.

Kapitel 13

Das perfekte Set-up für den Bioenergetischen Schlaf®

Die Hardware: das Schlaf-Gesund-Konzept

Zur biotechnischen Umsetzung und Weiterentwicklung des »Barfuß-Effekts« konkretisierte sich in den 1980er-Jahren zusammen mit einem laufend wachsenden Experten-Team das Zusammenspiel von Schlafraum-Schlafplatz-Bettsystem. Ich arbeitete an einer ganzheitlichen Schlaf-Gesund-Philosophie bzw. an der Umsetzung eines ganzheitlichen, naturbasierten Schlaf-Gesund-Konzepts, an einem völligen anderen Bettsystem. Auch hier kam meine 5-A-Regel (»Alles anders als alle anderen«) zum Tragen. Im Mittelpunkt meiner Forschungen stand das biologisch wichtigste Möbelstück, nämlich das Bett samt Bettwaren.

Was damals galt, gilt auch noch heute: Es gibt in Ihrem Haus und Ihrer Wohnung kein Möbelstück, das Sie öfter benutzen als Ihr Bett. Dort verbringt jeder von uns ein Drittel seines Lebens, konkret 120 volle Tage oder vier Monate jedes Jahr nur mit Schlafen! Zeitlich und statistisch gesehen, liegt der Nutzungsgrad bei etwa 35 Prozent Ihrer Lebenszeit. Denn Ihr Bett ist bekanntlich nicht nur zum Schlafen da, sondern da ruhen Sie sich auch mal aus, das benutzen Sie, wenn Sie krank sind oder wenn Sie Lust auf Sex mit Ihrer Partnerin oder Ihrem Partner haben. Im Vergleich dazu: Ein Auto wurde und wird zu 96 Prozent gar nicht genutzt, das heißt, der Nutzungsgrad liegt bei mageren vier Prozent!

Bis zum endgültigen Startschuss 1989 folgten jahrelange Recherchen, Studien, Experimente und Messungen über die Wechselwirkungen von Schlafraum-Schlafplatz-Bettsystem auf den Schlafverlauf. Zusammen mit ausgewählten Experten verglich und testete ich Dutzende verschiedener Matratzen- und Bettsysteme, und am Ende stand für mich die Erkenntnis fest: Das Wichtigste an einem Bettsystem ist auf keinen Fall die Matratze, sondern der Unterbau! Die damaligen Matratzen- und Bettenhersteller waren allerdings unisono davon überzeugt, dass die Matratze der wichtigste Bestandteil einer Schlafunterlage bzw. eines Bettsystems ist.

Das Zusammenspiel von Natur und Schlaf

Ich selbst bin inmitten herrlicher Natur aufgewachsen und lebe seit beinahe 40 Jahren auf 700 m Seehöhe am Waldrand und am Tor zum Samina-Tal. Die Samina, an deren Mündung ich aufgewachsen bin, ist ein Gebirgsfluss, der im Fürstentum Liechtenstein entspringt und durch das unter Naturschutz stehende Samina-Tal in Richtung meines Heimatortes Frastanz (Vorarlberg/Österreich) fließt. »Samina« wurde letztlich zum Namensgeber für das unter meiner Leitung neu entwickelte Schlaf-Gesund-Konzept bzw. Bettsystem. Nach wie vor fühle ich mich in der Natur, im Wald, im und am Wasser am wohlsten. Kein Zufall, denn das Element Wasser besitzt die größte und stärkste Yin-Energie – wie übrigens der Schlaf auch. Damit symbolisiert das Wasser vor allem Ruhe und eine tiefe, fließende Kraft. Darüber hinaus interessierte ich mich über die positiven Einflüsse der Natur und gesunder Naturmaterialien auf die Gesundheit selbst und insbesondere den Schlaf.

Schon lange zeichnete sich ab, dass sich künstlich-synthetische Materialien oder künstlich erzeugte elektromagnetische Felder (EMF) im Lebens- und vor allem Schlafumfeld sehr negativ auswirken können, die Qualität des Schlafs und damit die Allgemeingesundheit beeinträchtigen. Ich begann rasch zu verstehen, dass der Schlaf die Natur als Partner unbedingt benötigt, angefangen vom Sonnen- und Tageslicht, von der frischen Luft, dem natürlichen Erdmagnetfeld bis hin zu einem naturorientierten Schlafraum sowie Schlafplatz samt Bettsystem. Sogar die Gravitation und ihr Fehlen am Schlafplatz sollte, wie sich herausstellte, auf den Schlaf und die Regeneration eine Wirkung haben.

Allerdings konnten weder ich noch viele Experten vor 40 Jahren ahnen, dass die Schlafstörung und der Schlafmangel weltweit zu einer der größten Feinde für unsere körperliche und psychische Gesundheit werden. Deshalb sollte der gesunde Schlaf laut Prognosen der Trend- und Zukunftsforscher spätestens im 21. Jahrhundert zum größten Gesundheits-Lifestyle-Projekt aller Zeiten werden. Diese Prognose war für mich mental sehr wichtig, denn sie stützte meine Intuition, dass der gesunde Schlaf in unserer Gesellschaft immer wichtiger wird.

Ein Bettsystem - gebaut wie der Mensch

Angelangt bei der Überzeugung, dass der wichtigste Teil an einem Bettsystem eben nicht die Matratze ist, sondern ihr Unterbau, gelang mir durch eine »intuitive Eingebung« aufgrund meiner Beschäftigung mit der Schlafmedizin und meines Austauschs mit Orthopäden, Osteopathen, Ärzten, Therapeuten, Chiropraktikern etc. ein echtes Meisterstück. Der Unterbau, auf dem die Matratze liegt, orientiert sich am Haltesystem des Menschen und besteht aus einem doppelseitigen, hochflexiblen und vor allem freischwingenden Lamellenrost. Ich erhielt für diese Neuentwicklung 1990 ein Europäisches Patent. Wie sich im Lauf der Jahre zeigte, war diese Innovation insbesondere für die »Orthopädie des Liegens und Schlafens« das entscheidende Element im gesamten Bettsystem. So entstand das erste Bettsystem, das orthopädisch gewichtsunabhängig und auch unabhängig von Körpergröße und Körperform funktioniert. Die Wirbelsäule wird in allen möglichen Schlaflagen sowohl optimal unterstützt als auch entsprechend entspannt. Der Höhepunkt ist ein eindrucksvoller »Lendenwirbelsäulen-Effekt«, den jeder beim Liegen auf dem bloßen Lamellenrost an der eigenen Wirbelsäule spürt. Die Lendenwirbelsäule wird automatisch, zeitverzugslos und vor allem deutlich spürbar nach oben gedrückt und dauerhaft gestützt.

Ein Effekt, der spät Anerkennung findet

Genau diese Eigenschaft sollte sich als besonders wichtig herausstellen, da vor allem in den Schlafphasen, in denen der Muskeltonus stark vermindert ist, die Wirbelsäule ohne diesen Effekt nach unten durchhängt – so wie es bei jedem anderen Matratzen- oder Schlafsystem der Fall ist. Erst viele Jahre später sollten diese Neuentwicklung und vor allem das gesamte Schlaf-Gesund-Konzept im Bereich der Orthopädie bei den besten Orthopäden und

Physiotherapeuten Anerkennung finden, denn Rücken-, Gelenk- und Muskelschmerzen sind bekanntlich keine guten Schlafbegleiter!

Voraussetzungen für den regenerativen Schlaf

Der gesunde und vor allem Bioenergetische Schlaf® beginnt bei den eingesetzten Rohstoffen. Ein ganzheitliches Schlafsystem ist deshalb aus natürlichen, körperfreundlichen, entstressenden und schlaffördernden Naturmaterialien gefertigt, deren Endprodukte jegliche negative Belastung des Schläfers ausschließen; also keine chemischen Belastungen für die Atemluft und keine negativen elektrostatischen Aufladungen enthalten. Ein naturkonformes und menschengerechtes Bettsystem hat einen systematischen Schichtenaufbau und ist idealerweise eben gebaut wie der Mensch.

- Der Lamellenrost entspricht dabei dem Skelett, Haltesystem und im Besonderen der Wirbelsäule des Menschen und sorgt für Anpassung, Halt und Stützung während des Schlafs.
- Die Natur-Kautschuk-Matratze entspricht dem Muskel-, Fett- und Bindegewebe und ist als Bindeschicht zum doppelseitigen Lamellenrost zu verstehen. Somit hat die Matratze vor allem eine punktelastische, weichmachende Funktion, sorgt für Druckentlastung und für eine optimale Durchblutung (Mikrozirkulation) des Körpers.
- Matratzenauflage und Zudecke gleichen der Haut des Menschen und sorgen für die Klima-, Feuchtigkeits- und Wärmeregulation, entsprechen sozusagen dem Stoffwechsel des Menschen. Dabei spielt eine naturbelassene und unbehandelte Schafschurwolle in Merino-Qualität die Hauptrolle.
- Eine wichtige Schicht innerhalb des Bettsystems bildet selbstverständlich die Erdungsauflage. Sie entspricht der körpereigenen Bio-Elektrizität und soll den Organismus elektrobiologisch entlasten, harmonisieren, stärken und vor fremden physikalischen Energiefeldern schützen.
- Analog zum Schichtenaufbau des Bettsystems, wurden passende Kopfkissen entwickelt. In Zusammenarbeit mit zwei Orthopäden ent-

standen über 20 anatomisch-orthopädische Kopfkissen, die ideal auf das Bettsystem und die Schlafgewohnheiten der Benutzer abgestimmt sind. Das Kissen ist für eine optimale Lagerung, Stützung und Entspannung des Kopfes und der Halswirbelsäule verantwortlich.

- Zudem ist das komplette Bettsystem frei von magnetisierbaren Metallen. Nur so können unerwünschte Verzerrungen des natürlichen Erdmagnetfelds sowie eine Ankoppelung an elektrische und elektromagnetische Felder direkt am Schlafplatz vermieden werden.

Optimal für Hausstaubmilben-Allergiker

Durch den Schichtenaufbau war dieses Bettsystem von Anfang an konsequent durchlüftbar, pflegeleicht und hygienisch. Durch die ausschließliche Verwendung von naturbelassenen, biologisch aktiven und schadstoffarmen, handwerklich verarbeiteten Bettwaren aus Materialien wie Baumwolle (Hülle) und bioaktiver Schafschurwolle (Füllung) für Unterbetten, Zudecken und Kissen entsteht ein unvergleichliches, trocken-warmes Bettklima. Dadurch wird Mikroorganismen wie z.B. den Hausstaubmilben eine ihrer wichtigsten Lebensgrundlagen, nämlich ein feucht-warmes Klima, entzogen. Dies führt dazu, dass nur noch eine vom Körper bestens verkraftbare minimale Population übrigbleibt. Damit konnte gleichzeitig eine perfekte Lösung für die rasant zunehmenden Anzahl an Hausstaubmilben-Allergiker gefunden werden.

Insgesamt war so ein metallfreies, natürliches Schlaf-Gesund-Konzept entstanden, das in einzigartiger Weise allen schlafbiologischen, schlafmedizinischen, orthopädischen, bettklimatischen, thermoregulatorischen, mikrozirkulatorischen und elektrobiologischen Anforderungen an einen gesunden Schlaf entspricht. Das Herzstück bildet dabei der patentierte doppelseitige, hochflexible und freischwingende Lamellenrost, also der Unterbau.

Mit diesem ganzheitlichen Schlaf-Gesund-Konzept bzw. Bettsystem kann man aus jedem Schlafraum einen »Schlaf-Kraftplatz« machen.

Das Raumklima rundet das Idealprofil ab

Jetzt ist noch wichtig, für ein gutes Raumklima zu sorgen, mit idealerweise etwa 40 Prozent Luftfeuchtigkeit und einer Raumtemperatur von etwa 19 Grad Celsius. Eine schadstofffreie oder zumindest schadstoffarme Atemluft ist sowohl für den Schlaf als auch die Gesundheit wichtig.

In der Zwischenzeit ist durch Gutachten bewiesen, dass die von uns verwendete Schafschurwolle in der Lage ist, zahlreiche gasförmige Schadstoffe dauerhaft aus der Atemluft zu entfernen. Die bioaktive Schafschurwolle in unseren Bettwaren und Kissen ist geeignet, die Raumluftqualität und das Wohlbefinden des Menschen im Schlaf zu verbessern. Sie wirkt wie ein natürlicher, passiver Filter und wandelt so gasförmige Schadstoffe wie beispielsweise Formaldehyd in unschädliche Komponenten wie Formalin um. Ebenfalls werden Schwefeldioxid und Stickoxide absorbiert. Eine Studie aus dem Jahr 2016* hat gezeigt, dass die Schafschurwolle gasförmige Schadstoffe sehr effektiv absorbieren kann. Innerhalb von nur sechs Stunden zwischen 94 und 96 Prozent der Luftschadstoffe. Die Natur ist und bleibt intelligent und genial!

Die Software: ergänzende Aspekte für gesunden Schlaf

Jetzt habe ich eine einfache Frage an Sie: Fünf Frösche sitzen auf einem Baumstamm. Vier der Frösche beschließen, abzuspringen. Wie viele Frösche sind noch übrig? Überlegen Sie kurz. Die meistgenannte Antwort lautet: einer. Bei Ihnen auch? Leider nicht richtig, die richtige Antwort ist: immer noch fünf. Denn es gibt einen Unterschied zwischen Entscheiden und Handeln! Sicherlich haben Sie sich auch schon öfter entschieden, etwas ändern oder etwas künftig besser machen zu wollen.

Damit eine Entscheidung für Sie wirken kann, müssen Sie Maßnahmen ergreifen. Dieses Konzept ist einfach, doch die meisten Menschen kommen nie vom Denken und Entscheiden zum tatsächlichen Handeln. Sie gewöhnen

---

* (McNeil & Zaitseva, 2016)

sich nicht daran, Maßnahmen zu ergreifen und aktiv zu werden. Dadurch erreichen sie nicht alles, was sie erreichen könnten. Dasselbe Prinzip gilt für Ihren Schlaf und Ihre Gesundheit. Ohne Ihre notwendigen schlaf- und gesundheitsfördernden Maßnahmen und Aktivitäten werden Sie weder Ihren Schlaf noch Ihre Gesundheit verbessern können!

Indem Sie sich angewöhnen, Ideen und Entscheidungen in die Tat umzusetzen, sind Sie viel besser in der Lage, die gewünschten Ergebnisse zu erzielen. Dazu gibt es eine ebenso einfache Erklärung:

Ihre Überzeugungen werden zu Ihren Gedanken.
Ihre Gedanken werden zu Ihren Worten.
Ihre Worte werden zu Ihren Handlungen.
Ihre Handlungen werden zu Ihren Gewohnheiten.
Ihre Gewohnheiten werden zu Ihren Werten.
Ihre Werte werden zu Ihrem Schicksal.

Goldene Regeln, um ins Handeln zu kommen

Bevor Sie im nächsten Kapitel mit der 4-Nächte-Schlaf-Gesund-Woche starten, möchte ich Ihnen gern acht bewährte Wege aufzeigen, wie Sie vom Denken und Entscheiden tatsächlich ins Handeln kommen. Denn es ist im Leben oft so, dass wir zwar wissen, wie ein Problem zu beheben, etwas besser zu machen oder ein Verhalten zu unseren Gunsten zu verändern wäre, wir aber trotz dieses Wissens nichts oder nicht genug verändern. Dies betrifft buchstäblich alles in Ihrem Leben, und aktuell geht es um die Verbesserung Ihres Schlafs und Ihrer Gesundheit. Ein Bereich, bei dem eine Veränderung zum Besseren nicht ausbleiben sollte.

1. Hören Sie auf zu warten, bis die Bedingungen perfekt sind!

Es geht konkret um Ihren großen Plan zur Super-Schläferin bzw. zum Super-Schläfer zu werden. Und jede Reise beginnt mit dem ersten Schritt. Doch wann wollen Sie mit der Umsetzung starten? Ein chinesisches Sprichwort bringt es auf den Punkt: »Der beste Zeitpunkt, einen Baum zu pflanzen, war vor 20 Jahren. Der zweitbeste Zeitpunkt ist jetzt.« Wenn Sie so lange darauf warten, dass alles perfekt ist, um loszulegen, werden Sie »ewig und drei Tage« warten müssen. Die Umstände, die Lage und die Dinge werden nie vollkommen perfekt sein. Gerade wenn es um die Verbesserung Ihres Schlafs geht, wird es immer etwas geben, das nicht stimmt und Sie daran hindert zu starten. Es gibt keinen perfekten Zeitpunkt; es gibt nur die Gegenwart und Ihre Ausgangslage. Sie müssen JETZT handeln und können im weiteren Verlauf jederzeit Anpassungen vornehmen.

2. Halten Sie an, stehen Sie auf und legen Sie los!

Verwandeln Sie sich in eine »Macherin« bzw. in einen »Macher«. Das ist jemand, der oder die eine Idee hat und diese sofort umsetzt. Haben Sie jemals zu jemandem gesagt: »Ich schlafe so schlecht und fühle mich nicht wohl. Es wäre an der Zeit, dass ich etwas dagegen unternehme!« JETZT ist der richtige Zeitpunkt, stehen Sie auf und starten Sie damit. Ich habe Ihnen beispielsweise bereits empfohlen, Ihr Bett schräg zu stellen. Haben Sie das umgesetzt? Wenn ja, Gratulation! Wenn nein, dann machen Sie das HEUTE. Wenn wir innehalten und abwarten, verlieren wir den Willen und oft den Mut, voranzukommen. Wir lassen sogar ohne es zu merken zu, dass sich Zweifel in unsere Gedanken einschleichen.

3. Hören Sie auf, zu viel nachzudenken!

Sobald Sie beginnen, zu viel über Ihren Plan und Ihre Entscheidung nachzudenken, laufen Sie Gefahr, dass Sie in den Modus von »Lähmung durch Analyse« verfallen. Sie fangen an, die Dinge so weit zu analysieren, dass Sie nicht mehr weiterkommen können. In solchen Momenten sind die meisten Menschen davon besessen, dass die Bedingungen nicht perfekt sind. Man fragt dann, wie viel Zeit und eventuell auch Geld man investieren muss. Oder sie denken sich eine ganze Reihe von Gründen aus, warum sie nicht weitermachen.

4. Ergreifen Sie kontinuierlich Maßnahmen!

Wenn Sie einmal angefangen haben, ergreifen Sie automatisch und kontinuierlich Maßnahmen. Stellen Sie sicher, dass Sie Ihren Schwung aufrechterhalten, indem Sie jeden Morgen, jeden Abend, eigentlich am Tag und in der Nacht etwas Produktives im Zusammenhang mit Ihrem Schlaf und Ihrer Gesundheit tun. Dies kann einfach sein, dass Sie sich täglich 15 Minuten Zeit nehmen, um in diesem Buch zu blättern und nach Ideen und Empfehlungen zu suchen, die Sie in kleinen Schritten und Aufgaben umsetzen können. Diese kleinen Aufgaben summieren sich rasch und helfen Ihnen, Ihr Selbstvertrauen aufzubauen, indem Sie Fortschritte und Erfolge aus Ihrem Tun heraus wahrnehmen. Bereits der chinesische Lehrmeister und Philosoph Konfuzius erklärte seinen Schülern mehr als 500 Jahre vor Christus, wie man vorwärtskommt: »Es spielt keine Rolle, wie langsam man geht, solange man nicht anhält.«

5. Nutzen Sie Ihr Handeln, um die Angst zu überwinden!

»Und jedem Anfang wohnt ein Zauber inne.« Dieser Vers aus »Stufen«, einem der bekanntesten Gedichte des Schriftstellers Hermann Hesse, ist in unsere Alltagssprache eingegangen. Die meisten Menschen scheuen sich beispielsweise vor öffentlichen Reden. Daran kann auch ich mich erinnern, und bei meinen ersten Reden und Vorträgen war ich ebenfalls aufgeregt und nervös. Sobald ich jedoch damit angefangen habe, ist es mit dem Lampenfieber immer besser geworden. Heute können Sie mich »auf jede Bühne werfen« und das Publikum kann mir unaufhörlich Fragen rund um den gesunden Schlaf stellen. Ins Handeln kommen kann ein sehr gutes »Heilmittel« gegen Angst sein. Manche Menschen ängstigen sich, irgendetwas gegen ihre Schlafstörungen zu unternehmen. Es könnte ja noch schlechter werden. Werden Sie zur »Macherin« bzw. zum »Macher«, und Sie werden rasch spüren, wie Sie Ihre Angst überwinden und Ihr Selbstvertrauen aufbauen.

6. Konzentrieren Sie sich auf die Gegenwart!

Zu diesem Thema passt das bereits eingangs erwähnte chinesische Sprichwort über den besten Zeitpunkt, einen Baum zu pflanzen. Ja, wenn wir diesen Baum vor 20 Jahren gepflanzt hätten, hätten wir jetzt einen ausgewachsenen Baum, der uns Schatten spendet. Aber wenn wir diesen Baum jetzt nicht pflanzen, werden wir auch in 20 Jahren noch in der Sonne stehen. Konzentrieren Sie sich auf das, was Sie in der Gegenwart – für Ihren Schlaf – tun können.

7. Lassen Sie sich nicht ablenken!

Wir leben in einer Welt unzähliger Möglichkeiten. Wir können etwas in unserem Leben verändern, etwas für unseren Schlaf und unsere Gesundheit tun. Dabei ist aus meiner Sicht wichtig, dass wir uns »auf eine Hauptstraße« begeben und nicht bei jeder Nebenstraße abbiegen. Sonst ist die Gefahr groß, dass wir uns »verfahren« und letztendlich auch verirren. Dasselbe gilt für den Schlaf. Bekanntlich führen viele Wege nach Rom und Sie haben die Wahl. Aus irgendeinem Grund haben Sie sich für mein Buch entschieden, und ich konnte Ihnen alle meine jahrzehntelangen Erfahrungen präsentieren, wie man seinen Schlaf und seine Gesundheit samt Wohlbefinden, Glück und Erfolg im Leben verbessern kann. Meine Empfehlung lautet: Wenn Sie mir tatsächlich vertrauen, bleiben Sie auf der von mir empfohlenen »Hauptstraße« und setzen Sie die Empfehlungen dieses Buchs um.

8. Vermeiden Sie halbe Lösungen und streben Sie nach dem Besten!

Sobald Sie beginnen, nach Lösungen für irgendetwas und in unserem Fall für einen besseren Schlaf zu suchen, kommen einige Herausforderungen auf Sie zu. Das beginnt bei der Frage, was Sie überhaupt benötigen, um ein bestimmtes Problem zu lösen, und endet damit, dass Sie sich für oder gegen etwas entscheiden müssen. Grundsätzlich ist wichtig, dass Sie sich entscheiden. Und es ist sogar so, dass eine schlechte Entscheidung besser ist als keine. Jedoch im selben Moment, wo es um das Wichtigste in Ihrem Leben geht, nämlich um Ihren Schlaf und Ihre Gesundheit, sollten Sie keine großen Kompromisse eingehen. Ich habe Ihnen wichtige Teile meiner Kenntnisse und Erfahrungen aus vier Jahrzehnten aufgezeigt, und wenn Sie wirklich in die »Champions-League des gesunden Schlafs« aufsteigen wollen, sollten Sie alle Voraussetzungen dafür schaffen. Vom ersten Tag an. Denn halbe Lösungen bringen nie ganze und sehr gute Resultate.

Die Regeln für Ihren besten Schlaf

Wie immer wieder betont, benötigt ein biologisch hochwertiger Schlaf mit einer ebenso hochwertigen Regenerationsqualität ganz bestimmte elementare Schlüsselfaktoren. Dies betrifft sowohl die Nacht, also die konstanten

Schlüsselfaktoren, als auch den Tag mit seinen schlaffördernden und variablen Schlüsselfaktoren. Wenn Sie sich an das Gesetz von Ursache und Wirkung zurückerinnern, dann wissen Sie: Es gibt keine Schlafstörungen und keine Schlafschulden ohne die dazu gehörenden Ursachen. Um genau diese Ursachen im Zusammenspiel von Schlafraum-Schlafplatz-Bettsystem sowie den persönlichen Gewohnheiten am Tag und Abend künftig ausschließen zu können, benötigen Sie eine ganzheitlich konzipierte Schlaf-Gesund-Lösung. Das heißt, die schlafbiologische Optimierung beginnt immer an Ihrem Schlafplatz, dort, wo Ihr Schlaf stattfindet. Wenn die elementaren Voraussetzungen für einen biologisch hochwertigen Schlaf nicht gegeben sind, dann können Sie nicht gesund schlafen! Es gibt Dutzende mögliche Einflussfaktoren, die Ihren Schlaf stören können, und sobald Sie eingeschlafen sind, können Sie selber gar nichts mehr tun. Also heißt das Zauberwort »Schlaf-Vorsorge«.

Erst investieren, dann profitieren

Schritt für Schritt nähern wir uns jetzt dem »Eingemachten«, wenn es um die Voraussetzungen für einen gesunden und letztlich erstrebenswerten Bioenergetischen Schlaf® als höchste Form der Regeneration durch Schlaf geht. Dazu wird es notwendig sein, dass Sie beginnen, in sich selbst zu investieren. Und wenn Sie ein wenig darüber nachdenken, gibt es eigentlich keine bessere Investition als die in Ihre eigene Gesundheit! Am meisten würde ich mich natürlich freuen, wenn Sie, liebe Leserin und lieber Leser, direkt von meinen Forschungen und vor allem durch den Einsatz des unter meiner Leitung entwickelten Schlaf-Konzepts bzw. Bettsystems oder entsprechender Komponenten profitieren wollen! Vor allem dann, wenn Sie zwischenzeitlich Vertrauen in meine Forschungen und Entwicklungen gewonnen haben. Von einer solchen »Königslösung« können Sie sage und schreibe 365 Nächte im Jahr profitieren, in denen Sie alle Vorteile und vor allem die »natürlichen passiven Therapien« wie »geerdet schlafen« oder »Schlafen in Ganzkörper-Schräglage« für Ihre Gesundheit nutzen. Und Sie gewinnen damit von Anfang an eine perfekte Lösung für die nächsten 20 bis 25 Jahre! Wie ich am Anfang betont habe, sind dazu lediglich anfänglich entsprechende Investitionen notwendig.

Wenn ich Sie an dieser Stelle fragen würde, ob Sie bereit sind, pro Nacht für einen besseren Schlaf 1 Euro zu bezahlen, würden Sie mit großer Wahrscheinlichkeit mit einem überzeugten »Ja« antworten. Sobald ich Ihnen dann aber erkläre, dass dazu allerdings notwendig ist, eine Investition von einigen Tausend Euro zu tätigen, würden Sie vielleicht bereits wieder ins Schwanken kommen. Wenn Sie für sich erkannt haben, dass der Nutzwert Ihrer Schlafplatz-Optimierung deutlich höher ist als der Geldwert, haben Sie für sich selbst, Ihren Schlaf und Ihre Gesundheit gewonnen. Das wäre der »Königsweg zu Ihrem besten Schlaf«.

Aber Sie können Ihren Schlaf auch schrittweise verbessern und sich, wie bei einer Buffetauswahl, mit den vorerst wichtigen Komponenten auseinandersetzen und diese beschaffen oder umsetzen.

Ordnen Sie Ihre Bedürfnis-Pyramide neu

Vielleicht haben Sie bereits einmal etwas von der Bedürfnispyramide des US-Psychologen Abraham Maslow gehört. Sie ist bis heute eines der bedeutendsten Modelle der Sozialpsychologie. Maslow wollte anhand dessen erklären, welche Bedürfnisse Menschen wann motivieren. In fünf Stufen beschrieb der Psychologe dabei die hierarchische Anordnung von sogenannten Defizitbedürfnissen.

Sie sehen auf der gegenüberliegenden Grafik, dass die körperlichen Bedürfnisse das Fundament und den Sockel der Pyramide bilden. Dabei betreffen die »Defizitbedürfnisse« die grundlegendsten Bedürfnisse des Menschen. Die Defizitbedürfnisse können nur gestillt werden, wenn der Mensch genug von diesem »Gut« bekommt. Die grundlegendsten Defizitbedürfnis sind Hunger, Durst und Schlaf! Ohne deren Befriedigung ist ein glückliches, gesundes und erfolgreiches Leben nicht möglich.

Sobald Sie Ihre physiologischen, also körperlichen Bedürfnisse qualitativ verbessern, werden sich automatisch auch die anderen Bereiche wie Ihre Sicherheits-, Sozial-, Individual- und Selbstverwirklichungsbedürfnisse verbessern. Der Schlaf zählt zu den grundlegenden »Defizitbedürfnissen«. Ordnen Sie daher Ihren Schlaf für sich persönlich neu ein und geben Sie ihm Ihre oberste Priorität.

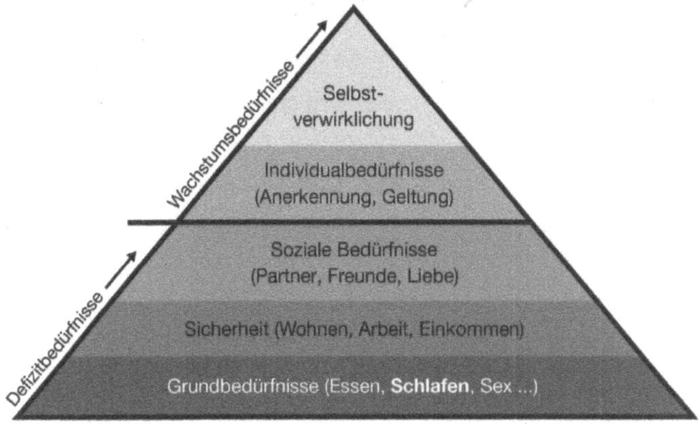
Selbst-
verwirklichung
Individualbedürfnisse
(Anerkennung, Geltung)
Soziale Bedürfnisse
(Partner, Freunde, Liebe)
Sicherheit (Wohnen, Arbeit, Einkommen)
Grundbedürfnisse (Essen, **Schlafen**, Sex ...)
Wachstumsbedürfnisse
Defizitbedürfnisse

Die Bedürfnispyramide nach Abraham Maslow (1908–1970) zeigt vereinfacht die Hierarchie der menschlichen Bedürfnisse und Motivationen.

Ihre 3 Muss-Kriterien für die Nacht

Die Schlafumgebung von Urmenschen und Naturvölkern unterscheidet sich von der Nachtruhe in unserer heutigen Zivilisation dramatisch. Das kann man aus verschiedenen Perspektiven betrachten und bewerten. Ich möchte den Vergleich nicht im Bereich Sicherheit und Komfort suchen, sondern es geht um die 100 Prozent natürliche Umgebung. Die Urmenschen haben in Höhlen und einfachen Unterkünften geschlafen, um sich vor dem Einfluss des Wetters und vor Raubtieren zu schützen. Sie lagen auf dem Boden (geerdet!) und nutzten wahrscheinlich Schlafunterlagen wie Tierfelle, Blätter und Gras. Um sich besser vor Gefahren zu schützen, könnte ihre Schlafposition variiert haben, von vielleicht liegend bis hin zu eher halbsitzend oder gekauert (nicht flach!).

Sobald wir dies verinnerlichen, wird ein naturkonformer Schlafraum automatisch zum biologisch wertvollsten Raum. Er wird zum eigentlichen Ort für Geborgenheit, Entspannung, Schlaf, Erholung und Heilung. Gleichzeitig zu einem wichtigen Ort für Ihre Gesundheitsvorsorge und Ihr persönliches und spirituelles Wachstum. Kein anderer Raum in Haus und Wohnung prägt seine Bewohner so wie dieses Zimmer – es ist die Quelle Ihrer geistigen und körperlichen Harmonisierung, Verjüngung und Stärkung. Um Schlafstörungen zu vermeiden und zu beheben, sollte diesem Raum die größte Aufmerksamkeit gewidmet werden. Wenn Sie mich persönlich fragen, dann sage ich Ihnen mit voller Überzeugung: In einen schlafbiologisch optimalen Schlafraum gehören eigentlich nur ein Bett, ein einfacher Nachttisch und vielleicht noch ein Stuhl. An dieser Stelle sollten Sie sich daher selbst die Frage stellen: »Fördert mein Schlafzimmer einen gesunden und erholsamen Schlaf und damit meine Gesundheit?«

Kriterium 1: Ihr naturkonformer Schlafraum

Ein ganzheitlich orientiertes Schlaf-Gesund-Konzept setzt einen in der Hauptsache auf Schlaf abgestimmten, möglichst ruhigen, komplett verdunkelbaren Schlafraum mit optimalem Schlafraumklima voraus. Schadstoffarme Materialien und massives Holz sind im Schlafumfeld einer der besten Schlafbegleiter.

Der moderne Schlafraum wird seit Jahrzehnten nicht mehr automatisch und konsequent auf Schlaf, Ruhe, Erholung und Regeneration ausgerichtet. Die Folgen sind die häufigste Form von Schlafstörungen, nämlich durch nervliche Überreizung hervorgerufene Ein- und Durchschlafprobleme. Eine Umstrukturierung ist unverzichtbar und lohnt sich in jedem Fall für Ihr Wohlbefinden, Ihre Gesundheit, Ihr Leistungsvermögen und Ihren Erfolg.

Weil unsere Schlafzimmer längst zu »Multifunktionszimmern mit Schlafgelegenheit« geworden sind, wirkt sich allein dies psycho-physiologisch negativ auf unsere Schlafqualität aus. Eine konsequente Schlafhygiene erfordert nicht nur die räumliche Trennung von Arbeits-, Wohn- und Schlafraum, sondern auch das gesamte Interieur ist zu hinterfragen. Alles, was nicht direkt oder indirekt mit Erholung, Entspannung und Schlaf zu tun hat, ist idealerweise zu eliminieren. Das Bett sollte wie bereits erwähnt, tatsächlich und konsequenterweise nur für Schlaf und Sex genutzt werden. Und falls Sie einmal krank und ruhebedürftig sind. Was gesundes und Bioenergetisches Schlafen® anbelangt, heißt das Motto deshalb für Schlafräume ganz klar: Weniger ist viel mehr. Ein Schlafzimmer, das Ruhe und Entspannung ermöglicht, sollte nur zum Schlafen dienen und das ruhigste Zimmer in der Wohnung/im Haus sein.

Widmen Sie Ihren Schlafraum dem Schlaf

Was die Schlafpsychologie und Schlafhygiene anbelangt, liegen die Forderungen deshalb auf der Hand. Vor allem Menschen, die bereits einen gestörten Schlaf haben, sollten sich ihre »sinnliche Oase der Ruhe und Regeneration« selbst neu kreieren oder fachliche Hilfe in Anspruch nehmen. Die Lösungen sollten in jedem Fall Ihrer eigenen Persönlichkeit entsprechen, und Sie sollten sich in Ihrem Schlafraum ausgesprochen wohlfühlen! Nochmals zur Erinnerung: Wer im Schlafzimmer fernsieht, im Internet surft, telefoniert, twittert und arbeitet, konditioniert sich nicht auf Ruhe, Entspannung, Erholung und Schlaf. Die »bio-logische« Folge ist der schlechte, nicht erholsame und gestörte Schlaf, der in diesem Falle meistens mit Einschlafstörungen beginnt.

Möglicherweise zählen auch Sie – so wie ich – zu den Perfektionisten und wollen so viel wie möglich umsetzen. Damit schließen Sie zahlreiche mögliche Ursachen für einen schlechten Schlaf von vornherein aus. Gleichzeitig kann ich Ihnen signalisieren, dass Sie nicht zwingend von Anfang an auf alle Details Rücksicht nehmen müssen. Es ist wichtig, die »3 Muss-Kriterien« im Auge zu behalten, denn diese sind tatsächlich wichtig und letztendlich die Voraussetzung für den biologisch bestmöglichen Bioenergetischen Schlaf®.

- Idealerweise ist das Schlafzimmer pro Person mindestens 7,5 Quadratmeter groß. Bei dieser Größe ist genügend Sauerstoff für eine Nacht vorhanden. Bei Schlafzimmern für zwei Personen sind 20 bis 25 Quadratmeter schlafbiologisch optimal. Es ist empfehlenswert, vor dem Schlafen zu lüften oder über die Nacht Frischluft durch ein gekipptes Fenster einzulassen.
- Atmungsaktive Wandfarben und Verputz oder auch Holzverbauungen sind für Wände und Decke im Schlafzimmer geeignet. Verwenden Sie leichte Pastellfarben und achten Sie darauf, dass die Decke heller gestrichen ist als die Wände.
- Auch bei den Böden achtet man möglichst auf natürliche Materialien: bevorzugt Holz, das mit natürlichen Wachsen oder Ölen behandelt wurde. Teppiche aus Schafschurwolle sind eine gute Ergänzung.

- Für das Mobiliar im Schlafzimmer eignen sich insbesondere heimische Hölzer. Damit das Holz atmungsfähig bleibt, ist eine Pflege mit Wachsen und Ölen empfehlenswert. Vermeiden Sie jegliche chemischen und synthetischen Materialien.
- Vermeiden bzw. reduzieren Sie so weit wie möglich Elektrosmog, geopathische Störzonen, Licht, Lärm, Luftgifte etc. Verwenden Sie eine großflächige Körpererdung. Passende Fenster und Rollläden schützen vor Lärm und Licht. Trennen Sie nachts elektrische Geräte vom Netz und legen Sie Smartphone und mobile digitale Geräte so weit wie möglich von Ihrem Schlafplatz weg. Am besten verbannen Sie diese aus Ihrem Schlafraum.
- Eine Raumtemperatur von etwa 19 Grad Celsius und eine relative Luftfeuchtigkeit von etwa 40 Prozent sind für Schlafzimmer bzw. den Schlafprozess ideal.
- 90 Prozent der Staubbelastung sind bis zu 20 cm über dem Boden zu finden. Eine Liegefläche in mindestens 35 cm Höhe ist daher ideal.
- Platzieren Sie Spiegel nicht in unmittelbarer Nähe zum Bett, da diese hochfrequente Strahlungen reflektieren und verstärken können.

Was Sie vermeiden sollten

Beachten Sie bitte, dass es nicht nur MUSS-Kriterien für einen besseren Schlaf gibt, sondern auch einige No-Gos. Wenn Sie diese eliminieren, dann fällt dies ebenfalls unter »Schlafraum-Optimierung«.

Falls Sie in Ihrem Schlafraum einen Wäsche- und Kleiderkasten haben, dann sollten Sie folgendes vermeiden:

- Mottenstrips oder andere Pestizide
- Weichspüler und duftende Waschmittel in der Wäsche
- Synthetische Duftsäckchen, Duftseifen, Raumspray etc.
- Plastiktüten, Papiermaterial oder Schuhkartons
- Schuhe, Taschen, Gürtel und Plastikschmuck
- Chemisch gereinigte Kleidung
- Schrankpapier, dieses enthält oft Chemikalien und ist oft mit Pestiziden behandelt

- Sämtliche Chemikalien (Schuhcreme, Kosmetika, Medikamente, Reinigungsmittel etc.)
- Viskoelastische Matratzen, synthetische Bettwaren, synthetische Kissenfüllungen
- Synthetische Bettbezüge, Bettbezüge mit chemischer Ausrüstung
- Üppige Vorhänge (Staubfänger, chemische Ausrüstung)
- Stark duftende Pflanzen wie Lilien, Hyazinthen oder Jasmin
- Pflanzen mit Allergenpotenzial wie Maulbeer- oder giftige Wolfsmilchgewächse
- Bücher, Zeitungen, Zeitschriften (Ausdünstungen von luftlöslichen Schadstoffen)
- Plüschtiere (dünsten aus, z. T. Formaldehyd etc., Hausstaubmilben)
- Plastikspielzeug
- Trockenblumengestecke, Plastikblumen (Staubfänger, manchmal mit toxischen Farbstoffen oder Pestiziden ausgerüstet)
- Elektrischer Luftbefeuchter (idealer Brutplatz für Viren, Pilze und Bakterien)

Mit diesen Optimierungs- und Vermeidungslisten können Sie einen »Schlafraum-Check« durchführen. Arbeiten Sie zu Beginn Ihrer persönlichen Schlafreise vorerst mit den wichtigsten Komponenten. Was die naturkonforme Optimierung anbelangt, wird es erfahrungsgemäß etwas schwieriger und vor allem aufwendiger. Eine komplette Sanierung ist oft nicht machbar bzw. findet nicht statt. Die gute Botschaft: Mit der möglichen Installation eines ganzheitlichen und schlafbiologischen Konzepts bzw. Bettsystems werden Sie automatisch viel mehr Natur in Ihren Schlafraum und an Ihren Schlafplatz bringen. Deshalb gilt das Hauptaugenmerk im ersten großen Schritt ganz klar Ihrer Schlafunterlage bzw. Ihrem natürlichen und ganzheitlichen Bettsystem.

Projekt »Heilender Schlaf-Raum«

Seit einigen Jahren arbeite ich mit einem Team aus wissenschaftlichen Mitarbeitern, Architekten, Innenraum-Spezialisten, Messtechnikern etc. am Projekt »Öko-Schlafbox«. Prominente wissenschaftliche Unterstützung habe ich dabei von der Professorin für Immunologie und Integrative Medizin, Dr. Esther Sternberg von der University of Arizona, die sich seit über 20 Jahren mit dem Einfluss von Gebäuden, Räumen und Orten auf den Menschen beschäftigt. Ihr Ziel war und ist es, insbesondere in Krankenhäusern »Heilende Räume« zu schaffen. Dasselbe Ziel verfolge ich mit dem Projekt »Öko-Schlafbox« mit Schwerpunkt auf dem Schlaf, wo letztendlich durch die Raum-in-Raum-Lösung ein »heilender Schlafraum und -platz« entstehen soll. In dieser Öko-Schlafbox, die im häuslichen Schlafraum aufgebaut wird, steht das Bettsystem, bei dem durch die Bauweise und die verwendeten Materialien schlafstörende Einflüsse ausgeschaltet und schlaffördernde Faktoren integriert sind. Ein spannendes Projekt, das Spaß macht und den Menschen einen großen Nutzen für einen Bioenergetischen Schlaf® bringen wird. Dadurch kann aus meiner Sicht künftig die schlafbiologische Optimierung bestehender Schlafräume einfacher und als schallisolierte, abgeschirmte Komplettlösung umgesetzt werden.

Kriterium 2: Ihr störungsfreier Schlafplatz

Der moderne Mensch schläft, wie wir bereits beim Schlafraum gesehen haben, längst nicht mehr in naturkonformer Umgebung. Die nächste Umwelt hat auf den gesamten Schlafprozess und die Regeneration einen viel größeren Einfluss, als die Wissenschaft uns lange Zeit offenlegte. Im Lauf der Jahre konnte ich Dutzende mögliche Haupt-Störfaktoren plus unzählige Sub-Störfaktoren an einem Schlafplatz ausmachen. Weil uns niemand darauf aufmerksam macht und die Schlafmedizin dies nicht groß im Fokus hat, werden diese Einflüsse als Ursache von Schlaf- und Gesundheitsstörungen oft übersehen oder eben ignoriert. Hier eine entsprechende beispielhafte Liste, damit Sie einen Eindruck gewinnen:

- Externer Schall/Lärm wie Straßen-, Schienen- und Flugverkehr, Windkraftanlagen und Industrieanlagen
- Interne Schall/Geräusche von Geräten z. B. von PC, CPAP-Atmungsmaske bei Schlaf-Apnoe, Trittschall, Musik, Nachbarn und Quietschen/Knarren im Bettgestell/Schlafsystem
- Infraschall-Wellen – unterhalb der menschlichen Hörfläche 16 bis 20 Hertz (Verkehr, Windenergie, technische Geräte, Industrie, Wind, Föhn)
- Ultraschall-Wellen – oberhalb des Hörbereichs – über 20 Kilohertz bis 1 Gigahertz (kommt überall in der natürlichen Umgebung vor, wird aber auch künstlich erzeugt, beispielsweise im Verkehrswesen oder durch technische Geräte)
- Nicht ausreichende Verdunkelung – Kunstlicht von draußen (Außen- und Straßenbeleuchtung, Lichtwerbung) – betrifft im Sommer auch morgendliches Tages- und Sonnenlicht
- Kunstlicht mit hohem Blaulichtanteil, Standby-Geräte und Nachtbeleuchtung
- Elektromagnetische Felder interner/externer Quellen (Hausstromnetz, Trafos, Straßenbahnen oder Trolleybusse, Mobilfunk, WLAN, Potenzialdifferenz zwischen Elektroanlagen und Wasserleitungen, elektrostatische Aufladungen von synthetischen Bodenbelägen, magnetisierte Metalle, z. B. Betonstahl, Eisenteile im Bettgestell usw.)
- Vibrationen, vibrierende Bauteile, Windkraftanlage auf dem Dach und Antennen
- Resonanzphänomene (Gebäudeteile, die Schwingungen verursachen)
- Atemluftbelastungen durch flüchtige organische Verbindungen/VOCs, Baustoffe, synthetische Matratzen, Bettwaren, Einrichtung, Bücher und Zeitschriften
- Belastung der Atemluft durch PAKs (Polyzyklische aromatische Kohlenwasserstoffe) im Fußbodenuntergrund durch z. B. Bitumenkleber und Flüssigasphalt

- Belastungen der Atemluft durch Hausstaub, Chemikalien, Abgase, Schimmelpilze, Feinstaub und Pollen
- Elektrostatische Aufladungen der Luft – zu wenig negative Ionen (z. B. wegen TV im Schlafraum)
- Sauerstoffmangel/zu hohe Kohlendioxid-Konzentration und schlechte Lüftung
- Raumtemperatur, zu warm oder zu kalt
- Raumfeuchtigkeit, zu trocken oder zu feucht
- Feuchtwarmes Bettklima (Hausstaubmilben und Mikroorganismen)
- Hitzestau im Bett durch z. B. Federn- und Daunenfüllungen (gestörte Thermoregulation)
- Luftbewegungen, Durchzug
- Störungen durch Klimaanlage
- Keine schlafbiologische Nachtbeleuchtung für WC-Gänge mit hohem Weckreiz durch Blaulicht-Frequenzen
- Strahlungsfelder-Reflexion durch z. B. Siegel, Metalle im Schlafraum
- Geobiologie/natürliche Störzonen
- Radongas-Belastungen (radioaktive Ausgasungen in gewissen Regionen)
- »Negative Raum-Energien«, z. B. Autogarage, Heizraum, Öltank direkt unter dem Schlafraum etc. durch Ausdünstungen
- Störende Farbfrequenzen (Wände und Einrichtung)

Aus der Liste erkennen Sie, dass die möglichen unterschiedlichen elektromagnetischen Felder (EMF) eine dominante Rolle am Schlafplatz einnehmen. Es gibt Tausende Studien und Untersuchungen darüber, die zwar oft auch gegenteilige Ergebnisse zeigen, doch zahlreiche Experten sind sich darüber einig, dass insbesondere die elektromagnetische Umweltverschmutzung zu den größten Gesundheitsgefahren und schlafstörenden Einflüssen zählt. Dies auch deswegen, weil diese technisch erzeugten Felder, vor allem die gepulste Mobilfunkstrahlung, zu Veränderungen in den Gehirnwellen führen können und zusätzlich die Produktion des Schlaf-Regulations-Hormons Melatonin und anderer Hormone stören. Zudem werden schlafbiologisch wichtige und natürliche Felder wie das Erdmagnetfeld von den technischen Feldern überlagert und so die Schlafqualität vermindert.

Eine interessante Studie

Nicht uninteressant ist, dass sogar eine von einem Mobilfunkbetreiber beauftragte wissenschaftliche Untersuchung negative Auswirkungen belegt hat. Der Studie zufolge hat die Verwendung von Mobiltelefonen vor dem Zubettgehen eine negative Auswirkung auf den Schlafprozess und die Schlafqualität. Ebenso sind Störungen der Konzentration, Depressionen und Kopfschmerzen mögliche Folgen. Die Wayne State University, Michigan, USA, hat die umfassende Studie* in einer Kooperation mit der Uppsala Universität und dem Karolinska Institut, Schweden, durchgeführt. Die der Mobilfunkstrahlung ausgesetzten Studienteilnehmer benötigten länger, um in die Tiefschlafphase zu kommen, und blieben kürzer in der tiefsten Phase ihres Schlafs. Dies deutet einmal mehr darauf hin, dass die Strahlung messbare Effekte auf unser Gehirn und auf den Schlafverlauf hat. Auch elektromagnetische Felder, die extern durch Mobilfunktürme, Funksignale, Hochspannungsleitungen, Eisenbahnlinien etc. erzeugt werden, erreichen mehr oder weniger ungehindert die Schlafplätze in Gebäuden und Schlafräumen.

Für mich steht nach unzähligen elektrobiologischen Schlafplatzmessungen außer Zweifel, dass die Schlafplätze des Zivilisationsmenschen nachhaltig gestört sind. Die größte biologisch wirksame Hilfe bietet dabei die Körpererdung, vor allem, wenn man dazu bewährte und als Medizinprodukt zugelassene Erdungsauflagen (Lokosana®) verwendet.

Was Sie vermeiden sollten

Insgesamt führen interne und externe Stressreize in Kombination mit Luftschadstoffen und technischen Strahlungsfeldern zu einem schlafstörenden »Neuro-Stress«, der durch Veränderung der Gehirnchemie, vor allem von für den Schlaf wichtigen Hormonen wie Serotonin, Dopamin, Melatonin und Noradrenalin entsteht. Aus diesen und zahlreichen anderen Gründen

* (Lean, 2008)

und vor allem aus schlaf- und elektrobiologischer Sicht sollten Sie an Ihrem Schlafplatz beispielhaft Folgendes unbedingt vermeiden:

- Smartphone, iPad, DECT-Schnurlos-Telefon
- WLAN-Router
- Elektrische Radiowecker, elektrische Geräte
- Fernsehgeräte, HiFi-Anlagen
- Leuchten mit Transformatoren
- Energiesparlampen
- Halogenleuchten
- Leuchtstoffröhren
- Elektroheizungen, Nachtspeicher und Radiatoren

Kriterium 3: Ihr ganzheitliches, naturkonformes Bettsystem

Das Bettsystem ist, wie Sie in diesem Buch wiederholt erfahren haben, der wichtigste Schlaf- und Gesundheitsfaktor in Ihrem Leben. Deshalb sind die Anforderungen an ein ganzheitliches, naturkonformes Bettsystem vollkommen klar. Es muss allen bekannten schlafbiologischen, schlafmedizinischen, anatomisch-orthopädischen, bettklimatischen, thermoregulatorischen, mikrozirkulatorischen und elektrobiologischen Anforderungen an einen gesunden Schlaf entsprechen.

Genau dies erfüllt das unter meiner Anleitung entwickelte ganzheitliche und naturkonforme Bettsystem in einzigartiger Art und Weise. Ich werde nie behaupten, dass dies »das beste ganzheitliche und naturkonformste Bettsystem der Welt« ist. Was ich Ihnen allerdings mit voller Überzeugung mitteilen kann, ist die Tatsache, dass weder ich noch Fachexperten noch die Zehntausenden Kunden bis heute »etwas Besseres entdeckt oder gefunden haben«! Weswegen dies so ist, kann man wie folgt zusammenfassen.

Der Aufbau des Bettsystems erfolgt in Schichten, ähnlich der Anatomie des Menschen. Der doppelseitige, hochflexible und freischwingende Lamellenrost entspricht dem Halteapparat, sorgt während des Schlafs für eine Langzeit-Traktion der Wirbelsäule, die Wirbelkörper werden sanft gedreht und die Bandscheiben erhalten dadurch mehr Platz für ihre so wichtige Regeneration. Zudem passt sich der Lamellenrost an die jeweils individuelle Körperhaltung des Schläfers an. Die 100-Prozent Natur-Kautschuk-Matratze dient als Bindeglied zwischen Lamellenrost und Schläfer. Ihre Funktion gleicht jener der menschlichen Muskulatur und dem Bindegewebe. Mit ihren klimaregulierenden Eigenschaften sorgen Matratzenauflage und Zudecke aus Schafschurwolle für ein trocken-warmes Bettklima und entsprechen der Haut- und Stoffwechselfunktion beim Menschen. Die verwendeten Materialien sind ausschließlich naturbelassen, handwerklich verarbeitet und fördern so den gesunden, Bioenergetischen Schlaf®. Das komplette Bettsystem übernimmt während des Schlafes zudem eine Art »Entgiftungsfunktion«, daher sollten die verwendeten Materialien selbst naturbelassen und schadstoffarm sein und auch zu keinen elektrostatischen Aufladungen führen. Sämtliche Materialien haben eine natürliche und sehr hohe Selbstreinigungskraft.

Nach 40 Jahren Forschung und Erfahrung kann ich Ihnen aus voller Überzeugung das Erfolgsgeheimnis immer und immer wieder nennen: Es ist tatsächlich das Zusammenspiel von Schlafraum, Schlafplatz und Bettsystem, das für einen gesunden und vor allem Bioenergetischen Schlaf® unverzichtbar ist. Dabei bildet das Bettsystem das Herzstück. Für mich stand und steht deshalb absolut außer Zweifel, dass der Weg zur Super-Schläferin und zum Super-Schläfer über ein ganzheitliches Bettsystem führt, das allen notwendigen schlafbiologischen Anforderungen an den besten Schlaf entspricht. So wie der Weg eines Spitzensportlers an die absolute Spitze ebenfalls nur über seine perfekte und auf ihn abgestimmte Sportausrüstung führt.

Kapitel 14

Die 4-Nächte-Schlaf-Gesund-Woche

Ihr Schlaf-Gesund-Programm

Das Fachgebiet der Schlafpsychologie untersucht den Schlaf und beschäftigt sich mit nicht organisch bedingten Schlafstörungen und deren Beseitigung. In der von mir weiterentwickelten Schlafpsychologie habe ich mich ganz gezielt mit notwendigen und wichtigen Schlaf-Gesund-Regeln auseinandergesetzt, die ein »schlaffreundliches Verhalten« am Tag betreffen, also mit verhaltenspsychologischen und -physiologischen Faktoren. Dabei konnte ich elementare konstante und variable Schlüsselfaktoren ausmachen, die den Schlaf messbar verbessern. Dazu zählt neben psychologischen Ansätzen zur Verbesserung und Beseitigung von nicht organisch bedingten Schlafproblemen vor allem ein ganzheitliches Bettsystem. So ist die von mir weiterentwickelte Schlafpsychologie zu einer einzigartigen Verschmelzung von Hardware (Schlafraum-Schlafplatz-Bettsystem) und Software (psychologische Wissenschaft) sowie Schlafcoaching, also der Praxis mit der Umsetzung von Regeln aus der Schlafwissenschaft, geworden.

Gerade jetzt am Anfang benötigen Sie auf Ihrem Weg zur Super-Schläferin oder zum Super-Schläfer fachliche Unterstützung, damit das bisherige schlafstörende Verhalten vermieden oder entschärft wird. Die Berücksichtigung der nachfolgenden wichtigsten Möglichkeiten der Einflussnahme kann Ihre erste Phase der Schlafoptimierung begleiten. Das Vermeiden der flachen, horizontalen Schlafposition und das Schlafen in Ganzkörper-Schräglage können Sie dabei massiv unterstützen. Meine jahrzehntelangen Erfahrungen haben zudem gezeigt, dass man durch ein gezieltes, psychologisch fundiertes Stress- und Schlafmanagement die Qualität des Schlafs und der Erholung enorm steigern kann.

Jetzt geht es darum herauszufinden, ob und wie gut dies bei Ihnen klappt. Und ob Sie tatsächlich besser schlafen können, als Sie dies bisher taten. Vielleicht sind Sie bereits mittendrin in Ihren Versuchen und haben schon die ersten Erfolge zu vermelden. Wie auch immer – wenn Sie ab sofort mindestens vier Nächte pro Woche für ausreichend guten Schlaf sorgen und zusätzlich einige Minimum-Maximum-Faktoren beherzigen, das Schrägschlaf-Konzept umsetzen und im Lauf der Zeit idealerweise das Schlaf-Konzept an Ihrem Schlafplatz inklusive Körpererdung installieren, wird aus 1+1 locker drei oder auch viel mehr. Das heißt, Sie werden durch diese seit Jahrzehnten bewährten Maßnahmen vom schlechten Schläfer zu einem guten Schläfer und vom guten Schläfer zu einem Super-Schläfer!

Die richtigen Tage/Nächte wählen

In der Praxis und vor allem in der Auswertung von Schlafmessungen zeigt sich, dass die Nacht von Sonntag auf Montag besonderes Augenmerk verdient, da diese Nacht in der Regel von der Schlafqualität und Regeneration her eher mäßig bis schlecht ist. Im Vergleich zu anderen Nächten ist sie in der Regel die schlechteste der ganzen Woche! Das hängt möglicherweise – wie bereits erwähnt – mit den veränderten Schlafgewohnheiten am Wochenende, mit längerem Ausschlafen und mit dem Beginn der Arbeitswoche oder dem Alltag zusammen. Also empfehle ich Ihnen, zu Beginn bei der Auswahl Ihrer vier Nächte diese Nacht von Sonntag auf Montag nicht zu wählen, sondern die im Regelfall beste Nacht in der Woche zu berücksichtigen. Bei Berufstätigen und im Allgemeinen zeigt sich, dass die im Vergleich »beste Nacht« die von Freitag auf Samstag ist. Der Grund? Da geht es um positive Emotionen, die Arbeitswoche ist abgelaufen und es winkt das Wochenende mit allen möglichen Highlights. Genau das fördert einen guten Schlaf. Mit dieser Nacht haben Sie auch emotional einen besseren Start in Ihre 4-Nächte-Schlaf-Gesund-Woche. Jetzt suchen Sie sich die restlichen 3 Nächte zwischen Montag und Donnerstag aus. Idealerweise machen Sie dies am Anfang auch abhängig von Ihren geplanten Aktivitäten und unausweichlichen Abendterminen, privat, beruflich oder sportlich. »Hören« Sie auch auf Ihr Bauchgefühl und gehen Sie intuitiv an die Auswahl heran. Egal wie und was kommt, behalten Sie die einmal ausgewählten Nächte unbedingt bei.

Achten Sie auf körperliche Fitness

Parallel zu allem, was Sie in Richtung Schlafverbesserung unternehmen, sollten Sie sich unbedingt nebenbei mit Ihrer körperlichen und mentalen Fitness beschäftigen. Noch einmal zur Erinnerung: »Es gibt keinen Kranken, der gut schläft und es gibt keinen Gesunden, der schlecht schläft!« Menschen, die körperlich und mental fit sind, die eine gute Ausdauer haben, die neben Fettgewebe auch ausreichend über Muskeln verfügen, schlafen eindeutig besser als Menschen, die alle diese Voraussetzungen nicht erfüllen. Besorgen Sie sich ein qualitativ gutes Mini-Trampolin – fünf bis zehn Minuten Trampolintraining am Tag werden Sie diesbezüglich bereits vorwärtsbringen. Erinnern Sie sich, wichtig ist nicht nur die Entscheidung, es tun zu wollen, sondern das tatsächliche Tun!

Wenn Sie Ihren Schlaf verbessern können, werden in diese Richtung auch »kleine Wunder« zu Ihren Gunsten passieren, denn sobald Sie besser schlafen – das haben Studien gezeigt – werden Sie sich automatisch mehr bewegen, werden Sie auch mehr Lust auf sportliche Aktivitäten bekommen, werden Sie gesünder essen und alle diese positiven Wechselwirkungen werden sich auch unmittelbar auf Ihre körperliche und mentale Fitness positiv auswirken. Durch den besseren Schlaf bekommen Sie insgesamt viel mehr hilfreiche Gedanken in Ihren Kopf! Aber behalten Sie bitte ebenfalls immer im Hinterkopf »wer nicht permanent an sich und mit sich selbst arbeitet und für einen gesunden Schlaf sorgt, an dem wird eines Tages gearbeitet werden«.

Starten Sie JETZT mit Ihrem ganz persönlichen Schlaf-Plan

Bei der Planung Ihrer 4-Nächte-Schlaf-Gesund-Woche ist es im ersten Schritt darum gegangen, die ausgewählten Nächte, an denen Sie Ihren Schlaf ganz gezielt im Fokus haben, festzulegen. Die erste Aufgabe ist es nun, Ihre Schlafdauer zu optimieren. Dabei sollten Sie sich mit sich selbst in diesen ausgewählten Nächten auf die mehrfach erwähnten plus/minus 7,5 Stunden Schlafdauer einigen. Als nächsten Schritt geht es darum, dass Sie sich an den vier festgelegten Tagen und Nächten an die für Sie notwendigen Schlaf-Gesund-Regeln halten. Dabei kann Ihnen die Minimum- und Maximum-Strategie sehr behilflich sein. Davon sollten Sie idealerweise drei festlegen und sich an den ausgewählten Tagen/Nächten strikt daranhalten. Im nächsten Abschnitt finden Sie dazu einige konkrete Beispiele, an denen Sie sich orientieren können.

Schlaf-Synchronisation und Abbau der Schlafschulden

Ganz im Vordergrund steht, dass es Ihnen gelingt, Ihren Schlaf wieder zu synchronisieren. Das heißt, dass Sie Ihre innere Uhr wieder mit Ihrem Chronotyp in Einklang bringen. Legen Sie daher für die ausgewählten vier Tage bzw. Nächte in etwa gleichbleibende Einschlaf- und Aufwachzeiten fest, die Ihrem Chronotyp entsprechen. Als »Lerche« sollten Sie Ihre Einschlafzeit zwischen 22:00 und 22:30 Uhr festlegen. Ihre Aufstehzeit jeweils etwa 7,5 Stunden später. Falls Sie Chronotyp »Eule« sind, sollten Sie darauf achten, dass Ihre Einschlafzeit nicht zu spät erfolgt und auch von Ihrer Aufstehzeit abhängig ist. Vor allem, wenn Sie am Morgen verpflichtende Beginnzeiten haben. Falls Sie ausschlafen können, macht das die Sache einfacher.

Je genauer Sie die Einschlafzeit für die ausgesuchten vier Tage/Nächte einhalten können, desto besser. Stellen Sie sich abends einen Wecker oder geben Sie die gewünschte Einschlafzeit mit einer »Signal-Funktion« in Ihr Smartphone ein. Gewöhnen Sie sich Schritt für Schritt an Ihren neuen Schlafplan. Gehen Sie an den ausgewählten Tagen zur gleichen Zeit ins Bett und stehen Sie auch zur gleichen Zeit auf, auch am Wochenende. Was Ihre Schlafschulden anbelangt, bleiben Sie längstens je eine Stunde länger im Bett. Das wird Ihre innere Uhr halbwegs tolerieren.

Sie können sich bei Ihrem persönlichen Schlafplan bei der einfachen Variante nur auf Ihre Schlaf-Synchronisation und den Abbau Ihrer Schlafschulden beschränken. Sie können aber auch gleich »in die Vollen« gehen und zusätzliche Maßnahmen zur Verbesserung Ihres Schlafs und Ihrer Erholung am Tag, am Abend und in der Nacht treffen. Dazu habe ich für Sie sowohl ein 10-Punkte-Morgen/Tages-Programm als auch ein 10-Punkte-Abend/Nacht-Programm entwickelt.

Ihr 10-Punkte-Morgen/Tages-Programm

Idealerweise haben Sie Ihr Bett bereits schräg gestellt und schon entsprechende Erfahrungen gemacht. In jedem Fall wird Ihnen der Schlaf in Ganzkörper-Schräglage bei der Umsetzung sehr behilflich sein. Vor allem, was den notwendigen Abbau Ihrer Schlafschulden anbelangt. Ihre 4-Nächte-Schlaf-Gesund-Woche startet jeweils am Tag. Dabei beachten Sie nach Möglichkeit diese 10 Punkte:

1. Nach dem Aufwachen am offenen Fenster – wenn Sie nicht direkt an einer stark befahrenen Straße wohnen – zehn tiefe Atemzüge nehmen. Falls die Sonne sichtbar ist, zwei-, dreimal kurz in Richtung der Sonne blinzeln, um die innere Uhr zu synchronisieren.
2. Bevor Sie zur Arbeit gehen, laufen Sie eine kleine Runde, um das Haus/um den Wohnblock, fünf Minuten reichen. Kontakt zur Sonne aufnehmen, zwei-, dreimal kurz in Richtung Sonne blinzeln.
3. Falls Sie eine sitzende Tätigkeit haben, stehen Sie alle 30 Minuten für ein bis zwei Minuten auf, bleiben Sie einfach aufrecht stehen oder gehen Sie im Raum umher. Falls Sie bei Ihrer Arbeit viel stehen müssen, setzen Sie sich alle 30 Minuten für ein bis zwei Minuten auf einen Stuhl und bleiben Sie dort sitzen. Es geht in beiden Fällen nur um einen Positionswechsel in Sachen Schwerkraft.
4. Trinken Sie über den Tag verteilt sechs bis acht Gläser sauberes, kohlensäurearmes Wasser.
5. Machen Sie ab der Aufstehzeit alle 1,5 Stunden eine zehnminütige Pause, in der Sie sich entspannen und ausruhen. Folgende Anti-Stress-Übung hat sich dabei bewährt: Stehen Sie gerade, während Sie einatmen, ziehen Sie Ihre Schultern hoch zu Ihren Ohren, gleichzeitig ballen Sie Ihre Hände zu Fäusten, jetzt halten Sie diese Spannung fünf Sekunden, und während Sie anschließend ausatmen, lassen Sie langsam die Spannung los. Das können Sie gerne ein zweites Mal wiederholen.
6. Machen Sie ab der Aufstehzeit alle vier Stunden eine mindestens 20-minütige Pause. Atmen Sie in dieser Zeit ruhig ein und aus, hören Sie entspannende Musik, machen Sie eine kurze Meditation.

7. Wenn Sie keine Einschlafstörungen haben, dann machen Sie ein kurzes Mittagsschläfchen. 15 Minuten, Wecker stellen.
8. Machen Sie 15 Minuten oder gern auch mehr Bewegung oder Sport, machen Sie einen kurzen Waldspaziergang oder gehen Sie barfuß auf einer Wiese, im Wald, am Flussufer oder schwimmen Sie eine Runde, wenn es die Jahreszeit zulässt. Das Minimum sind acht Minuten Wippen oder leicht auf dem Mini-Trampolin hüpfen.
9. Trinken Sie über den Tag nicht mehr als zwei bis drei Tassen Kaffee oder Schwarzen bzw. Grünen Tee. Spätestens ab 17:00 Uhr keine koffeinhaltigen Getränke mehr!
10. Nehmen Sie Ihre täglichen Mahlzeiten (Frühstück, Mittagessen, Abendessen) nach Möglichkeit jeweils zur selben Zeit ein. Das hilft zusätzlich, Ihre innere Uhr zu synchronisieren.

Ihr 10-Punkte-Abend/Nacht-Programm

1. Um in den vier Nächten jeweils etwa 7,5 Stunden Schlaf zu bekommen, sollten Sie eine fixe Einschlaf- und Aufwachzeit festlegen.
2. Legen Sie zwischen 18 und 19 Uhr eine »Feierabend-Stunde« ein. Nichts Aufregendes. Nichts Anstrengendes. Hören Sie entspannende Musik, lesen Sie in einem Buch, unterhalten Sie sich mit Ihrem/r Partner/Partnerin. Spielen Sie mit Ihren Kindern.
3. Nehmen Sie spätestens um 20:00 Uhr ein leicht verdauliches Abendessen zu sich. Übertreiben Sie es nicht mit Alkohol.
4. Schauen Sie nicht länger als eine Stunde vor dem Schlafengehen fern. Gehen Sie nicht direkt nach TV-Konsum ins Bett, sondern lassen Sie mindestens eine dreiviertel Stunde verstreichen.
5. Einschlaf-Ritual: Nehmen Sie eine halbe Stunde vor dem Zubettgehen ein lauwarmes Entspannungsbad. Verwenden Sie dazu natürliche Badezusätze wie Lavendel, Baldrian, Goldmohn. Oder duschen Sie lauwarm mit entspannenden Duschgels.
6. Einschlaf-Ritual: Abendtoilette, Körperpflege, Zähne putzen. Verwenden Sie eine fluoridfreie Zahncreme.
7. Achten Sie im Badezimmer auf eine schlaffreundliche Beleuchtung mit geringem oder besser noch ohne Blaulicht-Anteil

8. Sobald Sie im Bett liegen, beginnen Sie mit einer der von mir empfohlenen Einschlafübungen, einer Einschlafmeditation, Einschlafaffirmation oder Dankbarkeitsübung. Machen Sie dies ruhig, ohne Erwartungsdruck. Lassen Sie den Tag los und glauben Sie daran, dass Sie gut schlafen werden.
9. Falls Sie in der Nacht wach werden oder zu früh aufwachen, bleiben Sie trotzdem ruhig. Machen Sie kein Licht, schauen Sie nicht auf eine Uhr, atmen Sie ruhig ein und aus und verwenden Sie die empfohlenen Einschlafübungen.
10. Falls Sie in der Nacht auf die Toilette müssen, machen Sie gerade so viel Licht, dass Sie gut auf die Toilette und wieder in Ihr Bett finden. Falls Sie nicht sofort weiterschlafen können, verwenden Sie die empfohlenen Einschlafübungen.

Unabhängig von möglichen anfänglichen Rückschlägen, sollten Sie an diesem einfachen Programm sechs Wochen lang unbedingt dranbleiben. Ich verspreche Ihnen, wenn Sie dies voller Leidenschaft durchziehen, wird es nicht umsonst sein. Sie werden immer besser schlafen! Zusätzlich werden Sie wertvolle Erfahrungen sammeln, Sie werden sich selbst, Ihr Wach-, Schlaf- und Traumleben viel besser kennenlernen. Ihre wichtige Selbstliebe wird sich ebenfalls verbessern. Und Sie werden erkennen, wo bei Ihnen das Verbesserungspotenzial tatsächlich liegt und was Sie in der Zukunft benötigen werden, um Ihre Reise zur Super-Schläferin bzw. zum Super-Schläfer fortsetzen zu können.

Ihr Notfall-Programm – die »Introbrain-Einschlaf-Methode«

Egal wo Sie stehen und wie es jetzt und heute um Ihren Schlaf und speziell um das Einschlafen steht: Sie sollten für alle Fälle ein Standard-Programm zum schnellen Einschlafen erlernen und jederzeit zur Verfügung haben. Denn keine Nacht ist wie die andere und es wird immer Tage geben, die zu Nächten führen, die nicht so gut sein werden. Und es wird immer Situationen in Ihrem

Leben geben, die Sie daran hindern werden, nicht gut ein- und durchzuschlafen. Hier gibt es aufgrund meiner langjährigen Erfahrungen nur eine Möglichkeit, sich unabhängig von allen anderen Hilfsmitteln selbst zu helfen: Indem Sie Ihr Gehirnpotenzial und die Kraft Ihrer Gedanken einsetzen!

Die »Introbrain-Einschlaf-Methode« ist eine bewährte, mental-geistige Einschlaftechnik. Sie besteht aus mehreren Schritten, die sich vor allem auf progressive Muskelentspannung, tiefes Atmen und imaginierte Bilder stützen. Das Ziel ist es, auch mit durchaus herausfordernden inneren und äußeren Bedingungen in einen ruhigen und harmonischen Zustand zu kommen und dadurch besser ein- und in der Folge auch durchzuschlafen. Die Einbeziehung dieser bewährten Methode in Ihre nächtliche Routine kann Ihre Schlafgewohnheiten und das allgemeine Wohlbefinden sofort verbessern. Diese Methode funktioniert unter extremen Bedingungen und kann von jedem Menschen erlernt und erfolgreich angewendet werden. Die Erfolgsquote liegt bei sagenhaften 96 Prozent! Das Funktionieren der »Introbrain-Einschlaf-Methode« ist gleichzeitig ein Beweis mehr, dass und wie Gedanken und Vorstellungen unser Wohlbefinden und damit das Einschlafen positiv beeinflussen können.

Die »Introbrain-Einschlaf-Methode« im Detail

Bei dieser zusätzlichen Einschlaf-Methode geht es um die Besänftigung eines aufgewühlten, gestressten, verängstigten und unruhigen »Geistes«. Deshalb wird die »Urform« dieser Methode unter anderem von Mitgliedern der US-Armee seit Jahrzehnten eingesetzt, insbesondere dort, wo es »laut, stressig und gefährlich« ist. Unter solchen Umständen funktioniert der Schlaf keinesfalls automatisch und vor allem nicht gut. Ursprünglich wurde diese Einschlafmethode übrigens 1981 im Buch »Relax and Win: Championship Performance« des Olympiatrainers Lloyd Bud Winter beschrieben – genau zu jener Zeit, als ich begann, mich mit dem Schlaf zu beschäftigen. Winter verbrachte die Jahre nach dem Zweiten Weltkrieg damit, mit Mitgliedern des US Army Air Corps zu sprechen, und erfuhr von einer wenig bekannten Technik, mit der sie ihre Piloten zur Entspannung verhalfen. Es hieß, dass Piloten der Pre-Flight School (Vorflug-Ausbildung), die diese Einschlaf-

Methode anwandten, innerhalb von zehn Minuten einschlafen konnten. Berichten zufolge konnten 96 Prozent der Piloten, die diese Methode nutzten, innerhalb von nur sechs Wochen in diesem Zeitraum einschlafen – selbst mit Schüssen im Hintergrund! Ich habe diese bewährte Methode entsprechend modifiziert.

In sechs Schritten vom Wachsein zum Schlafen

Im Folgenden erfahren Sie die Schritte der »Introbrain-Einschlaf-Methode« und wie diese zu einem erholsamen Schlaf führen kann. Die Technik war von Anfang an so konzipiert, dass sie einfach und effizient ist. Sie können bereits heute Abend mit Ihrem »Training« beginnen, Sie müssen diese Methode tagtäglich üben, damit Sie funktioniert, sobald Sie sie benötigen.

Installieren Sie den Einschlaf-Automatismus

Am besten beginnen Sie damit, diese Methode in Ihrem Bett und an Ihrem eigenen Schlafplatz einzuüben. Sobald Sie die Methode beherrschen, können Sie sie überall anwenden. Sie funktioniert sowohl im Liegen und im Sitzen, auch im Flugzeug. Der entscheidende Punkt ist, dass Sie innere Ruhe und den Stillstand Ihrer Gedanken in Ihrem Kopf erreichen, um loslassen, entspannen und einschlafen zu können.

Schritt 1: Suchen Sie sich in Ihrem Bett die bequemste Position

Am besten können Sie sich im Regelfall in Rückenposition entspannen. Suchen Sie sich die bequemste Körperhaltung, die Sie in diesem Moment einnehmen können. Sorgen Sie dafür, dass Ihr Kopfkissen gut passt, Ihr Körper gut und bequem unter Ihrer Zudecke liegt. Schließen Sie die Augen und beginnen Sie, ruhig und gleichmäßig zu atmen.

Schritt 2: Entspannen Sie Ihre Augenmuskeln

Ihre Augenmuskeln zählen zu den am meisten beanspruchten Muskeln Ihres Körpers! Schließen Sie Ihre Augen und streicheln Sie Ihre Augen 20 Sekunden lang ganz sanft, als ob Sie sie kitzeln würden. Das reduziert sofort die aufgestaute Muskelspannung in Ihren Augen. Reiben Sie Ihre Hände 20 Sekunden aneinander und legen Sie die warmen Handballen sanft auf Ihre geschlossenen Augen. Die Wärme Ihrer Hände entspannt und beruhigt ebenfalls die meistens verspannten Augen samt den Augenmuskeln.

Schritt 3: Entspannen Sie Ihr Gesicht

Gehen Sie jetzt gedanklich in Ihr Gesicht, entspannen Sie dabei Ihre Gesichtsmuskeln. Konzentrieren Sie sich dabei nacheinander gezielt auf Ihre Stirn, Ihre Augen, Ihre Wangen, Ihren Kiefer, den Gaumen und die Zunge. Bringen Sie Ihr gesamtes Gesicht in einen entspannten, losgelösten Modus. Lächeln Sie, als hätten Sie Grund zur Freude. Auch ein »falsches« Lächeln hebt die Stimmung und macht Sie ein wenig glücklicher. Unser Gehirn reagiert darauf und schüttet Endorphine (Glückshormone) aus. Dies bewirkt einen emotional befreienden Effekt für Ihren Körper und Geist.

Schritt 4: Entspannen Sie Ihren Oberkörper

Erspüren Sie noch vorhandene Anspannungen und »lockern und entspannen« Sie diese gedanklich. Lassen Sie Ihre Schultern bewusst und sanft nach unten sinken. Ebenso Ihre Arme und Hände. Stellen Sie sich so deutlich wie möglich vor, dass ein sanfter, warmer Wind Ihre Arme und Hände aufwärmt und Ihren Körper sanft auf die Schlafunterlage drückt. Jetzt tief durchatmen, das hilft immer, vor allem das Ausatmen ist eine ideale Hilfe, noch tiefer zu entspannen. Atmen Sie langsam und tief durch die Nase ein und lassen Sie alle Anspannungen beim Ausatmen durch den Mund aus Ihrem Körper fließen. Verlängern Sie in jedem Fall das Ausatmen, dies unterstützt den Entspannungsprozess in Ihrem Oberkörper.

Schritt 5: Entspannen Sie Ihren Unterkörper samt den Beinen

Konzentrieren Sie sich jetzt darauf, wie sich vor allem Ihr Magen und Bauch völlig entspannen. Lockern Sie dann Ihr Becken, Ihre Beine und Füße. Sie spüren wieder den warmen Wind und dieses Mal lässt er Ihre Beine und Füße sanft nach unten gleiten. Lassen Sie Ihre Beine und Füße in Ihre Schlafunterlage sinken. Der ganze Körper ist jetzt warm, bleiern schwer und Ihre Schlafunterlage fühlt sich kuschelweich an. Sie fühlen sich sicher und geborgen.

Schritt 6: »Entleeren« Sie Ihren Geist

Es gibt mehrere Möglichkeiten, dies zu tun. Versuchen Sie beispielsweise, sich einige beruhigende Bilder vorzustellen, etwa an einem fließenden Fluss am Ufer im samtweichen Gras zu liegen oder in die Wolken zu starren. Sehr oft haben wir in solchen Situationen störende »Zwangsgedanken« oder die Gedanken hören nicht wirklich auf zu kreisen. Wenn das der Fall ist, versuchen Sie, etwa 20 bis 30 Sekunden lang immer wieder zu wiederholen: »Meine Gedanken ziehen an mir vorbei wie Wolken.« Sollte dies nicht sofort zum gewünschten Erfolg führen, nämlich dass Ihr »Gedankenkarussell« zum Stillstand kommt, werden Sie bitte nicht wütend; bleiben Sie optimistisch. Denn dann wird Ihnen eine weitere Technik, wie Sie Ihren Geist »entleeren« können, mit großer Wahrscheinlichkeit helfen. Diese »Gedanken-Stopp-Technik« stammt aus meinem Schlaf-Gesund-Coaching. Beginnen Sie, unaufhörlich die immer gleiche Frage an sich selbst zu richten, ruhig und unaufgeregt: »Wo kommt mein nächster Gedanke her und wo will er hin?« – »Wo kommt mein nächster Gedanke her und wo will er hin?« – »Wo kommt mein nächster Gedanke her und wo will er hin?«, und lassen Sie sich überraschen, was dann geschieht!

Was sagt die Wissenschaft?

Obwohl es zur oben beschriebenen Einschlaftechnik keine konkreten wissenschaftlichen Studien gibt, ist sie millionenfach erprobt. Allein schon über die Jahrzehnte bei der US-Armee, und dies – laut deren Aufzeichnungen – mit einer 96-prozentigen Erfolgsquote. Die Erfolge dieser Methode lassen sich auch mit den Erkenntnissen der heutigen Wissenschaft in Einklang bringen. Denken Sie an das Kapitel zu den Meditationen und Affirmationen oder Suggestionstechniken. Sie fördern mit dieser einfachen Methode im Wesentlichen den Einschlafprozess durch bewährte Entspannungstechniken. Dazu zählen:

- Tiefes Ein- und Ausatmen
- Muskelentspannung
- Biofeedback
- Visualisierung
- Körper-Scan

Wenn Sie damit beginnen, sich auf Ihre Atmung und auf Ihren Körper zu konzentrieren und sich allein dadurch vom Nachdenken über andere Dinge ablenken, haben Sie eine zuverlässige Methode, das Einschlafen zu unterstützen. Gleichzeitig schlummert in der »Introbrain-Einschlaf-Methode« ein weiterer und oft übersehener Vorteil, nämlich »die Kraft der Wiederholung und Routine«, also eine Art Biofeedback mit dem eigenen Gehirn. Die sogenannte Introspektion, also der »Blick ins geistige Innere«, in unsere Gedankenwelt ist eine der wesentlichen Grundlagen. Es handelt sich also um eine psychologische Methode, die als direkter Zugang zur eigenen Bewusstseins- und Erlebniswelt der vorherrschenden Gedanken wichtig ist. So erfassen wir unsere aktuelle innere Realität. Gleichzeitig profitiert die wiederholende Fragestellung »Wo kommt mein nächster Gedanke her und wo will er hin?« davon, dass unser Gehirn bewusst immer nur einen Gedanken denken kann. Genau dadurch können wir unser Gehirn überlisten und es kommt zu den positiven Erlebnissen der »Gedankenentleerung« in unserem Gehirn. Eine ideale Voraussetzung, um sanft einzuschlafen!

Untersuchungen haben gezeigt, dass das Einhalten einer Routine generell eine der besten Möglichkeiten ist, Ihre Schlafgewohnheiten zu verbessern. Das entwickelt sich im Lauf der Zeit um ein eingespieltes und sich selbst verstärkendes Ritual wie das Lesen vor dem Schlafengehen, Duschen oder andere entspannende Praktiken. Starten Sie vorsorglich mit dieser Methode, erwarten Sie sich jedoch keine sofortigen Ergebnisse. Es kann zwischen zwei bis sechs Wochen dauern, bis Sie zur Expertin bzw. zum Experten für diese »Introbrain-Einschlaf-Methode« werden. Sobald es für Sie beginnt zu funktionieren, werden Sie gern dabeibleiben und diese Methode wo immer notwendig auch als »Notfall-Programm« einsetzen.

Kapitel 15

Bioenergetischer Schlaf® als Manifestationswerkzeug

Die fundamentale Dimension des Schlafs

In diesem Buch haben Sie vermutlich ganz neue Perspektiven und Aspekte des Schlafs kennengelernt. Und trotzdem konnte die Frage, »Was ist Schlaf überhaupt?«, nicht beantwortet werden. Was wir sicher wissen, ist, dass der Schlaf weder das Gegenteil von Wachheit ist noch etwas mit dem »Erwachen« zu tun hat. Schlaf hat nicht wirklich ein definierbares Gegenteil. Wir leben aktuell und vermutlich über mehrere Dekaden in einer Zeit, in der es aus ganzheitlicher und spiritueller Sicht notwendig sein wird, dass wir unseren »Schlaf« von einer anderen Seite kennen und nutzen lernen. Wir alle befinden uns in einem planetarischen Transformationsprozess. An der Oberfläche bleibt »kein Stein auf dem anderen«, in der Tiefe sind enorme Veränderungsprozesse im Gang. Durch die »kollektive Betäubung« nehmen dies im Verhältnis nur wenige Menschen wahr. Dabei kann der Bioenergetische Schlaf®, also der biologisch bestmögliche Schlaf, zum wichtigsten Bindeglied und gleichzeitig Manifestationswerkzeug für Ihre persönliche und gleichzeitig für die kollektive Transformation werden.

Verbinden Sie sich im Schlaf mit dem »universellen Geist«

Der Schlaf spielt in allen Lebensprozessen eine übergeordnete Rolle, vor allem, wenn es um inneres und äußeres Wachstum geht. Gleichzeitig ist es höchste Zeit, dass wir in uns selbst aufwachen, und genau dabei hilft uns ein gesunder und ausreichender Schlaf. Dann können wir die Kräfte des Schlafs nicht nur für mehr Glück, Gesundheit und Erfolg nutzen, sondern ihn aktiv in den persönlichen Schöpfungsprozess integrieren und gezielt für ein noch besseres Leben einsetzen. Der Schlaf ist aus meiner Sicht ein hoch spiritueller Prozess, es geht im Schlaf um unsere Sterblichkeit, denn nicht umsonst wird unser Schlaf als »der kleine Tod« bezeichnet. Und der Schlaf hat nach wie vor zahlreiche unerforschte und noch nicht entdeckte Dimensionen. Wir sind im Schlaf ohne Bewusstsein, ohne Wahrnehmung von Raum und Zeit. Trotzdem befinden wir uns in der Dualität, denn das regelmäßige Einschlafen und Aufwachen sind durchaus duale Prozesse. Wir lassen unser inneres Selbst im Schlaf völlig los und transformieren uns in eine neue Daseinsform. Im Schlaf tauchen wir tiefer in die eigentliche Quelle des Lebens und unseres Höheren Selbst ein. Wir sind mit uns selbst und der Schöpfung auf das Engste verbunden. Bei all dem bewegen wir uns von der Zeit zum Zeitlosen, zu einem Tor hin zur Ewigkeit. Im Schlaf vergeht für uns bewusst keine Zeit und wir befinden uns, ohne dass wir dies wahrnehmen können, in einer anderen, nicht fassbaren Dimension. Dort verwandelt sich alles in traumhafte Bilder, gepaart mit echten Wahrnehmungen und Eindrücken, an die wir uns beim Erwachen erinnern können. In dieser Dimension tritt der psychische Aspekt des Träumens in ganz bestimmten Phasen in den Vordergrund. Dabei können wir von den Problemen, Ängsten und Konflikten der Gegenwart träumen, gleichzeitig können wir diese im Schlaf auch völlig »vergessen«. Erstaunlicherweise sowohl die Vergangenheit, Gegenwart und Zukunft. Es gibt tatsächlich keine Zeit. Wir sind Namen-los, Zeit-los, Raum-los und Sinn-los. Und trotzdem können wir den Schlaf neben all den wichtigen Prozessen, die ich beschrieben habe, für ein noch besseres Leben nutzbar machen.

Machen Sie den Schlaf für Ihr Leben noch besser nutzbar

Viele Menschen wie Edgar Cayce (Der schlafende Prophet) machten sich den Schlaf direkt zunutze, um Juwelen aus der alles durchdringenden Freiheit und Allwissenheit hervorzubringen. Andere finden nach einem guten Schlaf praktische Antworten, Lösungen und Orientierung. Nicht umsonst haben wir oft das Bedürfnis, »darüber noch eine Nacht zu schlafen«. In der Welt der Heilung sind die gesundheitlichen Auswirkungen von Schlafstörungen nicht zu übersehen – geistig, emotional oder körperlich. Umgekehrt zählt der Schlaf zu den größten Heil-Geheimnissen.

Gegen Ende meines Buchs möchte ich gemeinsam mit Ihnen einen Level höher gehen bzw. den höchsten Level zur Nutzung Ihrer geistigen Kräfte ansteuern. Sicherlich haben Sie schon einmal davon gehört, dass sich unzählige Menschen mit der Praxis der Manifestation beschäftigen. Um ihre Gesundheit zurückzugewinnen, um mehr Glück und Erfolg im Leben zu haben, um konkrete Ziele leichter umzusetzen, um mehr Fülle in ihr Leben zu ziehen und vieles andere mehr. Zahlreiche Menschen schwören auf diese Praxis und wenden diese in ihrem Leben so oft wie möglich an.

Erstaunlicherweise haben viele Menschen, die das konsequent und richtig tun, damit über kurz oder lang tatsächlich unglaublichen Erfolg. Sollten Sie mit Ihrer Schlafverbesserung noch nicht dort sein, wo Sie sein wollen, ist natürlich folgende Frage auch spannend: Wäre diese Methode nicht auch bestens dazu geeignet, um Ihren Schlaf auf allen Ebenen weiter zu verbessern? Bevor wir uns konkret mit dieser Frage und der Antwort beschäftigen, vorab noch einige Hintergrundinformationen zur Praxis der Manifestation und zum zwischenzeitlich bereits oft zitierten »Gesetz der Anziehung«.

Bewusstsein und Schlaf-Wach-Traum-Rhythmen

Ihr Bewusstsein ist für Sie nicht wahrnehmbar, wenn Sie schlafen. Trotzdem gibt es viele Hinweise auf reichhaltige subjektive Erfahrungen während des Schlafs, von denen viele, sobald wir wach sind, unserer Erinnerung entglitten sind. William James, ein US-Psychologe und Philosoph (1842–1910), hat in diesem Zusammenhang von einem »Bewusstseinsstrom« gesprochen. Dieser sei sowohl im Schlaf als auch im Wachzustand kontinuierlich vorhanden. Aber wie erwähnt, wir können uns im Regelfall an diese auch im Schlaf stattfindenden Bewusstseinszustände nicht erinnern. Schlafende Versuchspersonen zeigen eine selektive Wahrnehmung äußerer Reize, wobei starke Reize im Allgemeinen zum Erwachen führen. Unser »Denken« während des Schlafs zeichnet sich durch ein hohes Maß an Autonomie und durch wenig willentliche Kontrolle aus. Die Wissenschaft bestätigt, dass sowohl kreative Einsichten als auch konkrete Problemlösungen im Schlaf auftreten können.

Es kommt also auch im Schlaf neben den Träumen zu einem »gedankenähnlichen Nachdenken«. So können unterschwellige Reize in die laufende mentale Aktivität des REM-Traum-Schlafs oder Tiefschlafs messbar integriert werden. Auf dieses Thema spezialisierte Forscher gehen davon aus, dass eine weitere Analyse des subjektiven Bewusstseins im Schlaf oder im Teilschlaf sehr relevant für ein umfassenderes Verständnis des menschlichen Bewusstseins sein könnte.

Am Anfang war der Geist

Sobald wir uns mit »geistigen« Themen beschäftigen, ist gut erkennbar, dass unser übliches Weltbild immer noch sehr mechanistisch geprägt ist. Dabei handelt es sich um eine philosophische Position, die im Sinne eines »metaphysischen Materialismus« von der Hypothese ausgeht, dass um uns herum ausschließlich Materie existiert. Dies setzt voraus, dass sämtliche Vorkommnisse selbst in der Natur auf mechanische Vorgänge zurückzuführen sind. Darunter fallen zum Beispiel Bewegungen, die Ausübung von Druck oder Zug etc. Die Schlussfolgerung daraus wäre, dass auch wir Menschen, vereinfacht ausgedrückt, wie Maschinen funktionieren.

Immer mehr bedeutende Philosophien der Gegenwart sehen den Schlüssel zur Zukunft immer klarer in einer »nicht materiell gesteuerten Welt«, sondern vielmehr in einem engen Zusammenhang mit der Quantentheorie. Denn in der Welt der Quanten gibt es gar keine Materie, dort redet man nur von Prozessen, vernetzten Beziehungen und Informationen – alles zusammen könnte man als einen universell wirkenden »Geist« bezeichnen. Weltbekannte Quantenphysiker wie der renommierte deutsche Prof. Dr. Hans Peter Dürr (1929–2014), Träger des Alternativen Nobelpreises, fassen es so zusammen: »Allem Lebendigen liegt ein universeller Quantencode zugrunde – ein geistiger Zusammenhang, der die Zukunft als offen erscheinen lasse.« Gleichzeitig scheint die Quantentheorie die Entstehung von Materie aus dem »Nichts« nicht nur zu erlauben, sondern regelrecht zu fordern. Selbst im »Nichts« gibt es also das Potenzial, etwas hervorzubringen – sogar ein ganzes Universum.

Auf dieser Theorie fußt die Praxis der Manifestation im täglichen Leben. Aus diesen Überlegungen heraus begründet sich das »Gesetz der Anziehung«. Es soll uns unterstützen, Wünsche und Ziele einfacher und rascher zu realisieren und in unser Leben zu bringen.

Vom Geist zur Materie - Manifestation

Nachdem Sie bereits reichlich Wissen rund um den Schlaf sammeln konnten, geht es um eine weitere Möglichkeit, wie Sie Ihre Ziele rascher und sicherer erreichen. Das Hauptziel dieses Buchs und unserer gemeinsamen Reise ist es, dass Sie zur Super-Schläferin bzw. zum Super-Schläfer werden. Und spätestens jetzt geht es darum, dieses Ziel endgültig zu »manifestieren«, also dass Sie Ihr Ziel gedanklich so »festmachen«, dass es für Sie zu einer realen, spürbaren und nützlichen Manifestation wird. Manifestieren ist also eine Praxis, Ihre Verbindung zwischen Ihrem Geist, Ihrem Körper und Ihrer Seele zu nutzen, um einen Wunsch oder ein Ziel zu schaffen und so greifbare Ergebnisse zu erzielen.

Der neue Weg hinter dieser Praxis und der »Wissenschaft der Manifestation« besteht nun darin, dass Sie dafür die Kraft Ihres Schlafs nutzen. Gleichzeitig konzentrieren Sie sich auf positive und hilfreiche Gedanken, die Sie an Ihr Wunschziel bringen sollen. Bei diesem Prozess handelt es sich weder um etwas »Magisches« noch etwas »Übernatürliches«. Sie haben in der Vergangenheit auch immer wieder bewusste oder unbewusste Schritte unternommen, um irgendein Ziel zu erreichen. Allerdings kann das Zusammenwirken von Bioenergetischem Schlaf® und Manifestation Sie viel einfacher und rascher an Ihre Ziele bringen. Sie können viel leichter negative und weniger hilfreiche Gedankenmuster ändern und Ihr Unterbewusstsein gezielt dazu nutzen, um die gewünschte Realität zu erschaffen. Dies betrifft genauso Ihre Schlaf-Optimierung. Sie können also den Schlaf selbst als insgesamt »stärkstes Manifestationswerkzeug« für alle Ihre Ziele nutzen, auch, um Ihren Schlaf weiter zu verbessern!

Was ist Manifestation?

Die Definition von »Manifestation« basiert auf der Theorie der Quantenphysik, dass alles im Universum Energie ist. Die Forschungen und Erfahrungen zeigen dabei, dass Ihr Geist tatsächlich ein mächtiges Werkzeug sein kann. Bei diesem Prozess geht es darum, dass Sie Ihre Energie mit der »universellen Energie« in Einklang oder Resonanz bringen, um so Ihre Wünsche realisieren zu können. Das zugrunde liegende Ziel aller Manifestationstechniken besteht darin, negative Gedanken und Gefühle mental loszulassen und durch hilfreiche Überzeugungen und positives Handeln zu ersetzen. Eine Person kann dies tun, indem sie Absichten und Wünsche visualisiert, aufzeichnet und positive Affirmationen rezitiert. Generell haben solche Gedanken die Tendenz, sich verwirklichen zu wollen und auch zu können. Wenn jemand sich gedanklich vorstellt, dass er das, was er sich wünscht, eigentlich bereits hat, beginnt er vermutlich, positive und hilfreiche Maßnahmen im Leben zu ergreifen, die ihn seinen Wünschen und Zielen in der Realität näherbringen.

Kann ein Wunsch Realität entstehen lassen?

Noch gibt es keine konkreten wissenschaftlichen Beweise, dass die Praxis der Manifestation dadurch funktioniert, dass Menschen einfach nur wünschen, dass etwas in der Realität entsteht. Einige Untersuchungen deuten jedoch darauf hin, dass Menschen tatsächlich positive Ergebnisse erreichen, wenn sie daran glauben, dass sie dazu in der Lage sind. Das heißt, sobald ein Mensch glaubt, dass er ein Ziel erreichen kann – beispielsweise einen Traumjob zu finden oder ein Haus zu kaufen –, ist er bereit, die notwendigen Schritte zu unternehmen, um die Träume Wirklichkeit werden zu lassen. Alle bewusst und unterbewusst getätigten Maßnahmen haben das Potenzial, positive Ergebnisse zu erzielen.

Das quantentheoretische Gesetz der Anziehung besagt genau dies, dass nämlich die Überzeugungen einer Person ihre Realität beeinflussen kann! Beim Üben der Manifestation kann eine Person möglicherweise den bereits beschriebenen »Placebo-Effekt« in ihrem Unterbewusstsein und ihrem physischen Körper erzeugen. Sie nutzt Visualisierung, um sich ein klares Bild ihres Wunsches vor Augen zu bringen und sich vorzustellen, wie sie sich in dem Moment wirklich fühlen würde, wenn ihr Wunsch in Erfüllung gehen würde.

Der Placebo-Effekt lässt grüßen

Immer dann, wenn die Wissenschaft keine endgültigen Beweise für eine Hypothese hat, kommt der Placebo-Effekt ins Spiel: Ein Scheinmedikament wirkt, obwohl es keinen Wirkstoff enthält. Obgleich dieses Phänomen der

»Placebo-Antwort« selbst in der Wissenschaft nach wie vor nicht endgültig geklärt bzw. kein Wirkmechanismus nachgewiesen ist, scheint es dennoch zu funktionieren.

Aus dieser Sichtweise ergibt sich eine Parallele zur Praxis der Manifestation. Es kommt bei dieser Methode dazu, dass der Geist Realität erschaffen kann, indem er glaubt, dass die von ihm gewünschte Realität bereits existiert. Wenn eine Person beispielsweise ein neues Haus manifestieren möchte, könnte sie die Placebo-Effekt-Technik nutzen, um ihrem Gehirn vorzutäuschen, dass das Haus bereits existiert.

Der erste Schritt zur Schaffung des Placebo-Effekts besteht also darin, den Geist zu nutzen, um einen bestimmten Wunsch zu visualisieren. Sobald das Bild des Wunsches tief verwurzelt ist, muss der Einzelne in seinem physischen Körper das Gefühl erzeugen, dass sich dieser materielle Wunsch bereits manifestiert hat.

Die Rolle der Quantentheorie

Die Quantentheorie ist die theoretische Grundlage der modernen Physik. Mit ihr wird das natürliche Verhalten von Materie und Energie auf atomarer und subatomarer Ebene erklärt. Dieses Verhalten von Materie und Energie auf der tiefsten Ebene wird manchmal auch als Quantenphysik oder Quantenmechanik bezeichnet. Die Quantentheorie besagt vereinfacht ausgedrückt, dass alles im Universum aus Energie besteht. Wenn jemand eine Absicht erklärt und Manifestationstechniken anwendet, um seine eigene Energie mit der »universellen Energie« in Einklang zu bringen, kann er auf natürliche Weise »die Gaben« des Universums nutzen.

Es gibt verschiedene Techniken zur Manifestation. Dazu gehören Tagebuchführung, Visualisierung und Meditation. Die Annahme hinter der Quantentheorie ist, dass alles, was ein Individuum wahrnimmt, bereits im Universum existiert. Durch den Einsatz von geistigen Manifestationstechniken zur Visualisierung eines bestimmten Wunsches und die Schaffung eines inneren Glaubens, dass der Wunsch bereits erfüllt ist, besagt auch die Quantentheorie, dass eine materielle Manifestation erreicht werden kann.

Das »Gesetz der Anziehung« für den Schlaf nutzen

Das »Gesetz der Anziehung« ist eine der bekanntesten Manifestationspraktiken und -grundlagen, die wiederum die Elemente der Quantentheorie nutzt, um Visionen und Gedanken in die Realität umzusetzen. Menschen, die das »Gesetz der Anziehung« praktizieren, glauben daran, dass Gedanken Energie-Atome sind, die beeinflusst werden können, um eine bestimmte Realität zu erschaffen.

Einfacher ausgedrückt besagt das »Gesetz der Anziehung«, dass das, was ein Individuum denkt oder fühlt, seine Realität bestimmt, egal ob die Gedanken oder Gefühle positiv oder negativ sind. Menschen, die in gesundheitlichen oder finanziellen Schwierigkeiten stecken, beginnen innerlich daran zu glauben, dass sie vollkommen gesund oder finanziell abgesichert sind. »Das Gesetz der Anziehung« ist so definiert, dass diese Person die Realität von Gesundheit und Überfluss einfach dadurch erschaffen kann, dass sie glaubt, dass es so ist.

Bei der Anwendung des »Gesetzes der Anziehung« für Ihren Schlaf bzw. die Verbesserung Ihres Schlafs ist ein wichtiges Detail, dass es aufgrund der bisherigen Überlieferungen und Erfahrungen immer wirksam ist, ob wir uns dessen bewusst sind oder nicht! Das gilt für jeden Bereich unseres Lebens, einschließlich einer guten Nachtruhe. Wenn wir erfolgreicher, gesünder, positiver und produktiver sein oder einfach jede Nacht einen gesunden Schlaf genießen wollen, müssen wir uns an die betreffenden Regeln halten. Oder genauer: Wir müssen uns bewusst an die Regeln des »Gesetzes der Anziehung« halten – so wie Sie es gerade nutzen und genau das manifestieren, was Sie wollen, ob Sie es glauben oder nicht!

Klingt alles eher kompliziert, ist es aber nicht. Analog zum Grundsatz, dass »Gleiches Gleiches anzieht«, lässt sich eine weitere Grundregel ergänzen: Dort, wo Sie Ihren Fokus haben, ist auch Ihre Energie. Dies führt dazu, dass man mehr von etwas bekommt, sobald man sich auf etwas konzentriert. Leider gilt das auch, wenn man sich auf Dinge konzentriert, die wir nicht wollen. Wenn Sie sich also ständig nach innen und außen darüber beschweren, wie schlecht Sie schlafen, dann verstärken Sie logischerweise Ihr bestehendes Schlafproblem.

Sie können also alles in eine neue Richtung drehen, auch Ihren Schlaf. In der Zwischenzeit haben Sie in meinem Buch viele Strategien und Methoden kennengelernt, die zu einem besseren Schlaf führen, und hier lernen Sie eine weitere wichtige Maßnahme kennen, mit deren Hilfe Sie Ihrem Schlaf eine neue Richtung und eine neue, positive Dimension geben können.

Vor dem Schlaf ist die beste »Manifestationszeit«

Im nächsten Schritt geht es nochmals darum, die Phase vor dem Einschlafen genau für diese Praxis zu nutzen. Dabei ist es notwendig, mit den verschiedenen Instrumenten, die Sie jetzt kennen, Ihren Geist zu beruhigen, um positiv visualisieren, Ihre Affirmationen anwenden und dann harmonisch einschlafen zu können. Wenn Sie sich direkt vor dem Schlafengehen die Zeit nehmen, sich auf Ihre Wünsche zu konzentrieren, können Sie diese besser in Ihr Leben integrieren. Und denken Sie daran, der darauffolgende und nach Möglichkeit sehr gute, Bioenergetische Schlaf® ist Ihr wichtiger Katalysator, denn alles Fruchtbare entsteht im Schlaf und insbesondere während unserer Traumphasen! Das ist auch aus meiner Erfahrung der »Missing Link« bei all jenen Menschen, bei denen die »Manifestation« oder »das Gesetz der Anziehung« gar nicht oder nicht zufriedenstellend funktioniert! Denken Sie immer daran, dass Sie eine mächtige Schöpferin bzw. ein mächtiger Schöpfer sind und die Macht haben, Ihr eigenes Leben zu gestalten.

So nutzen Sie den Schlaf als »Manifestationswerkzeug«

Ein weiteres wichtiges Geheimnis, wie man den Schlaf für Manifestationen nutzt, ist, dass Sie lernen, Ihre Träume zu verstehen und zu nutzen, denn sie sind der »Transformator« zwischen Ihrem Bewusstsein und Ihrem Unterbewusstsein. Dabei kommuniziert Ihr Unterbewusstsein in den Träumen durch Symbole, die wiederum Ihr Bewusstsein interpretiert, um die notwendigen Anpassungen zur Realisation Ihrer Wünsche und Ziele in Ihrem aktiven Leben vornehmen zu können. Damit das Prinzip der Manifestation und das »Gesetz der Anziehung« ihr höchstmögliches Potenzial im Zusammenwirken mit dem Schlaf entfalten können, wird ein System benötigt.

Wenn Sie konsequent und jeden Tag mit diesem System arbeiten, dann ist buchstäblich alles möglich! Wenn Sie dadurch jeden Tag nur 1 Prozent besseren Schlaf, mehr Glück, mehr Gesundheit und mehr Erfolg erreichen, sind es nach einem Jahr aufgrund progressiver Effekte sagenhafte 3700 Prozent Verbesserung! Es ist unglaublich, wie minimale Veränderungen maximale Wirkung erzeugen können. Dass dies so ist und wie es mit dem Phänomen »Zinseszins« überhaupt dazu kommen kann, erfahren Sie im Bestseller von James Clear »Die 1%-Methode – Minimale Veränderung, maximale Wirkung«. Und mit dem »Manifestationswerkzeug« Schlaf können Sie Ihre Ziele noch einfacher und rascher erreichen und die Erfolgsaussichten um ein Vielfaches steigern.

Schritt 1: Starten Sie mit einem Tagebuch

Es ist seit Langem bewiesen, dass das regelmäßige Schreiben in ein Tagebuch enorm dabei hilft, dass Sie Ihre Gedanken und Gefühle besser verstehen und sie auch besser verarbeiten können. Um allerdings das Beste aus diesem Prozess herauszuholen, müssen Sie ehrlich zu sich selbst sein. Das bedeutet, offen dafür zu sein, alle Ihre Gedanken und Gefühle zu erforschen, auch diejenigen, mit denen Sie sich vielleicht nicht so gern konfrontieren möchten.

Machen Sie das Tagebuchschreiben zu einem regelmäßigen Teil Ihres Lebens. Es ist wichtig, sich jeden Tag etwas Zeit für diese Aktivität zu nehmen. Schon 10 bis 15 Minuten können Ihnen zahlreiche zusätzliche Vorteile verschaffen, die wir in der Tiefe noch gar nicht erkennen können. Ich verwende zusätzlich eine allseits beliebte Methode, die sich »Morning Pages« nennt und ursprünglich von Julia Cameron stammt. Diese Methode hat sich deshalb sehr bewährt, weil am Morgen nach einem hoffentlich guten Schlaf die klarsten Gedanken in Ihren Geist kommen. Sie schreiben dabei jeden Morgen drei volle Seiten in Ihr Tagebuch, ohne zu viel nachzudenken – schreiben Sie buchstäblich alles auf, was Ihnen in den Sinn kommt. Diese Methode ist auch dann sehr wirksam, wenn Ihnen am Morgen nach dem Schlaf und nach möglicherweise intensiven Träumen unzählige und wirre Gedanken im Kopf herumschwirren. Deshalb wird die Methode auch öfters als »Brain-Dump« bezeichnet. Was nichts anderes heißt als »das Gehirn entleeren«, indem wir alle Gedanken »einfangen« und aufschreiben. »Brain-Dump« ist übrigens auch eine einfache und sehr effektive Methode zur Stress-Reduktion. Man entledigt sich dabei sozusagen der stressigen Gedanken, indem man sie zu Papier bringt.

Sie werden es selbst erleben, wie Ihnen die Tagebuch-Methode helfen wird, am Morgen Ihre kreativen und intuitiven Kräfte zu aktivieren. Dadurch kommen Sie zu gänzlich neuen Ideen und Überzeugungen, die ansonsten im Verborgenen geblieben wären. Meine Versuche haben sogar bestätigt, dass diese Methode so ganz nebenbei Ihren Schlaf »von innen heraus« verbessert!

Schritt 2: Bereiten Sie Ihren Geist vor

Wie in diesem Buch immer wieder betont, ist Ihr Geist und sind Ihre Gedanken ein mächtiges »Manifestationswerkzeug«, das alles erschaffen kann, was er sich wünscht. Vor allem, wenn Sie beginnen, Ihre Wünsche und Ziele vor, während und nach Ihrem Schlaf zu manifestieren. In diesem Zusammenhang möchte ich Ihnen raten, Ihren Geist auf den möglichen Erfolg vorzubereiten, also auf »Empfang« zu stellen. Um neue Samen in Ihr Unterbewusstsein zu pflanzen, sollten Sie diese zuerst »befruchten«.

Der »Feierabend« ist bei den meisten Menschen mehr oder weniger verloren gegangen. Es geht dabei um die Zeit zwischen dem aktiven Arbeiten am Tag und den Übergang zum Abend und vor allem die Zeit vor Ihrem Schlaf. Es ist wichtig, sich für sich selbst Zeit zu nehmen, bevor Sie zu Bett gehen. Zeit, um den Körper samt Geist zu entspannen, zu beginnen »den Tag loszulassen«. Diese Maßnahme für sich allein wird Ihnen bereits helfen, besser einzuschlafen. Erst wenn Sie Ihre negativen und weniger hilfreichen Gedanken und Emotionen loslassen, können sich Ihr Gehirn und Ihr Geist auf Ihre Wünsche und Ziele konzentrieren.

Schritt 3: Bereiten Sie Ihren Schlafraum vor

Genauso wie der Schlaf selbst, benötigt der Auslöser-Prozess einer »Manifestation« samt der Nutzung des »Gesetzes der Anziehung« eine Umgebung, die dem »Manifestationsprozess« förderlich ist. Wenn Sie beginnen, etwas zu manifestieren, benötigen Sie einen »Kraftplatz« mit Dunkelheit, Ruhe und einem Wohlfühl-Raumklima. Genau hier werden die natürlichen Bettmaterialien, der großflächig geerdete Körper samt Schutz vor elektromagnetischen Feldern, das Liegen in Ganzkörper-Schräglage, die anatomisch-orthopädisch richtige Lagerung Ihres Körpers, das trocken-warme Bettklima unter der Schafschurwollzudecke sowie die Verwendung des richtigen Kissens ihre höchste Wirksamkeit entfalten.

Vielleicht sind bei Ihnen sogar noch weitere Maßnahmen notwendig, denn am Ende geht es darum, dass Sie in Ihrem Schlafraum und an Ihrem Schlafplatz eine hohe positive Energie haben. Erinnern Sie sich an die Liste von Dingen, die Sie an Ihrem Schlafplatz vermeiden sollten (siehe Seite 227)? Dadurch wird der Prozess der »Manifestation« von der energetischen Seite unterstützt. So kann ich Ihnen nur nochmals ans Herz legen, alles aus Ihrem Schlafraum zu entfernen, was Ihre Harmonie, Ihr Wohlgefühl und letztendlich auch Ihren Schlaf stören könnte.

Schritt 4: Meditieren Sie vor dem Einschlafen

Ich habe Ihnen bereits einige Meditationsmöglichkeiten (siehe Seite 105) vorgestellt. In jedem Fall helfen Ihnen Meditationspraktiken bis hin zu den Dankbarkeits-Affirmationen, den Stress und die Sorgen des vergangenen Tages abzubauen. Das lockert Ihren geistigen Fokus und hilft Ihrem bewussten Geist, sich von allen Fixierungen oder Ideen des Tages gedanklich zu entfernen. Sie können ein paar Minuten oder länger meditieren, je nachdem, was sich für Sie gut anfühlt.

Schritt 5: Visualisieren Sie vor dem Einschlafen

Wenn Sie vor dem Einschlafen beginnen zu visualisieren, also sich Ihre Wünsche und Ziele bildhaft vorzustellen, starten Sie den eigentlichen Prozess der »Manifestation«. Sie signalisieren damit der Urquelle oder dem »universellen Geist«, was genau Sie sich wünschen und wollen, und festigen gleichzeitig Ihre Absicht, dass Sie bereit sind, dies auch zu empfangen. Dabei ist wichtig, dass Sie dies entsprechend konkret denken, ganz ohne Anspannung, oder es laut aussprechen: »Das ist genau das, was ich will, und ich bin offen und bereit, es zu empfangen. Danke!«

Denken Sie daran, Visualisieren ist wie Tagträumen mit einer konkreten Absicht. Sie sollten sich vollkommen entspannen, damit Ihr Geist offen dafür ist, die gewünschten Bilder und Gedanken zu empfangen.

Beginnen Sie mit dem Wichtigsten und konzentrieren Sie sich genau auf das, was Sie sich wünschen und was Sie manifestieren möchten. Es kann buchstäblich alles sein, beginnen Sie mit dem Wichtigsten: gesundem Schlaf, Glück und Gesundheit. Erinnern Sie sich: Es ist wichtig, dass Sie zuerst gut schlafen, glücklich und gesund sind. Erst dann haben Sie das Fundament, wirklichen und nachhaltigen Erfolg in Ihr Leben zu ziehen. Also setzen Sie die Manifestation so oft wie möglich für einen guten und erholsamen oder gar für einen Super-Schlaf ein.

Das Geheimnis zu einer erfolgreichen Visualisierung liegt darin, die Emotionen zu spüren, die damit verbunden sind, das zu haben, was man will. Stellen Sie sich also bildhaft samt den Emotionen vor, wie es sich anfühlt, wenn Sie super schlafen, glücklich und gesund sind! Dasselbe gilt dann in der Folge für Ihre Wünsche und Ziele in Richtung Erfolg. Die positive Rückkoppelung samt Realisierung ist umso größer, je realer und intensiver Ihre Gedanken, Gefühle und Emotionen sind. Entwickeln Sie dabei immer öfter das Gefühl, dass alles bereits eingetreten ist, was Sie in Ihrem Leben verändern möchten.

Schritt 6: Erlernen Sie luzides Träumen

Die REM-Traum-Phasen spielen beim Prozess der Manifestation eine entscheidende Rolle. Es ist ein unbeschreiblicher Vorteil, wenn Sie lernen, Ihre Träume bewusst wahrzunehmen und zu kontrollieren, also »luzid« zu träumen. Das kommt vom lateinischen *lucidus* und bedeutet »lichtvoll, hell«. Man spricht auch vom »Klarträumen«. Luzides Träumen liegt dann vor, wenn Sie sich selbst bewusst sind, dass Sie träumen und die Kontrolle über den Traum übernehmen können. Je mehr Sie dabei überzeugt sind, dass Sie im Traum »alles machen und erreichen können, was Sie wollen«, umso größer sind die positiven Auswirkungen.

Wie ich bereits erwähnt habe, ist der Schlaf das »mächtigste Manifestationswerkzeug« und das hängt mit Ihren Träumen zusammen. Das luzide Träumen ist von Ihren Gehirnfunktionen her sehr ähnlich mit der Meditation am Tag. Deshalb ist diese Kombination so wertvoll, und wenn Sie regelmäßig meditieren, werden Sie das luzide Träumen rascher erlernen und auch besser nutzen können. Während Sie luzid und bewusst träumen, entsteht in Ihrem Gehirn und Geist zusätzlich ein Instrument, mit dessen Hilfe Sie quasi eine direkte Verbindung zu Ihrem Höheren Selbst und zu Ihrem »Universal-Geist« herstellen. Besorgen Sie sich ein Buch oder ein Audio-Programm zu diesem Thema oder suchen Sie online nach kostenlosen Hinweisen und Anleitungen. Bleiben Sie so lange dran, bis Sie das luzide Träumen beherrschen – es wird Ihren Schlaf und Ihr Leben auf einen ganz neuen Level bringen!

Schritt 7: Hören Sie sich unterschwellige Audio-Aufnahmen an

Sollten Sie es mit dem luziden Träumen nicht so rasch schaffen wie erhofft, ist für Sie trotzdem noch alles möglich, denn im nächsten Schritt geht es darum, die »unterbewussten und überbewussten Kräfte Ihres Schlafs« zu nutzen. Wenn Ihr Einschlafprozess gestartet hat, entspannen sich Ihr Körper und Geist immer mehr, das Stresshormon Cortisol verschwindet mehr und mehr aus Ihrem Blutkreislauf, Ihre Zirbeldrüse beginnt, Melatonin zu erzeugen – und sobald Sie eingeschlafen sind, erreichen Sie die höchste Empfänglichkeit für Suggestionen, Affirmationen, Subliminals, heilende Musik- und Licht-Frequenzen. Das Abspielen von unterschwelligen Audioaufnahmen sowie die Verwendung einer speziellen Lichtlampe ist eine hervorragende Möglichkeit, Ihr Leben zu verbessern.

Für diesen Zweck habe ich zusammen mit Experten das SAMINA Sound Light Sleepsystem® entwickelt. Dabei werden bereits während der Einschlafphase und später während Ihres Schlafs Musikmedizin, Audioprogramme mit Suggestionen, Meditationen und Affirmationen über ein Soundkissen mit integrierten Lautsprechern abgespielt. Das Ganze wird mit einer Farblicht-Therapie kombiniert. Ich nenne dieses System liebevoll »Aladins Wunderlampe«, und damit haben Sie ein Instrument an der Hand, mit dem Sie das Prinzip der Manifestation und das Gesetz der Anziehung perfekt während des Schlafs umsetzen können.

Zu dieser Vorgehensweise gibt es bereits eine Reihe wissenschaftlicher Studien. Sie erleichtert Ihre Manifestationen und eröffnet Ihnen ganz neue Möglichkeiten der zusätzlichen Selbstvorsorge bei Stress-Symptomen, Schlafstörungen, Burn-out, Depressionen, Schmerzsyndrom, vegetativen Störungen, entzündlichen Prozessen und vielem anderen mehr.

Schritt 8: Notieren Sie Ihre Träume

Bei dieser Praxis geht es darum, Ihre unterbewussten »Glaubensmuster«, die Sie von Ihren Wünschen und Zielen abhalten, aufzuspüren. Auch hier macht Übung den Meister, und je mehr Sie so zu wichtigen Details kommen und diese notieren, desto rascher und tiefer werden sich neue und hilfreiche Glaubenssätze in Ihr Unterbewusstsein und später in Ihr Bewusstsein einprägen.

Ihr Tagebuch können Sie selbstverständlich auch fürs Notieren Ihrer Träume verwenden. Das macht mehr als Sinn, denn die Traumforschung zeigt, dass über 50 Prozent unserer Träume eine reale Verbindung mit unserem Leben haben. Deshalb kann es für Sie sehr nützlich sein, wenn Sie Ihre Träume gleich am Morgen in Ihr Tagebuch aufschreiben. Da wir uns in der Regel nicht automatisch an unsere Träume erinnern, sollten Sie einige Dinge beachten. Bereits am Vorabend können Sie ein bis zwei Minuten beim Meditieren oder Visualisieren dafür nutzen, dass Sie sich wünschen, sich am Morgen nach dem Aufwachen an Ihre Träume zu erinnern. Dabei ist sehr wichtig, dass Sie nach dem Erwachen am Morgen nicht sofort Ihre Augen öffnen. Sie erinnern sich – die ersten paar Minuten ist unser Gehirn noch im Alpha-Rhythmus (8 bis 12 Hertz). Dann bitte gleich aufschreiben, denn sobald Sie vollkommen wach und Ihr Gehirn im Beta-Rhythmus (13 bis 25 Hertz) ist, könnten sich diese Träume rasch »in Luft auflösen« und Sie können sich nicht mehr daran erinnern. Es kann auch hilfreich sein, Notizblock und Stift neben Ihr Bett zu legen, denn falls Sie nach einem Traum in der Nacht aufwachen, können Sie dessen Inhalt sofort notieren.

Schritt 9: Affirmationen und Suggestionen am Tag wiederholen

Es gibt vier grundsätzliche Möglichkeiten, Affirmationen und Suggestionen im Lauf des Tages zu wiederholen. Sie können diese aufschreiben, laut aussprechen, sie als Audiodatei anhören oder Sie im Geiste und in Gedanken wiederholen. Ideal ist wieder der Zeitpunkt kurz vor oder nach einem Powernapping. Selbstverständlich sind Zeiten, wo Sie meditieren, genauso ideal. Mit dem SAMINA Sound Light Sleepsystem haben Sie den Vorteil, dass alles bereits vorbereitet ist, Sie müssen sich nur auf das Kissen legen, die Farb-Licht-Lampe neben sich stellen und los geht's!

Schritt 10: Verwenden Sie Ihre Träume als Wegweiser

Für eine erfolgreiche Manifestation reicht es nicht aus, Ihre Träume aufzuschreiben und sich daran zu erinnern. Recherchieren Sie, um eine geeignete Technik zu finden, die mit Ihnen in Resonanz geht und Ihnen helfen kann, Ihre Träume zu interpretieren. Verwenden Sie dazu keine der weitverbreiteten »Traum-Übersetzungs-Bücher«. Ihre Träume haben eine besondere Bedeutung, speziell für Sie und Ihr Leben. Lernen Sie daher, diese Botschaften zu entschlüsseln und die Ratschläge auf Ihr Leben anzuwenden. Gegebenenfalls suchen Sie Hilfe bei einem Experten.

Schließen Sie sich dem Schlaf-Gesund-Experiment an!

Jetzt, am Ende meines Buchs, möchte ich Sie zu meinem Schlaf-Gesund-Experiment einladen. Sie haben in diesem Buch sicher meine Leidenschaft gespürt und auch mein Bestreben, den Menschen Hilfe bieten zu wollen für ein glücklicheres, gesünderes und erfolgreicheres Leben. Bereits die wenigen Studien, die ich Ihnen näherbringen durfte, zeigen, was ich den Menschen signalisieren möchte: Verbessern Sie Ihren Schlaf und Ihr Leben wird sich verbessern! Im tiefsten Herzen bin ich davon überzeugt: Der gesunde Schlaf ist sowohl der »Missing Link« als auch der »Gamechanger« in alle Richtungen Ihres Lebens. Ich konnte in den letzten Jahrzehnten aus Zehntausenden schlechten Schläfern gute und aus guten Super-Schläferinnen und Super-Schläfer machen. Dafür bin ich dankbar. Und dafür habe ich bei allen Projekten immer nach dem Optimalen gesucht und bin beharrlich drangeblieben. Sie erinnern sich, von meinem ersten Experiment mit der Körpererdung im Schlaf bis zur Registrierung der Schlaf- und Erdungsauflage als Medizinprodukt sind sage und schreibe 38 Jahre vergangen, das sind knapp 14 000 Tage und Nächte.

Trotz der wissenschaftlichen Erkenntnis, dass unsere Gesundheit, unser Wohlergehen und unsere Lebensfreude zu über 90 Prozent von einem gesunden Schlaf abhängig sind, ist diese Wahrnehmung nach wie vor nicht in den Köpfen der Menschen angekommen. Der Schlaf ist so grundlegend wichtig, dass er künftig zum größten Gesundheits- und Lifestyle-Projekt aller Zeiten wird. Und genau darum geht es bei meinem Schlaf-Gesund-Experiment. Es ist nämlich höchste Zeit, dass wir die Richtung unserer Gesellschaft auf den meisten Ebenen neu justieren. Wir haben über 80 Prozent Schlafgestörte und Menschen mit teilweise enormen Schlafschulden mit katastrophalen gesundheitlichen Folgen und deshalb nur noch fünf Prozent kerngesunde Menschen. Aber es gibt auch Positives: Seit ungefähr zehn Jahren nehme ich wahr, dass sich Teile unserer Gesellschaft in einem tiefen Bewusstseinswandel befinden. Da geht es auch um das elementare Thema der Gesundheit, der Bildung und des sozialen Zusammenlebens – und Gott sei Dank auch immer mehr um das Thema Schlaf.

Mit mehr Schlaf die Menschheit und den Planeten retten?

Meine zahlreichen Beispiele und Erfahrungen haben Sie hoffentlich davon überzeugt, dass es sich für jeden lohnt, sich mit seinem Schlaf zu beschäftigen und diesen Schritt für Schritt zu verbessern. Der gesunde Schlaf ist das Fundament der Salutogenese und es steht außer Zweifel, dass wir für die Bewältigung der aktuellen Lage viel mehr ausgeschlafene, kreative, fitte und gesunde Menschen benötigen.

Wir alle stehen vor großen Herausforderungen. Wir haben mit Gesundheitskrisen, Finanzkrisen, Umweltkrisen, Klimakrisen, Kriegskrisen etc. zu tun. Dazu kommen die persönlichen Krisen jedes Einzelnen. Eine der Herausforderungen in Richtung Schlaf ist sicherlich die Zunahme von Wetterkapriolen wie die Tropennächte, die mit ihren erhöhten Temperaturen am Abend und in der Nacht unseren Schlaf empfindlich stören. Dabei benötigen wir den gesunden und ausreichenden Schlaf als einen der wichtigsten Helfer bei der Lösung von Krisen jeder Art!

Ein Hauptproblem der Menschheit, der Natur und des gesamten Planeten ist, dass alle nicht mehr ausreichend zur Ruhe kommen, weil ein wichtiger Faktor fehlt: der Schlaf. Nicht nur wir Menschen schlafen, sondern auch Tiere, sogar Pflanzen verfallen in einen schlafähnlichen Zustand. Selbst Bakterien und Mikroben folgen einem zirkadianen Rhythmus. Sinnbildlich gilt das auch für unseren Planeten. Weite Teile der Erde, in denen wir Menschen wirken, sind auch nachts hell erleuchtet und der ursprüngliche Ausgleich von Aktivität am Tag und Passivität in der Nacht geht verloren – sowohl beim Menschen als auch für die Natur, die Umwelt und den ganzen Planeten. Dazu kommen die Krisenszenarien, die in uns Menschen Ängste schüren, diese wiederum halten uns nachts wach und wir benötigen dringend wieder gute Nachrichten; wir benötigen viel mehr Mutmacher-Menschen. So gesehen muss der gute und gesunde Schlaf in unserer Gesellschaft über kurz oder lang enorm an Bedeutung gewinnen. Da stellt sich die Frage, ob wir durch mehr Schlaf all das positiv beeinflussen können, sogar unseren Planeten retten könnten.

Dazu gäbe es auch aus wissenschaftlicher Sicht tatsächlich gute Nachrichten. Nämlich, dass die Argumente für mehr und vor allem gesunden Schlaf sogar »planetarische Vorteile« haben und einen wichtigen Beitrag zur Rettung der Menschheit und des gesamten Planeten beitragen könnten. Wenn wir schlafen, tun dies auch die meisten Ressourcen, auf die wir angewiesen sind, und wir können diese durch zusätzlichen Schlaf effektiv schützen! Unsere Autos fahren nicht, unsere Computer sind heruntergefahren und die meisten, wenn nicht sogar alle Lichter sind ausgeschaltet. Wir essen nicht, duschen nicht und kochen auch nicht. Das gibt unserer nächsten und fernen Umwelt und sogar dem ganzen Planeten Zeit, sich wieder zu erholen und zu stärken.

Der 1 %-Effekt und das Schlaf-Gesund-Experiment

Jetzt verstehen Sie vermutlich noch besser, was ich in meinem Vorwort angedeutet habe. Es ist mein Ziel, mit diesem Buch so viele Menschen wie nur möglich im deutschsprachigen Raum zu erreichen. Das ganze Vorhaben dient nicht nur dazu, um einen Bestseller zu landen, sondern die Menschen über die Wichtigkeit des Schlafs aufzuklären und sie Schritt für Schritt zu einem besseren Schlaf hinzuführen und zu begleiten. Und damit den längst fälligen Beitrag zu leisten, dass wir aus dem Krisenmodus kommen und gleichzeitig einen wichtigen Beitrag zur Rettung unseres Planeten leisten.

Das Ziel ist es, im Lauf der nächsten Jahre, mindestens einer Million Menschen zu einem viel besseren Schlaf zu verhelfen und vor allem die Mutmacher-Menschen und die Entscheidungsträger unserer Gesellschaft zu Super-Schläferinnen und Super-Schläfern zu machen. Sie werden sich fragen, warum genau eine Million Menschen? Auf einer Seite geht es darum, die Menschen in einen Main-Stream zu bringen, dazu benötigt es eine gewisse kritische Masse. Zum anderen sind in einem ersten Schritt eine Million bereits ausreichend, um Großes zu erreichen. Das Ziel ist es, dass die Menschen sich in Sachen »gesund schlafen« regelrecht gegenseitig »anstecken«. Und dann kommt noch etwas dazu, diese eine Million Menschen entspricht in etwa einem Prozent der in der D-A-CH-Region (Deutschland, Österreich, Schweiz) lebenden und schlafenden Menschen. Auf diesen mysteriösen 1 %-Effekt, der eine kollektive Veränderung auszulösen imstande ist, komme ich gleich nochmals zurück.

Vorher stellen Sie sich bitte vor, unser gemeinsames Experiment gelingt und eine Million Menschen würde nicht nur ihren Schlaf verbessern, sondern wieder mindestens eine Stunde länger schlafen, dann wäre dies pro Nacht zusammen eine Million Stunden mehr Schlaf! Falls es ein kumulatives Zeit-Phänomen gibt, entspräche dies, in Tagen umgerechnet, knapp 42 000 Tagen pro Nacht. In dieser Zeit könnten sich nicht nur die Menschen besser erholen, sondern es gäbe auch eine »Verschnaufpause« für die Natur.

Gleichzeitig würde der verbesserte Schlaf zu mehr Kreativität, Ideenreichtum und damit zu einem größeren Potenzial für Lösungen der Krisen beitragen. Die aktuell psychischen und körperlichen Auswirkungen von schlechtem Schlaf und Schlafmangel, die verminderte Immunfunktion, die Anfälligkeit für Krankheiten, Stress und die schlechte Entscheidungsfähigkeit von Entscheidungsträgern für die Menschen und die Umwelt könnten stark reduziert werden. Es gäbe weniger Verkehrs- und Arbeitsunfälle, die Wirtschaft würde wieder produktiver werden, wir hätten weniger Aggressionen und soziale Konflikte in unserer Gesellschaft und die Menschen würden wieder mit mehr Respekt vor der Natur und mehr Mut und Optimismus in die Zukunft schauen. Wäre das nicht ein großer Segen für uns alle?

Der 1 %-Effekt - das steckt dahinter

Nun kurz zur Erklärung des 1 %-Effekts. Sobald dieses Ziel von einer Million Menschen erreicht ist, käme es einer Theorie aus der Quantenphysik folgend zu dem sogenannten »1 %-Feld-Effekt«. Dieser ist unter anderem durch das Modell des »Morphischen Feldes« nach dem Biologen Rupert Sheldrake zu begründen. Diese These geht davon aus, dass eine verhältnismäßig kleine Zahl von etwa einem Prozent von Menschen ausreicht, um eine kollektive Veränderung auszulösen. Dies bedeutet konkret, sobald sich etwa ein Prozent der Gesamtbevölkerung im deutschsprachigen Raum mit dem Schlaf und konkret mit »einfach gesund schlafen« beschäftigt, könnte dies eine kollektive »Schlaf-Gesund-Bewegung« auslösen. Die Forschungsergebnisse aus dem Bereich der Bio-Kommunikation rund um das Morphogenetische Feld zeigen, dass wenn ein Prozent der Menschen zu einem besseren Schlaf findet, sich dies auch auf die übrigen 99 Prozent positiv auswirkt. Wäre das nicht fantastisch und wertvoll, sowohl zum Wohle des Ganzen als auch zum Wohle jedes einzelnen Menschen?

Sie werden sich fragen, ob es da tatsächlich noch weitere wissenschaftliche Hinweise gibt, dass dies klappen könnte. In meinem Vorwort habe ich bereits darauf hingewiesen, dass Sie vermutlich den 1 %-Effekt ebenfalls aus anderen Bereichen der Wissenschaft kennen. So genügt bekanntlich ein Prozent der Zellen Ihres Herzens, die sogenannten »Schrittmacher-Zellen«, um den Rhythmus Ihres gesamten Herzens zu bestimmen. Ein weiteres 1 %-Beispiel betrifft die Magnetkraft. Sobald etwa ein Prozent der Elementarteilchen eines Stück Eisens magnetisch ist, wird das ganze Stück Eisen magnetisch.

So kommt der Effekt zum Wirken

Was ist konkret zu tun? Als Super-Schläfer und Optimist gehe ich davon aus, dass über die Aktivitäten des IRISIANA-Verlags samt den rund 6000 Buchhändlern in der D-A-CH-Region und einer guten Handvoll relevanter Online-Buchportale sowie über mein Netzwerk pro Jahr problemlos etwa 25 000 Bücher verkauft werden können. Diese Zahl müsste im ersten Schritt in etwa vervierfacht werden, um jährlich auf 100 000 verkaufte Bücher zu kommen. Dies entspräche etwa 0,1 % der insgesamt 100 Millionen Menschen im deutschsprachigen Raum. Möglicherweise gibt es ja auch einen 0,1 %-Effekt, dann würde dieses Experiment schon an diesem Punkt automatisch seinen positiven Verlauf nehmen. Ihr notwendiger persönlicher Beitrag wäre Ihre proaktive Weiterempfehlung dieses Buchs. Genau das macht den Unterschied! Es würde durchaus ausreichen, wenn Sie in den nächsten 12 Monaten mein Buch »Einfach gesund schlafen« mindestens vier weiteren Menschen aus Ihrem Verwandten- und Bekanntenkreis weiterempfehlen.

Mit Ihrer Hilfe kann dieser Wunsch nach positiver Veränderung in Erfüllung gehen. Und es ist notwendig, in alle Richtungen offen und optimistisch zu sein. In diesem Zusammenhang wiederhole ich auch gern noch einmal das Zitat von Albert Einstein: »Vorstellungskraft ist wichtiger als Wissen.« Es ist die Macht der Vorstellungskraft gepaart mit fundiertem Wissen und Glauben und einem gesunden Schlaf – so schaffen wir uns unsere Realität! Und selbstverständlich können wir gemeinsam unseren Schlaf als »mächtigstes Manifestationswerkzeug« dafür einsetzen, dass dieses Experiment zum Wohle aller auch gelingt.

Ich kann mir deshalb sehr gut vorstellen und glaube daran, dass wir das gemeinsam schaffen können. Vorausgesetzt, dieses Buch gefällt Ihnen, bringt Ihnen mehr Nutzen, als Sie sich jemals erwartet hätten, und Sie haben – wie erwähnt – Lust, bei diesem interessanten Experiment mitzumachen! Und ich glaube, Sie sehen es, dass Ihr Mitmachen bei diesem Experiment für Sie, Ihre Familie, Ihre Kinder auch einen entsprechend großen Nutzen bringen kann. Für mich würden wieder weitere und zusätzliche Gelder aus dem Buchverkauf fließen, für die ich Ihnen sehr dankbar bin, weil ich diese vermehrt in die Forschung und in Studien einsetzen könnte. Einer meiner Schwerpunkte liegt künftig vermehrt im Schlaf von Kindern und Jugendlichen, die mehr und mehr ebenfalls unter Schlafstörungen und Schlafmangel leiden, verbunden mit unzähligen Nachteilen und Problemen. Diese unheilsame Entwicklung sollte unbedingt gestoppt werden, weil dadurch die Zukunft unserer Gesellschaft und des Planeten weiter aufs Spiel gesetzt wird. Wenn dieses Experiment gelingt, dann ergäbe dies eine Win-win-Situation. Für Sie, Ihre Familie, Ihre Liebsten, für viele Mitmenschen, den Planeten und für mich und mein Team. Besser geht's doch gar nicht!

Nachwort

Hier beginnen jetzt die letzten Schritte unserer gemeinsamen »Schlaf-Reise«. Wie auf jeder Reise gibt es bestimmte Eindrücke, Erlebnisse oder ganz neue Überlegungen, die Sie mitnehmen können auf Ihrer großen Reise durch Ihr Leben.

Im Kern ging es darum, den Schlaf, die Träume und das Wachsein von einer neuen und hoffentlich interessanten Seite zu betrachten. Im Fokus standen Wege, Methoden und Strategien, damit Sie Ihren persönlichen Schlaf samt den komplexen Zusammenhängen besser kennenlernen und es Ihnen dadurch gelingt, Ihren Schlaf, Ihre Gesundheit und Ihr Leben zu verbessern. Um auf dem Weg zur Super-Schläferin und zum Super-Schläfer die mysteriösen und unendlichen Kräfte des Schlafs und Ihrer Träume für Ihre Lebensziele nutzen zu können. Und so lange wie möglich glücklich, gesund und erfolgreich zu leben.

Sie haben auf Ihrer Reise entdeckt, wie eng Ihr Tag mit Ihrer Nacht zusammenhängt, dass Ihr Schlaf nichts anderes ist als der »Spiegel des Tages« und Ihr Wohlbefinden, Ihre Gesundheit und Vitalität, Ihre Kreativität und Ihre Lebensfreude nichts anderes als »der Spiegel der Nacht«. Und dass über 90 Prozent Ihrer Schlaf- und Regenerations-Qualität von Ihrem Schlafraum, Ihrem Schlafplatz und in letzter Konsequenz von einem schlafbiologischen Bettsystem abhängen. Dort haben Sie auch die größte Hebelwirkung, um Ihren Schlaf nachhaltig und dauerhaft zu verbessern, und in genau diese Richtung sollten Sie, so rasch es Ihnen möglich ist, nicht nur eine Entscheidung treffen, sondern tatsächlich analog zu meinen Empfehlungen im Buch ins Handeln kommen. Das wird – und davon bin ich absolut überzeugt – zu einer der besten Investitionen, die Sie bisher gemacht haben.

Wenn Sie zur optimierten »Hardware« noch für »schlaffreundliche Tage« sorgen mit genügend Bewegung, Sonnen- und Tageslicht, Barfußgehen, gesunder Ernährung samt sinnvoller Nahrungsergänzung sowie Beachtung der hilfreichen Gesetze der Salutogenese und der Positiven Psychologie, dann steht Ihrem Weg zur Super-Schläferin bzw. zum Super-Schläfer nichts mehr im Wege. Ich bin sicher, dass Sie verstanden haben, dass dieser Weg ein lebenslanger Weg ist, denn jeder Tag wird anders sein, und damit auch jede Nacht. Dabei werden Ihnen die zahlreichen Hinweise, Empfehlungen und Strategien in diesem Buch helfen. Das ist wiederum die Basis für mehr glückliche Tage in Ihrem Leben. Einen Kreislauf von Lebensenergie tanken und Lebensenergie einsetzen. Wenn dies alles für Sie immer besser funktioniert, haben Sie auch Lust und Sehnsucht, so lange wie möglich zu leben.

Ich wünsche Ihnen ein langes und gesundes Leben!

»Longevity« (Langlebigkeit) ist zu einem Schlagwort geworden auf unserem Planeten. Die medizinische Lebensverlängerung hat in den letzten Jahren tatsächlich das Leben der Menschen verlängert. Allerdings ist der Preis für die meisten ein hoher, denn wenn bereits in ihrem mittleren Lebensabschnitt nur noch fünf Prozent der Menschen kerngesund sind, wie sieht es dann im Alter aus? Die Schlafstörungen nehmen bei den meisten Menschen im Alter drastisch zu. Das hängt auch damit zusammen, dass sie sich vor allem im mittleren Lebensabschnitt viel zu wenig um einen gesunden Schlaf und möglicherweise um ihre Allgemeingesundheit gekümmert haben. Die Wahrscheinlichkeit, dass Sie zwar länger leben, aber leider nicht gesund sind, scheint daher logisch. Allein die statistische Wahrscheinlichkeit ist sehr hoch, dass Sie eine Herz-Kreislauf-Erkrankung, Diabetes, Krebs, Alzheimer oder andere neurodegenerative Krankheiten entwickeln. Die Weisheit »Gesundheit ist nicht alles, aber ohne Gesundheit ist alles nichts« trifft auf Jung und Alt zu, deshalb sollte Ihre Gesundheit, gleichgültig wie alt Sie im Moment sind, absolute Priorität haben. Dabei wird Sie nicht überraschen, dass Ihr Schlaf auch auf Ihre gesunde Langlebigkeit den allergrößten Einfluss hat. Also ist es ab sofort wichtig, nicht nur gut und besser zu schlafen, sondern auch regelmäßig zu schlafen, idealerweise etwa 7,5 Stunden pro Nacht.

Mit zunehmendem Alter streben wir Menschen intuitiv nach mehr körperlicher, geistig-emotionaler und kognitiver Gesundheit. Andere Dinge, die bisher im Leben wichtig waren, verlieren mehr und mehr an Wichtigkeit, insbesondere dann, wenn man sich nicht gesund und fit fühlt. Bis zu ihrer Lebensmitte investieren die meisten Menschen den Großteil ihrer Lebensenergie in ihren Beruf und ihre Karriere. Dabei vernachlässigen sie ihre Gesundheit und vor allem ihren Schlaf. Sobald die ersten größeren Gesundheitsprobleme auftauchen, geht die Reise zurück. Dann versuchen die Menschen ihre Gesundheit und ihren Schlaf zurückzugewinnen, ja sozusagen »zurückzukaufen«, denn sie spüren, dass größere Veränderungen notwendig sind. Gott sei Dank entscheiden sich immer mehr Menschen in der Folge für einen nachhaltigen Weg und investieren in ihre Gesundheit und vor allem in einen gesunden Schlaf. Und genau dies sollten Sie auch tun, denn das ist die beste Investition, die Sie in Ihrem Leben machen können.

Wenn Sie nochmals alles in Betracht ziehen, weshalb es so wichtig ist, ausreichend und gesund zu schlafen, ist es eigentlich nicht schwer zu erkennen, wie Ihr Schlaf eine sehr einflussreiche Rolle für ein langes Leben spielen könnte. Hier abschließend nochmals einige Kernpunkte, weshalb Sie als Super-Schläferin oder Super-Schläfer eindeutig länger gesund leben können.

Sie können Ihr Leben um bis zu 10 Jahre verlängern

Im selben Moment, in dem Sie sich entschließen, Ihren Schlaf und Ihre Schlafgewohnheiten zu optimieren, legen Sie den Grundstein für ein glücklicheres, gesünderes, erfolgreicheres und auch längeres Leben. Die Wissenschaft hat in groß angelegten Untersuchungen die Voraussetzungen vor allem für ein längeres Leben genau definiert:

- Problemlos und leicht einschlafen
- Gut durchschlafen
- Regelmäßig sieben bis acht Stunden zu schlafen – 7,5 Stunden sind die gute Mitte
- Erholt und ausgeruht am Morgen aufwachen
- Konsequent auf Schlafmedikamente verzichten

Die Wissenschaft geht heute davon aus, dass diese fünf guten Schlafgewohnheiten bereits ausreichen, um Ihre statistische Lebenserwartung deutlich zu verlängern. Bei Männern um fast fünf Jahre und bei Frauen etwa 2,5 Jahre. Doch an dieser Stelle gilt es zu berücksichtigen, dass Sie ja viel mehr tun, wenn Sie die von mir empfohlenen Strategien anwenden. Deshalb möchte ich aufgrund meiner beinahe vierzigjährigen Schlaf-Gesund-Forschung und meinen Erfahrungen Folgendes ergänzen, um diese Aussichten auf Lebensverlängerung deutlich zu erhöhen:

- Optimieren Sie Ihr Gesundheits-Trio Schlafraum-Schlafplatz-Bettsystem
- Nutzen Sie jeden Tag, am Abend und in der Nacht die von mir empfohlenen Methoden und Wege für einen besseren Schlaf
- Körpererdung auch an Ihrem Arbeitsplatz
- Stellen Sie Ihr Bett auf alle Fälle schräg
- Sorgen Sie für ausreichende Sonnenlichteinstrahlung während des gesamten Tages (Serotonin) und für absolute Dunkelheit an Ihrem Schlafplatz (Melatonin) in der Nacht
- Tagsüber immer wieder mal kurz in die Sonne blinzeln, um die innere Uhr mit dem Sonnenlauf zu synchronisieren
- Ausreichend schwerkraftorientierte Bewegung (Sport) und Muskeltraining begünstigen die Biosynthese von Serotonin zu Melatonin. Legen Sie sich am besten ein qualitativ hochwertiges Mini-Trampolin zu
- Gehen Sie in den wärmeren Jahreszeiten am Tag so oft wie möglich barfuß. Erden Sie sich in der Natur, an Bäumen und Sträuchern
- Beginnen Sie, fluoridhaltige Produkte konsequent zu vermeiden, da diese eine »Verkalkung« der Zirbeldrüse beschleunigen
- Entgiften/entkalken Sie Ihre Zirbeldrüse und öffnen Sie Ihr »drittes Auge«
- Entgiften Sie Ihren gesamten Körper mit natürlichem Zeolith, Mariendistel, Löwenzahnwurzel, Curcuperin, Bitterstern und ähnlichen Naturstoffen
- Um giftige Substanzen auszuscheiden und die Leber wieder von ihrer Belastung zu befreien, sind Darmsanierungskuren sinnvoll
- Trinken Sie täglich reines und vorzugsweise bioaktives Wasser, 1,5 bis 2 Liter bzw. nach körperlichem Bedarf
- Verwenden Sie Zitrusöle oder atmen Sie Neroli-Öl ein. Diese regen unter anderem die Produktion von Melatonin an

- Gehen Sie sorgsam mit digitalen Geräten wie Mobiltelefonen, Laptops, Tablets etc. um. Meiden Sie zwei Stunden vor dem Schlafengehen digitale Geräte
- Denken Sie daran, dass Koffein, Nikotin und übermäßiger Alkoholkonsum die Aktivität Ihrer Zirbeldrüse negativ beeinflussen können
- Bevorzugen Sie am Abend leicht verdauliche, tryptophanhaltige Schlaf-Gesund-Kost (z. B. Fisch, Huhn, Cashewnüsse, Sojabohnen, Hafer). Vergessen Sie nicht eine kleine Portion Kohlenhydrate – diese stimulieren die Freisetzung von Insulin, was wiederum die Aufnahme von Tryptophan im Gehirn verbessert
- Machen Sie tagsüber ausreichend Pausen, atmen Sie tief durch, lernen Sie die Kunst des Powernappings kennen und anwenden, meditieren Sie regelmäßig
- Halten Sie sich mindestens viermal pro Woche an regelmäßige Einschlaf- und Aufwachzeiten. Die Schlafenszeit vor Mitternacht ist besonders wertvoll für die Tiefschlafphasen und für die Regeneration unseres Nervensystems und bringt den Körper in einen guten Biorhythmus (»Naturschlaf«)
- Lesen Sie das Buch nochmals durch und machen Sie sich Notizen zu weiteren möglichen Maßnahmen zur Optimierung Ihres Schlafs und Ihrer körperlich-seelisch-geistigen Regeneration

Danke für Ihre Begleitung und Weiterempfehlung

»Sag zum Abschied leise DANKE.« Genau dies will ich jetzt tun. Bleiben Sie an Ihrem Schlaf und Ihrer Gesundheit dran! Am Ende sind hoffentlich auch Sie davon überzeugt, dass dies Ihrem Leben einen »neuen Drive« geben kann. Denn der gesunde, Bioenergetische Schlaf® ist der »Missing Link« im Leben der meisten Menschen, gleichzeitig birgt er das Potenzial, zum »Gamechanger« zu werden. Dies wünsche ich Ihnen von ganzem Herzen. Und vergessen Sie bitte nicht, mein Buch weiterzuempfehlen. Denn Sie erinnern sich, sobald ein Prozent der Menschen im deutschsprachigen Raum ihren Schlaf verbessert, kann sich dies positiv auf den Schlaf der übrigen Menschen zum Wohle aller auswirken!

Ganz zum Schluss noch ein kleiner Hinweis: Mir ist am Ende »das Buch« ausgegangen, das heißt, ich hätte noch weitere spannende Themen für Sie gehabt, die leider keinen Platz mehr gefunden haben. Damit ist bereits heute klar, dass sich mein nächstes Schlaf-Gesund-Buch für Sie schon in Vorbereitung befindet.

Weitere interessante und hilfreiche Infos finden Sie in meinem Online-Schlaf-Magazin www.einfach-gesund-schlafen.com sowie auf meiner persönlichen Homepage www.schlafcoaching.com

Dort finden Sie auch einen Zugang zu meinem Podcast »SAMINA einfach-gesund-schlafen«.

Buchempfehlungen

Die 1 %-Methode – Minimale Veränderung, maximale Wirkung: mit kleinen Gewohnheiten von James Clear und Annika Tschöpe, Goldmann Verlag, Erscheinungsdatum: 27. April 2020.

Slight Edge: Der kleine Vorsprung von Jeff Olson, Life Success Media GmbH, Erscheinungsdatum: 01. Dezember 2016.

Literaturverzeichnis

Antipois, S. (09. November 2021). European Society of Cardiology. Von »Bedtime linked with heart health«: https://www.escardio.org/The-ESC/Press-Office/Press-releases/Bedtime-linked-with-heart-health abgerufen

ÄrzteZeitung. (26. März 2012). ÄrzteZeitung. Von »Zu wenig und zu viel Schlaf«: https://www.aerztezeitung.de/Medizin/Riskant-Zu-wenig-und-zu-viel-Schlaf-284293.html abgerufen

Cascio, C., O›Donnell, M., Tinney, F., Lieberman, M., Taylor, S., Strecher, V., et al. (05. November 2016). Oxfordjournals. Von »Self-affirmation activates brain systems associated«: https://059f93f9-1354-48e9-a121-c3c5482565f6.filesusr.com/ugd/79ed02_30961575de8b47e0bffb48632862c509.pdf abgerufen

Clinical Nutrition Department, Imam Abdulrahman Bin Faisal University, Dammam. (01. Februar 2022). National Library of Medicine. Von »National Library of Medicine«: https://www.ncbi.nlm.nih.gov/pmc/articles/PMC8848117/ abgerufen

Disease, G. B. (2019). Global Burden of Disease. Von »Global Burden of Disease«: https://www.healthdata.org/research-analysis/gbd abgerufen

Focus. (12. November 2012). Focus. Von »Schlaf hält Schlank«: https://www.focus.de/gesundheit/news/schlaf-haelt-schlank-uebergewicht_id_2396834.html abgerufen

Huedo-Medina, T., Kirsch, I., Middlemass, J., & Siriwardena, A. (30. November 2012). theBMJ. Von »theBMJ, Studie zum Placebo-Effekt«: https://www.bmj.com/content/345/bmj.e8343 abgerufen

Inntal Institut, Claus & Daniela Blickhan. (25. Mai 2015). Aufblühen statt Ausbrennen; Studie über die Wirksamkeit eines Trainings in angewandter positiver Psychologie. Von Studie Fluorishing: https://www.positivepsychologie.eu/sites/default/files/studie_flourishing_langfassung.pdf abgerufen

Johannes Pantel, E. (04. März 2021). Gesundheitliche Risiken von Einsamkeit und sozialer Isolation im Alter. Von Springer Link/Ethikforum: https://link.springer.com/article/10.1007/s42090-020-1225-0 abgerufen

Kjaerby, C., Andersen, M., & Nedergaard, M. (14. Juli 2022). Faculty of Health and Medical Sciences, University of Copenhagen. Von »Stress transmitter wakes your brain more than 100 times a night – and it is perfectly normal«: https://healthsciences.ku.dk/newsfaculty-news/2022/07/stress-transmitter-wakes-you-up-more-than-100-times-a-night--and-it-is-perfectly-normal/ abgerufen

Ko, Y., & Lee, J.-Y. (24. April 2018). National Library of Medicine. Von »Effects of feet warming using bed socks on sleep quality and thermoregulatory responses in a cool environment«: https://pubmed.ncbi.nlm.nih.gov/29699592/ abgerufen

Lean, G. (20. Jänner 2008). Independent.co.uk. Von »Mobile phone radiation wrecks your sleep«: https://www.independent.co.uk/life-style/health-and-families/health-news/mobile-phone-radiation-wrecks-your-sleep-771262.html abgerufen

Li, Y., Sahakian, B., Kang, J., Langley, C., Zhang, W., Xie, C., et al. (28. April 2022). Nature Aging. Von »The brain structure and genetic mechanisms underlying the nonlinear association between sleep duration, cognition and mental health«: https://doi.org/10.1038/s43587-022-00210-2 abgerufen

Mah, C., Mah, K., Keziran, E., & Dement, W. (01. Juli 2011). National Library of Medicine. Von »The Effects of Sleep Extension on the Athletic Performance of Collegiate Basketball Players«: https://www.ncbi.nlm.nih.gov/pmc/articles/PMC3119836/ abgerufen

McNeil, S., & Zaitseva , L. (01. Jänner 2016). Researchgate. Von »The Development of Wool-Based Passive Filters to Improve Indoor Air«: https://www.researchgate.net/publication/282354941_The_Development_of_Wool-Based_Passive_Filters_to_Improve_Indoor_Air_Quality abgerufen

Medinger, W., & Walzl, M. (kein Datum). Samina. Von »Schlafstörungen – das Risiko für Mitarbeiter und Unternehmer, Stabilisierte Magnetfelder als Ausweg?«: https://www.samina.com/wp-content/uploads/2020/04/Studie-von-Univ.-Prof.-Dr.-med.-Manfred-Walzl-Journal-of-Preventive-Medicine.pdf abgerufen

Merkur. (23. November 2013). Merkur. Von »Campen hilft gegen Schlafstörungen«: https://www.merkur.de/leben/gesundheit/schlafprobleme-campen-hilft-glauben-wissenschaftler-zr-3038198.html abgerufen

Riegler, K., Guty, E., Thomas, G., & Arnett, P. (09. Juli 2020). National Library of Medicine. Von »Sleep Deprived or Concussed? The Acute Impact of Self-Reported Insufficient Sleep in College Athletes«: https://pubmed.ncbi.nlm.nih.gov/32641197/ abgerufen

Rozanski, A., Bavishi, C., Kubzansky, L., & Cohen, R. (27. September 2019). Jama Network Open. Von »Association of Optimism With Cardiovascular Events and All-Cause Mortality, A Systematic Review and Meta-analysis«: https://jamanetwork.com/journals/jamanetworkopen/fullarticle/2752100 abgerufen

Wiesmüller, G., & Bischof, W. (2017). Sick Buildings Syndrome (SBS). In H. Wichmann, H. Fromme, & H. Zeeb, Handbuch der Umweltmedizin (S. Kap. V-13.4, 59). Landsberg am Lech: ecomed Medizin.